杨玉辉⊙编著

养生学基于中国传统养生理论与方法，致力于身心和生活调养，是一门关于提升生活水平，使人更加健康、快乐、幸福的学问。

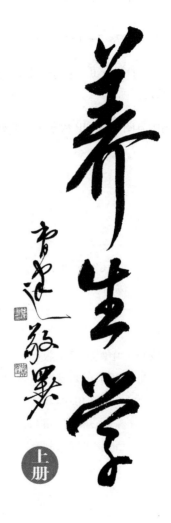

养生学

上册

中医古籍出版社
Publishing House of Ancient Chinese Medical Books

图书在版编目（CIP）数据

养生学：上、下册/杨玉辉编著．—北京：中医古籍出版社，2022.10

ISBN 978-7-5152-2513-5

Ⅰ．①养… Ⅱ．①杨… Ⅲ．①养生（中医）Ⅳ．①R212

中国版本图书馆 CIP 数据核字（2022）第 112123 号

养生学（上、下册）

杨玉辉　编著

责任编辑	刘婷
出版发行	中医古籍出版社
社　　址	北京市东城区东直门内南小街 16 号（100700）
电　　话	010-64089446（总编室）010-64002949（发行部）
网　　址	www.zhongyiguji.com.cn
印　　刷	北京华强印刷有限公司
开　　本	880mm×1230mm　1/32
印　　张	27.375
字　　数	700 千字
版　　次	2022 年 10 月第 1 版　2022 年 10 月第 1 次印刷
书　　号	ISBN 978-7-5152-2513-5
定　　价	160.00 元（上、下册）

内容简介

养生学是在中国传统养生理论与方法基础上建立起来的关于通过身心与生活调养，提升人的健康生活水平，使人生活得更加健康、快乐、幸福的知识汇总，是自身具有完整的理论、技术、应用结构，及重大科学与文化价值的学科，也是一门具有巨大理论价值与实践运用价值并能体现中国科学与文化特色的学科。

本书是第一本全面系统阐释养生学理论与方法的著作。全书共分为三篇：第一篇为养生学概说，内容包括养生学的基本概念、养生与中华文化、养生学历史概述、养生学理论体系的结构与特点、养生学的分类与学科体系构成、养生学的现代价值等；第二篇为总论，讨论养生学的哲学方法理论、养生基础理论和养生原理理论，内容包括养生学的哲学方法理论、养生学的方法论特点、形气神与性命——人体的本质结构、脏腑——人体的功能系统、经络——人体的信息联络系统、人天一体与人我一体——人体与环境的关系、人体的健康疾病与衰老死亡、养生的基本原理、养生方法概述等；第三篇为各论，讨论养生的各种方法，内容包括饮食调养、药物调养、精神情志调养、居处调养、四季调养、睡眠调养、运动调养、按摩调养、针灸调养、导引调养、房中调养、内炼调养、内丹调养、雅趣调养、疾病调养等。

全书根据哲学方法理论、养生基础理论、养生原理理论和养生方法理论，在完整继承传统养生理论和方法的基础上，广泛吸收现代科学与现代学术研究成果，对人体养生的各种理论、技术与应用问题进行了全面、系统、深入的探讨与阐释,并在养生的理论和方法上提出了一系列的创新意见,构建起了一个完整的养生学体系。本书逻辑结构完整、内容丰富多彩、论述周详严谨、结论科学合理、见解新颖独到、理论贯通应用,对于养生的理论把握和实践运用都具有重要而独特的价值。适合养生学学习研究者、养生养老养病事业和产业工作者、康养产业或大健康产业工作者、中医工作者、传统文化研究者及关心健康生活者阅读。

前言：建立养生学科，开创具有中国科学与文化特色的养生大时代

一、社会发展呼唤养生大时代的到来

今天的中国社会，社会经济文化的发展正在催生一个养生大时代。养生大时代的到来是由几个方面的因素决定的：

首先，经济的发展使人们从维生走向养生。最近二三十年，随着我国经济的迅速发展，国民收入大幅增加，人们的生活水平得到了很大的提高，人们摆脱了过去维持基本生活的状态，产生了更高的生活追求。不仅要求生活得更为健康，而且更注重精神内涵，要求生活更为丰富多彩。其实，对于今天的人们来说，随着生活水平的提高，人们不再为温饱担忧，所以如何过得健康、过得快乐、过得幸福就成为一个最为重要的问题，而要做到这一点就必然离不开养生。事实上，养生不仅具有一般的卫生保健意义，同时它也是提升人的生活品质，使人生活得快乐幸福的途径和方法。这种特性也使它成为当今人们生活的一个基本需要。很明显，当今人们已经将健康、快乐、幸福作为生活的三位一体的目标追求，也就是全面的养生目标追求。

其次，一系列健康生活问题的解决需要依靠养生。在今天，随着经济社会的发展，一系列健康生活的问题摆在人们面前，这些问题包括疾病问题、养老问题、生理生活的品质改善与精神生活的品质改善问题等，这些问题的解决也需要通过养生加以更好地解决。当代的医学已经有了巨大的发展，许多疾病都可以得到很好的防治，

但这并没有从根本上解决疾病问题，相反，随着环境的恶化及医源性、药源性疾病的增加，疾病问题反而变得更为严峻，更为复杂，更难单纯凭借医学加以解决。特别是那些与自然环境、社会关系和生活方式相关的疾病，如心血管疾病、呼吸系统疾病、消化系统疾病、癌症等更是如此。过去没有的疾病出现了，过去较少的疾病现在增加了，包括医源性、药源性疾病在内的各种继发性疾病也越来越多了。疾病带来的身心痛苦，医疗费用的沉重负担，医患关系的紧张，严重影响人们的生活质量。另一方面，中国社会未富先老，在大多数人尚未走向富裕时，老龄化却已然到来。老人因身体结构与功能的衰退，影响到生活能力，而各种老年疾病和特殊的老年心理问题的出现，自然会影响到老年人的生活质量。如何让老年人保持较高的生活能力，如何提高老年人的生活品质，已经成为社会最为关心的问题。同时，经济社会的发展，经济收入的增加，也使人们更加关注生活的品质问题。因为许多人的生活质量并没有随着收入的增加而相应提高，甚至一些人的生活质量在经济收入增加的情况下还下降了，而更多的人是不知道如何提高、改善生活质量。很显然，不管是疾病问题还是养老问题，是生理生活品质的提升还是精神生活品质的提升，按已有的生活方式都不可能得到很好的解决，而养生则不失为一个有重要现实价值的途径。

再次，一系列社会问题的解决也需要养生的指引。虽然物质生活水平有了极大提高，如食物丰富，穿着讲究，住房宽大，工作生活信息化，但近几十年的社会发展也导致了一系列影响人们生活质量的问题出现。从自然环境来看，天空不蓝了，河水不干净了，山不那么青了，水不那么秀了，更多荒漠出现，更多土地污染，粮食的农药和重金属含量增加了，食物的添加剂多了，天然食物少了，人工化食物多了。从社会环境来看，有害食品屡禁不止，假冒伪劣层出不穷，社会竞争不断加大，人际关系疏离紧张，爱心亲情日渐

前言：建立养生学科，开创具有中国科学与文化特色的养生大时代

淡漠，关爱信任少了，猜忌提防多了。而这一系列问题对健康生活有很大影响，其后果是：人们的生活习惯更不健康了，更辛苦了，精神心理更紧张了，生活品质不是随社会经济发展提升反而是下降了。毫无疑问，这一系列社会问题的解决必须围绕健康生活来进行，这自然就需要从健康养生的角度入手，根据健康养生的要求，通过改善自然环境和社会环境来加以解决。

很显然，现有的各种经济、政治、科技、医疗、养老等方法和措施，都可以从某个角度在某种程度上解决问题，但都无法从根本上解决问题，而搬用他国模式似乎又力有未逮，因为没有那么多的资源可供利用，而且许多方法拿过来用也会水土不服，其真正的效果也让人怀疑。于是，国人自然地将目光投向了中国传统养生方式，不少人开始探索从传统养生的理论和方法中寻找解决相关问题的方法，在这中间，传统养生所展示出来的科学与文化魅力及实际的效果也使人们看到了希望，由此也导致了养生产业在近年来备受青睐，成为许多事业开拓者追逐的对象。很明显，今天各种问题的出现及解决之道，显示了传统养生在今天的重大意义和价值，养生的健康生活追求已经成为人们生活的共同追求，显示养生产业将成为全民关注的产业，显示全民养生的大时代正在向我们走来。

二、养生大时代需要养生学的学术文化教育支撑

养生大时代虽然在向我们走来，但真正养生大时代的开创还需要强大的学术文化教育支撑，否则，即使有全民的养生热，那也不过是一时的社会潮流，一场没有根基的社会泡沫运动，最终会烟消云散。而真正能为养生大时代提供学术文化教育支撑的非具有完整科学理论体系的养生学莫属，其原因有三：

首先，养生活动的开展需要养生学的指导和规范。

在今天，人们是否需要养生恐怕并不是一个问题，如何养生才

是一个问题。面对社会上五花八门的养生理论和养生方法，一般人可能会无所适从，不知从何养起，不知该怎么养，不知该用什么方法养。事实上，近年来随着养生热的不断升温，随之而来的则是养生领域的畸形繁荣，乱象丛生。各种各样的养生书籍大量面世，虽然其中不乏严谨、科学的作品，但也充斥着大量粗制滥造、随意杜撰的伪劣之作。这些伪劣之作所宣扬的养生理论缺乏真正的科学理论依据，没有经过严密逻辑论证，经不起仔细推敲；而它们所宣扬的养生方法不少是个人的经验之谈，或是未经检验的古人之说，还有不少根本就是杜撰之术。近些年来，更有形形色色的养生专家、养生大师招摇于市，宣传鼓吹其所谓的养生秘籍和养生奇术，招致不少人受骗上当。近几十年，保健产品盛行一时，虽然其中不乏一些确有实效的精品，但也涌现出大量的假冒伪劣产品，良莠不齐，真假莫辨，让人无法选用，也使行业蒙冤。在养生热背后的诸多乱象，各种夸大欺骗宣传和各种假冒伪劣产品的盛行已经让许多人对养生产生了种种的怀疑，甚至否定和批判。而更多需要养生的人则又处于对养生真伪无法辨别、机理无法把握、行动无所适从的尴尬境地。

其实，站在今天的角度来看，真正科学的养生应该满足以下三个条件：第一，在指导思想上，应具有系统化的养生科学理论，而不是仅仅依赖个别实例的经验之谈；第二，在技术方法上，应具有基于养生原理的明确的操作程序和步骤，且方法全面多样、协调不偏，而不是片面单一、失调偏颇；第三，在实际效果上，应是实用、有效、无害，而不是难用、无效、有害。确实，就市面上鱼龙混杂的各种养生产品来看，人们有理由怀疑它。很显然，今天人们需要的是真正科学养生，是在科学的养生理论和方法指导下的养生。这当然就需要真正符合现代科学、学术标准的养生学，以作为各种养生活动的学术文化基础和依据；没有科学的养生学，没有完整理论

前言：建立养生学科，开创具有中国科学与文化特色的养生大时代

与实践体系的养生学，就不可能是好的养生学。

从另一方面来看，如何让人们过上健康、快乐、幸福的生活？如何让生活既丰富多彩，又有较高的品质和内涵？哪些活动是有利健康的？哪些又是不利健康的？这些问题都只能由养生学的原理和方法来解答。诸如饮食活动、生活起居、四季调养、体育运动、导引按摩、内炼修行、休闲娱乐、旅游观光、文艺活动、疾病调养等，这些都需要通过养生学来阐述其机制和原理，为它们提供科学和文化的依据。

其次，养生产业的发展需要养生学。

养生产业虽然受到人们的青睐，但究竟应该如何来发展养生产业？养生产业包含哪些内容？养生产业的特性是什么？它与医疗产业的关系是什么？养生产业应如何开展，应遵循哪些规范来开展？如何改变养生产业的乱象而使其走上有序健康的发展道路？这些问题的根本解决都需要从养生的思想理论和技术方法上予以阐明，这当然就需要养生学。尤其是当前国内养生界出现的一系列问题，更说明养生产业亟需养生科学理论的指导和规范，以防鱼目混珠，假冒伪劣，避免各种不科学、不规范的养生产品和养生服务对养生产业健康发展的影响和危害。事实上，只有通过真正科学规范的养生学的指导和规范，才能改变目前养生行业的混乱局面，达到正本清源、拨乱反正的作用，促进养生产业的可持续健康发展。

再次，能为社会大众提供高水平专业服务的养生人才的教育培养需要养生学。

养生大时代必然体现为社会大众能享受到普遍的、高水平的养生专业服务。这种服务当然也只能由高素质的养生专业人员来提供，这就像今天的医疗服务只能由专业的医生、护士来提供一样，因此需要大量高水平的养生专业人才。而用现有中医学教育、西医学教育、心理学教育或其他任何学科教育，都不可能培养出高素质的养生专业人才，唯有系统的养生学教育能够培养出高水平的养生专业人才。

总之，养生大时代是全民重视养生、实践养生的时代，而要让养生在活动和产业上走上健康的轨道，起到真正养生的良好作用，就必须将其建立在科学的养生学基础之上，使一切养生活动与产业运作都以科学的养生学为学术文化教育支撑。没有养生学的养生大时代必然是群魔乱舞的混乱时代，是鱼龙混杂、泥沙俱下的时代，是坑蒙拐骗横行的时代，也必然是不可持续的时代。

三、建立独立养生学科，开创养生大时代

要真正开创具有中国科学与文化特色的养生大时代，我们需要从建立独立的养生学科、推动养生学的社会运用和产业运用三个方面去努力：

第一，建立独立的养生学科，推动养生学科的发展，为养生大时代打下坚实的学术文化教育基础。

开创养生大时代首先需要做的就是建立独立的养生学科并推动养生学科的发展。目前我们还没有真正的养生学，有关养生的知识主要包含在中医学等学科中，其视野狭隘，发展空间有限，且受现有学科和教育政策的严重限制，无力发挥社会养生事业的学术文化教育支撑作用，更不能满足养生大时代的社会需要。可见，要满足社会养生事业的发展需要，就必须建立独立的养生学科，以便从学术文化教育上支撑社会养生事业，并推动社会养生事业的健康发展。而在今天，建立独立的养生学科的条件已经具备。其一，中华传统养生在理论上具有完整系统又科学合理的思想理论，而且具有丰富完整且实用有效的技术方法，是世界上唯一具有完整思想理论和技术方法结构的养生体系，这就为养生学的建立提供了基本的理论和技术支撑。其二，中医学作为独立学科，与养生学有着密切联系。

前言：建立养生学科，开创具有中国科学与文化特色的养生大时代

养生学与中医学一样，具备成为独立学科的一切条件，而且养生学不仅具有科学性质，还具有鲜明的中国文化性质，其作为独立学科比中医学更具有不可替代性。如果说中医学还可以找到西医学来发挥替代的话，那么养生学则找不到任何类似的学科来替代它，具有真正不可替代的学科特性。事实上，与养生学具有相似性的现代学科是健康学或健康生活学，但健康学或健康生活学在今天还处于一种有其名而无其实的状态，还不能被看作一门真正的学科。其三，近年来，有不少学者对传统养生进行了卓有成效的科学探索，并有《中医养生学》《道教养生学》《中华养生学》等多本具有完整思想理论与技术操作体系的养生学专著问世，为建立符合现代科学学术标准的独立养生学科打下了坚实的基础。以上三点说明，建立独立的养生学科的各种条件已经完全具备，需要的就是从学术、教育和社会层面去落实相应的学科建立工作。

通过独立的养生学科的建立，就可以更好地为人们的养生活动及社会养生事业提供坚实的学术文化教育支撑，从而推动社会养生活动的普遍开展，促进社会养生事业的健康发展，为社会养生事业培养大量合格的各类专业人才，真正开创中国社会的养生大时代。

第二，推动养生学的普遍运用，使人们的养生活动在科学的养生理论和方法指导下进行，让社会养生事业在健康的轨道上向前发展。

传统养生缺乏系统、逻辑的理论阐释，一直呈现为隐蔽状态或零碎状态，甚至是一种有术无学的状态，而在应用层面则表现为养生方法杂乱无序、缺乏规范、程序不明，让人在理论和方法上都难以把握。养生虽然是中国文化和科学的悠久传统，而且古人对养生进行了长期的探索，并提出了一系列的理论和方法，但这些理论和方法并没有形成能够从现代科学角度加以展示的养生学，人们更多的是从自己的认识和理解来把握各种养生问题，在实践上人们也更多地从术的层面来加以把握和运用，这种有术无学的局面也正是导

致今天养生领域显得庞杂混乱的重要原因。

事实上,面对今天养生领域火热而混乱的局面,恰恰反映了传统养生蕴涵着巨大的理论与实践价值,我们要做的不是用简单粗暴的方法去怀疑它,否定它,而是用现代养生学的理论和方法对传统养生的各种内容进行梳理和阐述,拨乱反正、正本清源,将真正具有科学合理性和实用有效性的东西整理挖掘出来,在社会推广运用,使其真正造福当代社会,为人类的健康事业做出贡献。在这里最重要的是用现代养生学来还原养生的科学本性,让社会的各项养生事业都在养生学的理论和方法指导之下进行,确保各种养生活动在科学的规范下进行,确保各项社会养生事业在健康的轨道上发展。

第三,在养生学的框架指导下进行养生产业建设,形成具有中国科学与文化特色的养生产业集群,为人类健康事业做出贡献。

养生大时代必然离不开各种养生产业的发展繁荣,而要让养生产业发展繁荣,就需要在养生学的框架指导下进行。其一,社会养生事业和产业的内容框架需要由养生学提供。比如从养生学的饮食调养、药物调养、精神情志调养、导引调养、按摩调养、内炼调养、雅趣调养、疾病调养等,就可以发展建立饮食养生产业、药物养生产业、精神心理养生产业、导引养生产业、按摩养生产业、内炼养生产业、休闲娱乐养生产业、旅游观光养生产业、文学艺术养生产业、疾病调养产业等相应的各种养生产业。其二,社会养生产业需要养生学在理论和方法上的指导和规范。因为只有养生学的理论和方法才能阐明养生事业和产业的目标和宗旨,明确其特性和规范,进而找出养生产业健康发展的路径和方法,避免走向养生产业发展的弯路和误区。其三,围绕养生学才能推动养生产业的综合发展,构建包括养生学术教育事业、文化传播事业、项目服务产业、产品生产流通产业等完整的养生产业集群,使养生产业成为中国的特色产业和支柱产业,为中华民族和整个人类的健康生活提供产品和服务,

前言：建立养生学科，开创具有中国科学与文化特色的养生大时代

为人类的健康事业做出贡献。

让我们以祖先的优秀养生文化遗产去开创养生大时代！

让我们以养生学为引领，迈向真正具有中国科学与文化特色的养生大时代！

张超中序

经过三十多年的酝酿和积累，杨玉辉教授撰述的《养生学》一书终于出版。在此之前，杨教授曾经出版过《道教养生学》《中华养生学》，今日其一改往日之风，隐去定语，将新著以通用学科命名，内容或有小异，但其气象与境界则超然见别。

人们常说，越是民族的就越是世界的。细细品味，这句话既肯定了民族文化的独特性和世界文化的多样性，也肯定了具体先于抽象的哲学原则。若按照上述原则，杨教授关于养生学的研究原本就具有世界意义，并不需要通过隐藏个性而显示自己的世界性。但是，现实社会的认知逻辑显然不同，除少数通达之士以外，民族的仅仅是民族的，而不是世界的，民族的世界和世界的世界并不一致。正是因为杨教授看到了当下中国在认知上的"悖论"，所以需要破之。杨教授兼容并蓄，从创立健康典范出发，把道家的、中华的、东方的养生理论、方法和实践经验披沙拣金，纳入体例，命之曰"养生学"。在他看来，养生学不仅与哲学、经济学、医学等一级学科并辔而行，而且可与数学、物理学、化学等科学之典范比肩而立。当初杨教授向我表达此意时，我竟一时相向无语。其他学科暂不论，我以为中医学理论方法之高明，原可将"养生学"涵盖其中；如道家之内丹学，也将炼养之学发展到极致。守其一家已足其用，何苦再以文字而另创新说。及至后来，细察杨教授之用心，才慢慢体会到情势之艰难，非新学之锐不足以击旧学之坚，这样才能促进健康时代的产生。

考诸历史，中国古代养生理论和技术相当完备，但其学多藏于道学、儒学、佛学、武学等中国传统文化，识者自识，而不知者或只谓有诸子百家，故虽有养生家而无养生学，各家尽擅其长而百虑一致之学仍待建立。近现代以来，西学特别是现代医学发展迅速，我国医学界虽稍逊风骚，但却不遗余力于输入其学。诚如世界卫生组织所言，现代医学发达是真，其实尽是疾病医学，且其所倡导之预防医学或公共卫生学学理不明，多流于经验之谈。鉴于现代医学不敷当代之用，世界卫生组织断言，21世纪当大力提倡和发展健康医学。至于何谓健康医学，又如何发展和落实，世界卫生组织准备不足，欧美国家彷徨不定，而我国养生传统深厚，正当奋力有为于当代。20世纪以来，我国曾数次兴起养生健康热潮，当今步入不惑之年者，应当记忆犹新。只是热度过后，传统养生文化又如断壁残垣，被别有用心者、无知无畏者、炫技耀能者、弃如敝屣者等用而不尊，破而不立，其所带来的后遗症状比比皆是。更令人无奈的是，百年以来，中医学被科学遮蔽，养生之大用难起。内丹学也被误解为宗教，炼养之底蕴尽掩。正是由于认知上的种种偏差，致使以养生为特色的中国传统文化明珠暗投。杨玉辉教授有鉴于此，在痛惜之余思当建树于当代，遗芳于未来，故学思辐辏，披星戴月，几易其稿，最终而成这部《养生学》大作。然言"学"又何易哉！苟非深谙于传统医学、现代医学、心理学、宗教学、科技哲学等相关学科，传统文化与现代科学之学养完备，虽有其名，亦不免于偏弊，做不到与时代精神相适应的"创造性转化"和"创新性发展"。杨玉辉教授知难而上，竟毕其功，个中甘苦亦唯自知而已。

中国文化在经过近现代的洗礼之后，其独立发展之势已属必然。只是在西学已经成为当代中国学术不可分割之血肉的情况下，如何阐释中学之精神灵魂仍然是一个时代课题。值此之时，杨玉辉教授《养生学》的问世，恰是中国学术自立、立人的一个标志。从传统出发而不是从科学或医学出发，这既是杨教授的创造之路，也应当是真正开启中华文明宝库的钥匙。

张超中

识于中国科学技术信息研究所

2017 年 3 月 7 日

王国华序

玉辉先生的新作《养生学》即将出版，邀我这个搞文化产业研究的朋友谈点看法，我只能恭敬不如从命了。

人们常说"文如其人"，这可是一句至理名言啊。要谈玉辉的文章，还得从玉辉的为人说起。玉辉大名我早就知晓，他的一系列著作在学术圈子里颇有名气。不过，我与玉辉先生初次谋面却是在一个非常偶然的场合巧遇的。2005年5月，著名学者龚鹏程先生在江苏太湖举办"太湖论道"文化论坛，邀约了一批对道文化颇有兴趣的海内外学者聚集于太湖之畔。我因对武当山道文化的崇拜并撰写了《武当道文化资源的现代应用》一文而荣幸地忝列被邀名单。会议报到的那天，我俩正好在"签到薄"上前后签到。于是彼此寒暄，进而促膝深谈，大有一见如故之感。

第一次见到杨玉辉，给我的印象是朴实、谦虚，他略带憨厚的笑容给人一副忠厚、诚实的感觉。他为人很低调，谦逊的言谈中带着些许四川地方腔，与我印象中的"蜀中才子""中医、宗教、心理、哲学跨界研究的鬼才""道学、哲学、养生学'研究迷'"等褒扬之词似乎有点反差。玉辉竟然是这样一个毫不张扬、谦逊可敬的"川哥"，一个给人充满激情而又毫无矜持、做作之感的"川哥"。我当时的感觉是：玉辉是一个纯粹、质朴而睿智的学者！

接下来我们的交流就很多了。他给我讲他本科读中医专业的故事，讲他后来攻读宗教学博士学位的趣闻，讲他去博士后流动站做"心理学博士后"的原因，讲他研究"道家人格"的体会……谈得头头是道，让我很是钦佩。自然，我们彼此之间非常投缘，对许多问题的看法往往比较接近，这也许是人们所说的"物以类聚，人以群分"吧。后来我又介绍他做民政部中国殡葬协会专家委员会委员，并邀请他做专题讲座。在与他的交谈中，在阅读他的著述过程中，在聆听他的学术演讲中，我深深感觉到玉辉先生学问思想之精深，涉猎领域之广泛，这是当下很多同辈人难以企及的。他长期从事跨学科研究，在中医学、宗教学、道学、科学技术哲学、养生学、管理学等领域里都有一系列独创性的研究成果，提出了不少具有原创性的理论和观点。其中最值得称道的理论建树包括：①关于自然界的物质、信息、意识和非生命、生命、人体的本质及其相互关系理论。②关于信息运动与生命运动功能原理的程序理论。③关于脑工作原理的神经程序理论。④关于人类意识本质存在的概念、命题、命题系统的理论与意识的脑神经程序机制理论。⑤关于当代科学技术分类的五类划分理论。⑥关于当代科技发展从低级简单到高级复杂的发展阶段理论，即物质科学技术→信息科学技术→意识科学技术及非生命科学技术→生命科学技术→人体科学技术。正是在这一系列独创性的思想理论研究探索中，玉辉先生开拓出了一个体现他自己特色的学术空间，展示了他在当代中国学术文化界的独特地位。

玉辉新近完成的《养生学》是他又一重要学术成果，是他几十年来研究养生理论、方法的心得总结。《养生学》一书洋洋80余万字，是目前国内所见第一部完整系统阐述养生学理论和方法的宏大著述。该书的突出特点可用"五个第一"概括：第一次按照现代学术标准构建起了养生学完整系统的理论体系，向人们展示了包括哲学方法理论、养生基础理论、养生原理理论和养生方法理论在内的完整养生学内容；第一次对养生学方法的形气神三元论、功能主导论、整体统一论、主客一体论、自然顺道论等养生学方法论的科学性与合理性给予了令人信服的现代阐释；第一次完整系统地阐述了养生学关于人体基本构成的基础理论，即形气神理论与性命理论、脏腑理论、经络理论的基本内容及其现代内涵，特别是对形气神理论的系统阐释为个人首创；第一次完整归纳、阐述了养生的十二个基本原理，即协调阴阳、道法自然、形气神并养、性命双修、调理脏腑、疏通经络、通达顺畅、虚静无为、后天返先天、和顺自然、人我和同、平和中道；第一次按照人体基本理论和养生原理的逻辑理路对各种养生方法的内容、机制、操作方法进行了系统的阐释，特别是对饮食调养、药物调养、精神情志调养、内炼调养、雅趣调养、疾病调养等进行了独具特色的理论和方法阐述。玉辉先生在与我的交谈中反复阐述养生学丰富而独特的内容，他将养生学界定为具有中国科学与文化特色的健康学或健康生活学，强调养生学是不同于中医学和医学的一门独立的学科。读了《养生学》，我才真正领会了玉辉对养生学的真知灼见，窥见到了养生学的全貌，明白了养生学不同于中医学和西医学的原因。

在不同场合，我和玉辉都谈到我国的文化产业问题，他反复提到的一个观点，就是认为中国的文化产业只有以中国传统文化资源为根本才能走出自己的道路，而最具发展潜力、最具自主知识产权并可能成为最大产业规模的当属养生文化产业。当下，我国文化产业发展已经到了"转型升级"的重要时刻，急需专门的理论研究和模式指导，尤其是在"康养特色旅游""健身康体休闲""心智静养禅修"等特色养生领域，尤其需要玉辉先生这样专业、专注、专精的养生学研究。《养生学》巨著的出版是玉辉先生送给当前我国"文化产业实现转型升级"的最宝贵的礼物，也是玉辉先生为我国文化产业发展开拓一个新的养生文化产业领域所贡献的产业指南。"健康、养生、养心、健身、康体"是当今社会最为关注的热门话题，也是一个永恒的话题，有志于拓展养生、养老、养病领域新市场的弄潮儿，在细心阅读玉辉先生的《养生学》之后，一定会发现这是

王国华序

一处取之不尽、用之不竭的科学与文化宝藏。

《养生学》不是一般性地罗列古今中外养生理论和方法的诸多资料，而是在进行了细致研究和反复考证、认真推敲后才落笔的严谨著述。玉辉先生出身"科班"，有着良好的学术研究的专门训练，在行文中十分注意内容的准确性，做到了立论可靠、资料可信、论述翔实、论从叙出。作者能够从卷帙浩繁的养生学、中医学、宗教学、心理学等丰富的研究资料中抉剔梳理、细心选择，去伪存真，去粗取精，从现象到本质，从历史到现实，纵横捭阖，史论结合，自成一说，给人以厚重的历史感和鲜明的现实感。不难看出，该书对各种理论和方法的深入考证都融入了作者的新解，并体现了作者尊重史实、言必有据的治学特点。

玉辉先生的著作有它独到的风格，行文流畅，书面语与口头语结合，幽默风趣，朗朗上口，言语之间如有一些画面在读者眼前展现。其对养生理论和方法的许多分析，既有科学的理据、严密的逻辑，也有思想的哲理、智慧的火花，让人读来回味无穷，受益良多。

读完玉辉先生的《养生学》，我不禁感叹：玉辉先生在创造一种让人健康快乐幸福的学问！为完成《养生学》，为让更多的人过上健康快乐幸福的生活，他做出了巨大的牺牲，其中艰辛自不待言。如果没有"三更灯火五更鸡"的辛勤耕耘与勤奋劳作，没有脚踏实地的艰苦积累与坚持不懈的探索精神，是难以完成如此规模的宏大作品的。作为早就是教授和博导的他，还一如既往地沉下心来完成如此的鸿篇巨制，的确令人感动！毫无疑问，他在学术追求上的勤奋、刻苦、执着，值得学人们好好学习，而他对养生文化研究的卓越贡献则让人崇敬！

真正的著书立说是一件最辛苦、最艰难、最神圣的工作，也是知识分子与学者的一项神圣职责与义务。大凡优秀的著作往往是作者披肝沥胆、呕心沥血的结果，也是作者思想情感的写照。玉辉先生能完成具有学科开创性的养生学著作，除了他勤奋的学习精神和孜孜不倦的探索毅力之外，也更多地体现了他对学术探索的热爱，对科学文化事业的历史使命感和崇高的人文追求精神。我对玉辉先生为科学文化事业而辛勤著述的精神表示崇高的敬意！祝贺《养生学》的出版！

王国华

2017 年 3 月 16 日于北京工业大学

郑庆云序

养生并不是一个新课题,早在《黄帝内经》已提出良医"不治已病,治未病","治未病"指的就是养生。至于怎样才能治未病,则是争论了逾两千年仍然未有系统化且可利用科学方式加以检验的难题,所以今天人们在许多时候也只可将养生归类为经验方法杂论。虽然绝大多数中医师都认同治未病非常重要,但只要将中医学和西医学做比较,便明白养生学实际上未被看待成一门严肃的学科来进行研究,这是最让局外人大感不解的地方。

如果以"治未病"作为养生学的宗旨,那么养生学其实先天上有着一种不能解决的前提。中医和西医的研究都将一个特定的对象作为起点,那就是病症。但养生学则不然,因为它不能确认要治的"未病"之病是哪一种病,所以没有特定对象作为研究起点。再加上病的成因与人的体质、心理状态、生活作息习惯、环境与食物等相关,所以要采用中西医方式针对性地规划出如何治未病,的确有相当大的难度,甚至就不可能。这是要把养生学作为一门独立学科来对待的第一难。

第二难是中国哲学与西方哲学的方法论有本质的不同。中国哲学从本体出发,自上而下,先掌控本体全局,再分而下之,整理出有可能出现的个体和分支,再解释或解决个体和分支的特质与问题。而西方哲学则反其道而行,以实际观测作为起点,从个体构筑全局,再利用归纳方法整理出本体的特质。两相比较,各擅胜场,并没有哪种方式优于另一种。但养生学这门学问,因为背景文化的关系，它自然采用了中国哲学的思辨方式，这使它的入手处显得无力，因为这个本体"未病之病"并不实在，最多也只能借用中医的理论来判断一个人的健康状况和他在体质上的一些缺失和需要注意的地方，但始终也难以掌握具体处理的方向和目标，故此这也是为什么众多学者历经两千多年仍未能归纳出养生学系统架构的原因之一。再者，中国哲学向来以境界论优劣，并不重视当中的过程，认为人们只要得到个中"心法"，则自然能融会贯通，得到养生的"玄旨"。但由于讲习和传承的过程缺乏体系，因此养生的方法是否有效、为什么有效和在什么条件下有效等问题并不容易验证和确认。因此，如果养生学研究能够采纳西方哲学的思辨方式，使之系统化，它的发展将更迅速，也能更有效地把我们的传统文化推广至全世界，造福社群，让人们都拥有健康的生命。

除了上述的主因之外，养生学不能系统地发展还有下列三种原因：一、识者秘技自珍；二、不识者胡编瞎造；三、养生学的传承以从属中医为主。前两者对养生体系和理论造成极大混淆，令学习者无所适从。近年出现的所谓名人和功法等效应，不仅不能推广养生，反而让人们对养生这个课题提出更大的争议。如果养生学只从属于中医，始终会把"治未病"排在"治病"之后，失去了圣人所谓"治未病"的要义。再加上中医的传承讲究师承，在历史上看，师门的局限面太大，学习者往往耗费大半生的精力去优化他所属师门的理论和实践，最终有很大可能会变得故步自封，不能开拓出一个局面来将各种养生理论整合成为一种体系。

大要而言，养生体系主要分两大类，一是心理的调养，二是肉体的调养。而这两大类中，以心理的调养最难处理。虽然可以采用医学上常用的健康指标来验证，但是心理状态的稳定性并不容易量度，所以很难评断心理的调养是否按计划成功地实施，因此也不容易判断这些心理的调养是否有效或为什么有效。所以，养生学的发

郑庆云序

展和研究宜先从肉体的调养方面作为起点。肉体调养的研究又可以饮食为第一种方向，体能训练为第二种方向。饮食方面必须与地方风俗、气候及个人的体质和生活习惯等相结合，不能盲从一些所谓的验方。体能训练则宜采纳传统道家运动，如将太极拳、八段锦、易筋经和五禽戏等作为锻炼手段。一些当代流行的所谓运动疗法和功法，因为没有理论的支撑，实行起来往往适得其反。如某些"拍打"和"拉筋"等功法，大多是只得其名而不得其实的锻炼方法，在没有正确理论的指导下胡乱施行，不但没有养生效果，反而会对身体带来伤害，实在不可盲从。

杨玉辉教授自20世纪90年代到今天，一直研究养生学并致力于把养生学变成一门独立的学科。本书的第一篇和第二篇，历数了养生学的发展过程，并整理出包括哲学方法理论、养生基础理论、养生原理理论在内的几个基本理论，使人们可以从专业学术的角度来认识养生学，澄清了一些人对养生的误解。第三篇则基于第一、二篇理论的指导，系统阐释了各种调养方法的机理及操作运用，提供了一个可资信赖的解决各种养生问题的参考指南。在今天这个信息爆炸的时代，相信《养生学》的出版对摒除不实的养生讯息传播可以起着重要作用。杨教授是我的学长兼好友，嘱我作序。我欣然应允，并寄望杨教授的新作可以一石激起千层浪，成功开拓出养生学的发展路径！

丁酉岁春于英伦未明斋
郑庆云

目录 CONTENTS 上

第一篇　养生学概说

第一章　养生与养生学

第一节　养生的概念 / 2
　一、养生的含义 / 2
　二、养生不是养身 / 6
　三、养生不是医疗 / 6
　四、养生不是追求绝对的健康长寿 / 7

第二节　养生学的概念 / 9
　一、养生学的界定 / 9
　二、作为中华传统的养生学 / 10

第三节　作为一门独立学科的养生学 / 11
　一、养生学不是中医学 / 11
　二、养生学是一门具有自身完整理论与实践体系的独立学科 / 12
　三、养生学的学科性质 / 14
　四、养生学在当今学科体系中的地位 / 17

第四节　养生学与其他学科的关系 / 21
　一、养生学与中国传统宗教的关系 / 21
　二、养生学与医学的关系 / 21
　三、养生学与营养学的关系 / 22
　四、养生学与健身体育学的关系 / 23
　五、养生学与心理学的关系 / 23

第二章　中华传统与养生

第一节　中医与养生 / 25
　　一、中医与养生在基本理论上的密切关系 / 26
　　二、中医与养生在临床运用上的紧密联系 / 26
第二节　道家与养生 / 27
　　一、道家的神仙追求与养生 / 28
　　二、养生学在道家中的地位 / 30
第三节　儒家与养生 / 31
　　一、作为成圣前提的人的健康存在需要养生 / 32
　　二、圣人社会价值的实现需要养生 / 32
第四节　佛家与养生 / 32
　　一、佛家与养生的内在一致性 / 32
　　二、佛家养生的理论与方法 / 33

第三章　养生学的历史发展

第一节　萌芽阶段 / 35
第二节　形成阶段 / 37
第三节　成熟阶段 / 39
第四节　完善阶段 / 40
第五节　当代发展与未来前景 / 42

第四章　养生学理论体系的结构与特点

第一节　养生学理论体系的结构 / 44
　　一、哲学方法理论 / 45
　　二、养生基础理论 / 46
　　三、养生原理理论 / 47
　　四、养生方法理论 / 49
第二节　养生学理论体系的特点 / 50
　　一、内容的丰富多样性 / 50
　　二、体系的完整系统性 / 51
　　三、理论的科学合理性 / 52
　　四、思想追求的文化价值性 / 53

五、方法的合理性、可操作性和有效性 / 54

第五章　养生学的分类与学科体系构成
第一节　按学科形成的历史特点分类 / 56
　　一、中医养生学 / 56

　　二、道家养生学 / 57

　　三、儒家养生学 / 57

　　四、佛家养生学 / 58

第二节　按从理论到应用分类 / 58
　　一、理论养生学 / 58

　　二、技术养生学 / 59

　　三、应用养生学 / 59

第三节　按人体不同部分的调养分类 / 59
　　一、形气神养生学与性命养生学 / 60

　　二、脏腑养生学 / 60

　　三、经络养生学 / 61

第四节　按人体关系调养分类 / 61
　　一、身心关系养生学 / 61

　　二、人天关系养生学 / 62

　　三、人我关系养生学 / 62

第五节　按不同养生方法或内容分类 / 63
　　一、饮食养生学 / 63

　　二、药物养生学 / 63

　　三、精神养生学 / 64

　　四、四季养生学 / 64

　　五、睡眠养生学 / 64

　　六、居处养生学 / 64

　　七、运动养生学 / 65

　　八、按摩养生学 / 65

　　九、导引养生学 / 65

　　十、针灸养生学 / 65

　　十一、房中养生学 / 66

十二、内炼养生学 / 66

十三、雅趣养生学 / 66

十四、疾病养生学 / 67

第六节　按性别分类 / 67

一、女性养生学 / 67

二、男性养生学 / 67

第七节　按不同年龄分类 / 68

一、青少年养生学 / 68

二、中年养生学 / 68

三、老年养生学 / 68

第六章　养生学的现代价值

第一节　养生学的理论研究价值 / 70

一、养生学对当代人体健康的理论研究价值 / 70

二、养生学对当代人体健康研究的方法论价值 / 72

第二节　养生学的健康生活实践价值 / 75

一、养生学的个人生活健康实践价值 / 75

二、养生学的社会生活健康实践价值 / 76

第三节　养生学的养生产业实践价值 / 77

一、养生学的养生产业开拓建立价值 / 77

二、养生学的养生产业规范提升价值 / 79

三、养生学的养生专业人才教育培养价值 / 80

第四节　养生学的中华文化价值 / 82

一、养生学的中华文化传承价值 / 82

二、养生学的中华文化运用价值 / 82

三、养生学的中华文化软实力价值 / 83

第二篇　总　论

第七章　养生学的哲学方法理论

第一节　道的学说 / 87

一、道的学说的基本内容 / 87
　　二、道的学说在养生学中的方法论运用 / 90
　第二节　阴阳学说 / 91
　　一、阴阳学说的基本内容 / 91
　　二、阴阳学说在养生学中的方法论运用 / 94
　第三节　五行学说 / 96
　　一、五行学说的基本内容 / 96
　　二、五行学说在养生学中的方法论运用 / 98
　第四节　整体观学说 / 99
　　一、整体观学说的基本内容 / 99
　　二、整体观学说在养生学中的方法论运用 / 102

第八章　养生学的方法论特点
　第一节　形气神三元性 / 104
　第二节　现象类比性 / 106
　第三节　功能主导性 / 108
　第四节　整体统一性 / 110
　第五节　主客一体性 / 112
　第六节　自然顺道性 / 114

第九章　形气神与性命——人体的本质结构
　第一节　人体在本质上是形气神或命与性的统一 / 116
　第二节　人体的形气神及其相互关系 / 123
　　一、人体的形 / 123
　　二、人体的气 / 131
　　三、人体的神 / 148
　　四、人体形、气、神的相互关系 / 161
　第三节　人体的命与性及其相互关系 / 168
　　一、人体的命 / 168
　　二、人体的性 / 175
　　三、人体命与性的相互关系 / 177
　第四节　养生学人体本质观的现代科学内涵 / 181

第十章 脏腑——人体的功能系统

第一节 脏腑与脏腑理论 / 186

一、脏腑的含义 / 186

二、脏腑的实质 / 187

三、脏腑理论的科学性 / 190

第二节 五脏 / 194

一、心 / 195

二、肺 / 197

三、脾 / 199

四、肝 / 201

五、肾 / 202

第三节 六腑 / 204

一、胆 / 204

二、胃 / 204

三、小肠 / 205

四、大肠 / 205

五、膀胱 / 206

六、三焦 / 206

第十一章 经络——人体的信息联络系统

第一节 人体的经络与经络系统 / 208

一、何谓经络 / 208

二、经络的实质 / 209

三、人体经络系统的组成 / 211

第二节 十二正经 / 213

第三节 奇经八脉 / 226

第四节 中黄之脉 / 232

第五节 丹田 / 234

第六节 三脉七轮 / 240

一、三脉 / 240

二、七轮 / 240

目 录

第十二章 人天一体与人我一体——人体与环境的关系

第一节 人天一体 / 242
一、人物一体 / 243
二、人命一体 / 246

第二节 人我一体 / 250
一、人我一体的三个层次 / 250
二、影响人我一体关系的基本因素 / 254

第十三章 人体的健康、疾病、衰老、死亡与健康生活

第一节 人体的健康与疾病 / 256
一、人体健康与疾病的概念 / 256
二、人体健康的基本表现 / 261

第二节 人体的衰老与死亡 / 265
一、养生学的衰老观 / 265
二、衰老的现代探讨 / 267
三、人体的死亡 / 273

第三节 人的健康生活及其要素 / 277
一、健康生活的内涵 / 277
二、健康生活的几个基本要素 / 278

第十四章 养生的基本原理

第一节 协调阴阳 / 282
一、人体健康生活的标志是阴阳的和谐统一 / 282
二、协调阴阳是保障人体健康生活的基本原则 / 283
三、健康生活中协调阴阳的基本方面 / 283

第二节 道法自然 / 285
一、道法自然是养生的根本原则 / 285
二、道法自然的三个基本方面 / 287

第三节 形气神并养 / 288
一、养生应遵循形气神并养的原则 / 288
二、形的调养 / 291
三、气的调养 / 294

四、神的调养 / 296
　　五、形气神关系的调养 / 307
第四节　性命双修 / 308
　　一、养生必须遵循性命双修的原则 / 308
　　二、性命双修的方法 / 312
第五节　调理脏腑 / 316
　　一、脏腑和调是健康的基本要求 / 316
　　二、调理脏腑的基本原则 / 319
第六节　疏通经络 / 322
　　一、经络疏畅是健康长寿的保证 / 322
　　二、疏通经络的基本原则和具体方法 / 324
第七节　通达顺畅 / 325
　　一、通达顺畅是养生的基本要求 / 325
　　二、通达顺畅的基本方面 / 326
　　三、通达顺畅的基本原则与方法 / 327
第八节　虚静无为 / 329
　　一、虚静无为是达到健康长寿的基本要求 / 329
　　二、虚静无为是养神的根本方法 / 331
　　三、虚静无为的基本要求 / 334
第九节　后天返先天 / 337
　　一、先天与后天的本质区别 / 337
　　二、后天返先天的实质 / 341
　　三、后天返先天的基本程序和方法 / 343
第十节　和顺自然 / 345
　　一、和顺自然是道法自然养生原则的基本要求 / 345
　　二、和顺自然的基本原则 / 347
第十一节　人我和同 / 351
　　一、人我和同是达到健康的社会生活的基本要求 / 351
　　二、人我和同的基本原则 / 352
第十二节　平和中道 / 356
　　一、什么是平和中道 / 356
　　二、平和中道的基本表现 / 356

三、平和中道的原则 / 357

第十五章 养生方法概述

第一节 养生方法及其基本内容 / 359
　一、养生方法的定义 / 359
　二、养生方法与医疗方法的区别 / 360
　三、养生方法的基本内容 / 360

第二节 养生方法的形成和发展 / 361
　一、养生方法的产生和形成 / 361
　二、养生方法的成熟和发展 / 362
　三、养生方法的现代充实和未来演变 / 364

第三节 养生方法的分类 / 364
　一、按方法内容分类 / 364
　二、按调养对象分类 / 365
　三、按调养方法的有形与无形性质分类 / 367

第四节 养生方法的特点 / 367
　一、科学合理性 / 367
　二、丰富多样性 / 368
　三、完整系统性 / 368
　四、自然无害性 / 369
　五、功能调理性 / 370
　六、操作简便性 / 370
　七、切实有效性 / 371

第五节 养生方法运用应坚持的几个原则 / 372
　一、坚持以道为本、以法为依、以术为用的原则 / 372
　二、坚持养生知识学习与养生方法实践一体进行原则 / 373
　三、坚持养生生活化，生活养生化原则 / 374
　四、坚持各种养生方法兼顾并用原则 / 374
　五、坚持安全、无害、不伤原则 / 375
　六、坚持科学规范原则 / 375
　七、坚持中和中道原则 / 376
　八、坚持循序渐进、顺其自然原则 / 377
　九、坚持因法、因人、因地、因时制宜原则 / 377

养 生 学

第一篇

养生学概说

YANGSHENGXUE

第一章　养生与养生学

养生是中华文化传统的重要组成部分，可以说，从中华文化诞生之日起，对养生理论和方法的探讨就一直存在，而且随着中华文化的发展，养生学也在不断发展成熟，并成为中华文化中最重要的部分。在这里，我们首先对养生与养生学的一些基本概念做一个简要的讨论，以便读者能对养生学有一个基本的把握。

第一节　养生的概念

一、养生的含义

何谓养生？从字面上来看，"养"古作"養"，其基本意义为供养。《说文》："養，供养也。从食，羊聲。"其具体的意义又主要有以下几项：①鞠养，长养，养育。《荀子·礼论》"父能生之，不能养之"[1]就是这一意义。用于动物，则为饲养。②教育，熏陶。《周礼·地官·保氏》："而养国子以道，乃教之六艺。"[2]意思是用道来教养国王之子，让他掌握礼、乐、射、御、书、数六种技艺。这实际上是把养的供养原义引申为教养之义。③修养，涵养。《易·蒙》："象曰，蒙以养正，圣功也。"[3]《孟子·公孙丑上》："我善养吾浩然之气。"[4]《孟子·尽心

---

[1] 二十二子 [M]. 缩印浙江书局汇刻本. 上海：上海古籍出版社，1986：337.

[2] 周礼 [M]// 黄侃. 黄侃手批白文十三经. 上海：上海古籍出版社，1983：37.

[3] 周易 [M]// 黄侃. 黄侃手批白文十三经. 上海：上海古籍出版社，1983：5.

[4] 孟子 [M]// 黄侃. 黄侃手批白文十三经. 上海：上海古籍出版社，1983：16.

第一章 养生与养生学

下》:"养心莫善于寡欲。"[1] ④养护。《左传·成公十三年》:"敬在养神,笃在守业。"[2] ⑤疗养,养病。《周礼·天官·疾医》:"以五味五谷五药养其病。"[3]《墨子·号令》:"伤甚者,令归治病,家善养,予医给药。"[4] ⑥信守,保持。《荀子·礼论》:"龙旗九斿所以养信也。"[5]

"生"的本义是从土中生出。《说文》:"生,进也。象艸木生出土上。"段玉裁注:"下象土,上象出。""生"除了有长出、生长、生育、出生、产生、发生等一般意义外,还有以下一些意义:①活。与"死"相对。《毛诗·邶·击鼓》:"死生契阔,与子成说。"[6] ②生存,生活。《左传·襄公二十二年》:"生于乱世,贵而能贫,民无求焉,可以后亡。"[7] ③生命。《荀子·王制》:"水火有气而无生,草木有生而无知,禽兽有知而无义;人有气、有生、有知,亦且有义,故最为天下贵也。"[8] ④天生的,固有的。《论语·季氏》:"生而知之者,上也;学而知之者,次也;困而学之,又其次也;困而不学,民斯为下矣。"[9]《汉书·董仲舒传》:"臣闻命者天之令也,性者生之质也,情者人之欲也。"[10] ⑤本性。《荀子·劝学》:"君子生非异也,善假于物也。"[11]《周礼·地官·大司徒》:"以土会之灋,辨五地之物生。"[12] 把"养"与"生"合在一起显然就有鞠养、涵养、保养、调养生命、性命、生活的意义,这与后世许多人把"养生"理解为"保养身心,促进

---

[1] 孟子 [M]// 黄侃. 黄侃手批白文十三经. 上海:上海古籍出版社,1983:86.
[2] 春秋左传 [M]// 黄侃. 黄侃手批白文十三经. 上海:上海古籍出版社,1983:186.
[3] 周礼 [M]// 黄侃. 黄侃手批白文十三经. 上海:上海古籍出版社,1983:12.
[4] 二十二子 [M]. 缩印浙江书局汇刻本. 上海:上海古籍出版社,1986:279.
[5] 二十二子 [M]. 缩印浙江书局汇刻本. 上海:上海古籍出版社,1986:333.
[6] 毛诗 [M]// 黄侃. 黄侃手批白文十三经. 上海:上海古籍出版社,1983:14.
[7] 春秋左传 [M]// 黄侃. 黄侃手批白文十三经. 上海:上海古籍出版社,1983:255.
[8] 二十二子 [M]. 缩印浙江书局汇刻本. 上海:上海古籍出版社,1986:306.
[9] 论语 [M]// 黄侃. 黄侃手批白文十三经. 上海:上海古籍出版社,1983:34.
[10] 汉书·董仲舒传 [M]. 北京:中华书局,1962:2501.
[11] 二十二子 [M]. 缩印浙江书局汇刻本. 上海:上海古籍出版社,1986:287.
[12] 周礼 [M]// 黄侃. 黄侃手批白文十三经. 上海:上海古籍出版社,1983:26.

健康长寿"是一致的。

不过在先秦时代,"养生"一词的意义却并不完全是这样,它具有更广泛的内涵。最先使用"养生"一词的是《庄子》,该词在《养生主》《达生》和《让王》三篇中出现,其所包含的意义也有所不同。在《养生主》中,庄子通过文惠君对"庖丁解牛"阐说的感慨引出"养生"一词:"吾闻庖丁之言,得养生焉。"在这里,"得养生焉"很显然是得到养生之理,再从文惠君的特殊地位来看,他的养生之理应该是倾向于治理社会、治理天下之理,当然也包含治人之理,但此处"养生"明显不仅仅是保养身体的意思。在《达生》中庄子借田开之与周威公的对话再次提到"养生"一词:"开之曰:'闻之夫子曰:善养生者,若牧羊然,视其后者而鞭之。'"[1] 在此,庄子亦是讨论养生之理,其后有进一步的说明:"威公曰:何谓也? 田开之曰:鲁有单豹者,岩居而水饮,不与民共利,行年七十而犹有婴儿之色,不幸遇饿虎,饿虎杀而食之。有张毅者,高门县薄,无不走也,行年四十而有内热之病以死。豹养其内而虎食其外,毅养其外而病攻其内。此二子者,皆不鞭其后者也。"[2] 可知其"养生之理"包含有治理人身、生活世上的道理的意义,强调治理人身、生活世上不可偏执一端。可见在这里,"养生"就是治人,治世。在《让王》中庄子再次使用了"养生"一词:"故曰,道之真以活身,其绪余以为国家,其土苴以治天下。由此观之,帝王之功,圣人之余事也。非所以完身养生也。今世俗之君子,多危身弃生以殉物,岂不悲哉!"[3] 此处"养生"有个人保养的意义,已接近后世"养生"之义,但它更倾向于价值和行为选择而非个人身心的调养,所以仍不能看作后世"养生"之义。先秦时期"养生"一词多从社会和人生角度

---

[1] 二十二子 [M]. 缩印浙江书局汇刻本. 上海:上海古籍出版社,1986:55.
[2] 二十二子 [M]. 缩印浙江书局汇刻本. 上海:上海古籍出版社,1986:55.
[3] 二十二子 [M]. 缩印浙江书局汇刻本. 上海:上海古籍出版社,1986:76.

理解，这也可以在其他子书中见到。如《荀子·儒效》："以从俗为善，以货财为宝，以养生为己至道，是民德也。"[1] 显然，先秦时期，言"养生"犹如言"治生"，即"活人""治世"。当然，此一时期，"养生"亦有另一层含义，这就是事养父母于生时。如《孟子·离娄下》："养生者不足以当大事，惟送死可以当大事。"[2] 至于"养生"一词究竟何时形成以"保养身体、促进健康长寿"的意义为主的概念，现已无从具体考察，但《吕氏春秋》已开始在这一意义上使用"养生"一词，它说："故凡养生，莫若知本，知本则疾无由至矣。"又云："知生也者，不以害生，养生之谓也。"[3] 而在西汉文献中"养生"一词已有较多出现，而这一意义至迟在东汉时期应已完全形成，因为东汉名医张仲景在其《伤寒杂病论》中就有"怪当今居世之士，曾不留神医药，精究方术，上以疗君亲之疾，下以救贫贱之厄，中以保身长全，以养其生"[4] 的论述。由于在古代"生"与"性"相通，所以"养生"也可称为"养性"。而"养性"一词在古代亦有普遍运用，例如《孟子·尽心上》："存其心，养其性，所以事天也。"《淮南子·俶真训》："静漠恬憺，所以养性也。"[5]《后汉书·光武帝本纪下》："陛下有禹汤之明，而失黄老养性之福。"[6]

根据上述古人的论述并结合今天的实际，我们认为养生除了保养身体、促进身心健康外，还具有提升人的生活品质，使人的生活更加健康、愉快、幸福的含义。从这个角度来看，养生所包含的内容就不仅仅是保持健康、预防疾病的各种活动，而且还包括一系列丰富人的生活内容、提升人的生活品质的活动，故而也可以将养生

---

[1] 二十二子 [M]. 缩印浙江书局汇刻本．上海：上海古籍出版社，1986：301.
[2] 孟子 [M]// 黄侃．黄侃手批白文十三经．上海：上海古籍出版社，1983：46.
[3] 二十二子 [M]. 缩印浙江书局汇刻本．上海：上海古籍出版社，1986：636, 657.
[4] 注解伤寒论 [M]. 北京：人民卫生出版社，1981：5.
[5] 二十二子 [M]. 缩印浙江书局汇刻本．上海：上海古籍出版社，1986：1214.
[6] 后汉书：光武帝本纪下 [M]. 北京：中华书局，1965：85.

完整定义为：养生就是保养身体，调养身心，促进身心健康，提升生活品质，让人生活得更加健康、愉快、幸福的身心与生活调养活动。

二、养生不是养身

在这里，尤其要注意将"养生"与"养身"区分开来。至今为止，当代科学技术所研究的领域主要还是局限在物质范畴，而对人体的研究也主要是从物质形体（也就是身体）来加以把握的，人的信息程序和精神意识尚未得到应有的关注，所以其对人体的健康和疾病问题的认识和解决也主要是局限在身体方面的。今天的许多人往往从当代科学尤其是当代西医学的狭隘身体观出发，将"养生"等同于"养身"，认为养生就是保养身体，维持身体的健康，而且往往把身体局限于物质形体的范畴。

然而在中国古代，养生的概念远远超出了身体的范畴，它不仅仅是对人的物质形体的保养，而是对人体包括物质形体、信息生命乃至精神情感在内的整个人体的调养，是人体的完整调养，也是人的整个生活的调理、充实和提升。因为养生家认为，人体在本质上不仅仅是物质形体的存在，而是形气神的统一，是形体与精神的统一，是命与性的统一，是身与心的统一，是色受想行识的统一，是名与色的统一，所以养生应是包括对人体的身体与精神在内的各个方面以及人与环境、人与人关系的全面、系统的调理、保养、改进、提升。

三、养生不是医疗

在今天，大部分人所理解的养生都是与疾病相联系的，是对疾病的预防、治疗和康复，市面上的许多养生书籍和养生讲座的内容也是从中医的角度讨论如何防治疾病、保障健康。养生给人的印象就是中医的"防治疾病，保健身体"。很显然，这是对养生的误解或片面理解，是对养生与医疗（特别是中医）的混淆，并由此导致了一系列的问题。

古代社会分工尚不充分，医学还没有规范发展，将养生与医疗混在一起还不是严重问题，事实上，传统中医确实与养生难以严格区分。但是在今天仍然从医疗角度来认识和理解养生的话，那必然会面临一系列的问题。首先，从医疗来理解养生将把养生局限在一个狭隘的领域，必然限制养生的运用，无法展现养生真正在身心调养、生活调养上的巨大价值；其次，用养生方法来进行疾病防治的医疗活动，既无法达到现代医疗的科学高度，也无法提供相应的科学规范服务，其存在的缺陷和不足显而易见，虽然养生可以起到一定的治疗效果，甚至是非常显著的治疗效果，但从另一方面来看它却可能引起一系列的问题，存在的风险更是不容忽视；第三，以养生进行疾病防治还存在与医疗部门在社会分工上的混淆问题，必然出现养生机构与医疗机构社会职能定位不清、争夺市场的问题，并导致社会矛盾和冲突；第四，将养生等同医疗，也无法让养生事业得到正常的发展，因为养生除了有防病保健的作用外，更涉及提升整个生活品质、丰富生活内容、促进生活幸福快乐的作用，是一个远比疾病医疗广泛的领域，养生事业的发展也必然超越疾病的医疗范畴。总之，养生不是医疗，医疗针对的是病人，是解决疾病的预防、诊断、治疗和康复问题；而养生则主要针对健康人，解决的问题是人的健康生活问题，是如何提升人的生活品质，使人生活得更加健康、愉快、幸福的问题。

四、养生不是追求绝对的健康长寿

长期以来，人们对养生的认识，就是防治疾病，健康长寿，许多做养生的人也让人们相信，通过养生就可以使人体达到没有疾病的绝对健康长寿。因此，社会大众将是否达到健康长寿作为养生效果判断的唯一标准,并把绝对的健康长寿作为养生的唯一根本追求。但事实上,养生虽然以健康生活为宗旨,但它并不以没有疾病的绝对健康长寿为根本目标。因为在人们的生活中,健康总是相对的,没有疾病的绝对健康甚至是不可能的。除了在青壮年时期,人体能保持较为健康的状态外,其他大多数时期的人体都是处于或多或少罹患各种病痛的状况,特别是进入中老年以后,包括组织器官结构和功能衰退的各种疾病就会出现,许多疾病甚至会伴随人的后半生。人们不得不与疾病相伴而生,不得不在某种疾病状态下生活。同时,长寿也是相对的,人的寿命总是有限的,不可能万寿无疆,寿命总有终结的时候。

由于疾病与人体的伴生性,特别是与人的后半生的伴生性,以及人体寿命的有限性,所以养生并不追求绝对的健康长寿,从养生科学的角度来看那也是不可能的。养生所关注的是人的生活品质的提升问题,是人如何健康、快乐、幸福生活的问题,而不是消除疾病、获得绝对健康长寿的问题。事实上,养生不仅要针对健康人,同时也要针对疾病患者,为他们提供提升生活品质的途径和方法。在某种程度上,养生的一个重要目的就是要为患病的人们指明患病状况下更好生活的途径和方法。在这一点上,养生的宗旨不是去治疗或消除疾病,或者一味地维持生命的存在,而是探索一个人在患病状况下,如何让生活的内容更加丰富,生活的品质更为提高,生活的感受更为快乐幸福。特别是在人生的最后阶段,疾病不可避免,死亡不可避免,此时从养生的角度来看,与其无尊严痛苦地生活,不如有尊严地、更高质量地过完自己的一生。这种选择生活时间可能会短一些,但从养生的角度看却更有意义和价值。

第二节 养生学的概念

一、养生学的界定

什么是养生学？养生之为学，即养生的学问。按照今天学科的标准来说，养生学是关于养生的理论和方法的系统性的学说，或者说是系统性地阐释养生的理论和方法的学科。如果要对养生学下一个定义的话，养生学是有关人体如何通过养生以维持和提升健康水平，充实生活内容，提升生活品质，使人生活得更加健康、快乐、幸福的系统理论。从现代的角度来说，养生学可以归入健康学或健康生活学的范畴，所以养生学也可以说是具有中华科学与文化特色的健康学或健康生活学。不过今天的健康学更多的还是从身体健康的角度来阐释的，养生学所涉及的健康内涵要广泛得多。

从"养生"一词的来源可知，养生是中国古代特有的一个概念，所以养生学也是在中华文化背景下的一门特有的学问。而今天的养生学也是基于中国古代的养生理论和方法并吸收现代科学的成果而建立起来的具有中华科学与文化特色的一门学问。其实，中国古代虽然有养生，但并没有我们今天意义上的养生学。中国古代尽管有大量的养生探索，但其理论和方法并没有形成完整系统的体系，也没有产生一部系统性阐释养生理论和方法的著作。只是到了今天，我们才有可能按照科学和学术的规范，整理研究古代养生的思想和方法，形成完整的养生学理论体系，建立当代学术和科学意义上的养生学。当然有一点也是明确的，就是当代学术与科学意义上的养生学必然是基于古代养生的理论和方法而研究整理并提出来的，不可能脱离传统养生理论和方法提出养生学，也不可能从西医学或其他的学说的角度提出养生学。

二、作为中华传统的养生学

明确了养生学的概念之后，可以更容易地理解养生学的内涵。从根本上说，养生学体现的是中国传统文化关于养生的学问，也是中国人根据传统养生思想理论原则而提出的关于人体的身心调养和生活调养的学问，其中包括系统理论与方法。由此可见，养生学首先是中国传统养生理论和方法的系统阐释，但它又不仅仅限于此，同时它还包括了在传统养生理论和方法指导下对现代各种养生理论和方法的阐释，所以养生学也是集中国古代与现代养生理论与方法之大成的系统性的养生学体系。

就养生学的渊源和内容来说，其主要的内容来自道家和中医学，但佛家、儒家等也对养生做出了大量的探索，所以也可以说，养生学是以道家养生和中医养生为核心的理论体系，同时包含佛家和儒家、武术家的各种养生理论和方法，体现了中国传统特色的人体生活调养。不过在古代，道家和中医具有一体性，所谓"医道一家"是也，不少道士也是著名的医学家，如葛洪、陶弘景、孙思邈等，大多数道士都熟悉医学，大多数医生也了解道家。只是到了近现代以后，道家与中医才被分化为两个不同的社会领域，道家归入宗教，中医归入医学，从此道士不习中医，中医不知道家。即使如此，养生的基本理论和方法在道家和中医理论中仍然得到了保留，当然道家所体现出来的养生理论和方法更为全面、系统、完整，中医中体现的养生理论和方法则更多地体现在对身体的调养上。但不管怎样，道家和中医的养生理论和方法构成了今天养生学的核心组成部分，是养生学的主干；而佛家、儒家则从不同角度对养生理论和方法进行了补充和发展，使养生学更为丰富完善。当然，当代养生学必然还要借鉴包括西医学、心理学、宗教学等在内的现代自然科学技术和现代社会科学的各种养生保健成果，从而真正体现养生学的现代性和科学性。

第三节　作为一门独立学科的养生学

一、养生学不是中医学

在古代，由于没有独立学科发展的条件，所以也没有独立的养生学。养生学的内容普遍存在于道家和中医之中，并得到普遍的运用。而在今天，一门学问要得到广泛的运用就必须有独立学科的支撑。中国的传统科学目前只有中医学获得独立学科的地位，养生学还不是一门独立的学科。虽然养生学最为完整系统的内容在道家中，但由于道家的宗教性及个别道门中人在近年来养生文化推广中出现了一系列的问题，广受社会非议，道家养生并没有获得社会的正式认可，甚至道家内部不少人对养生话题都有所忌惮，社会上则多半将养生问题纳入中医学的范畴去讨论和解决，加上社会上公开宣讲养生的主要是中医学者，以致许多人包括官方机构都只知道中医养生，并将养生完全纳入中医学的范畴，让人误以为养生就是中医养生，养生学是从属于中医学的，是中医学的一个部分。

很显然，将养生学看作中医学的一部分是完全错误的，养生学不是中医学，而是具有中华文化特色的健康生活学。具体来说，养生学与中医学至少存在以下几个方面的不同：首先，二者的对象和宗旨不同。中医学所面对的问题与其他医学一样，主要是疾病的预防、诊断、治疗、康复等问题，它针对的是病人，是病人的疾病；养生学主要解决的是提升人的健康水平，让人生活得更为健康、快乐、幸福的问题，它针对的是健康的人，是健康人的健康生活问题，二者存在根本的不同。其次，养生学涉及比中医学更广泛的问题和领域。中医学主要解决的问题是人体生理疾病的预防、诊断、治疗、康复等问题，而养生学则不仅涉及生理的调养，也涉及心理的调养。从另一方面来看，中医学主要涉及的是人体自身的疾病问题，而养生学则不仅涉及人体本身各方面的问题，而且涉及影响人的健康生活，以及人与自然环境和社会环境的关系问题。第三，二者在理论和方法上也存在根本的差异。中医学和养生学虽然在哲学方法理论、人体基础理论、中药和方剂理论等方面有很大的一致性，但养生学对道的学说更为重视，对人的本质构成理论的形气神理论和性命理论的关注则是中医学所没有的。同时，养生学的一系列养生理论包括道法自然、形气神并养、性命双修、虚静无为、后天返先天、和顺自然、人我如同、平和中道等，及饮食调养、精神调养、四季调养、睡眠调养、导引调养、按摩调养、房中调养、内炼调养、疾病调养、雅趣调养等养生方法，都是中医学所不强调的；而中医学的病因理论、辨证理论、诊断方法、治疗方法等，特别是有关临床的各种疾病的诊断治疗方法等，也是养生学所关注不多的内容。

事实上，今天的中医学还呈现出严重的中医西化现象，所以如果将养生学放在中医学中，作为中医的一部分，必将严重局限养生的内容，严重限制养生学的发展，使传统养生特别是道家养生和佛家养生的内容无法得到系统的挖掘和运用，传统养生最具特色和价值的精神心理调养的理论和方法难以被认识、理解和运用。事实上，从养生学自身的内容和特性来看，它绝不是现代中医学所能涵盖的，如果想要更好的发展和运用，必须从中医学中走出来，建立一门独立的学科和学科体系。如果未来独立的养生学科得以建立，那么很显然，它将成为一门与中医学平行的学科，成为在当今世界学科体系中真正体现中国科学与文化特色的学科之一。

二、养生学是一门具有自身完整理论与实践体系的独立学科

虽然现在不少的人将养生学看作是中医学的一个门类，但事实上养生学并不能被中医学所涵盖，而是一门有别于中医学的独立学科。养生学之所以是一门独立的学科，至少表现在以下几个方面：

第一章　养生与养生学

（一）养生学有自身独特而明确的研究对象和问题

养生学是研究人体如何健康生活的学科，不同于研究人体疾病防治的医学（包括中医学和西医学），更不同于研究人体其他问题的各种学科。虽然医学、心理学、社会学等学科都会研究和涉及人体健康问题，但它们都只是从某些方面来探讨，如医学从疾病来研究和涉及，心理学从心理问题来研究和涉及，社会学从社会活动与影响来研究和涉及，而养生学则是全面系统地研究人体的健康生活问题，是真正的人体健康生活学科。事实上，当代科学发展也越来越关心人的健康问题，但至今为止，尚未建立起真正有别于医学的现代健康科学。只有基于中国古代的养生学，从养生的角度完整系统地涉及人体健康各方面的问题，特别是健康生活的一系列问题，并确立起了一个完整的人体健康研究体系，才能成为真正的健康科学。

（二）养生学有自身完整的理论与实践体系

养生学能作为一门独立的学科，还在于它具有完整的理论与实践体系。任何一门成熟的科学都必须具有有关对象和问题的完整思想理论，及解决与之相关各种问题的技术操作方法，形成完整统一的理论与实践体系。养生学是否达到了这一要求呢？答案是肯定的。养生学的完整理论与实践体系包括了它的哲学方法理论、养生基础理论、养生原理理论和养生方法。养生学的哲学方法理论是养生学理论与方法的指导思想，包括了道的学说、阴阳学说、五行学说、整体观学说等；养生学的基础理论是养生学对人体的基本认识，包括形气神与性命学说、脏腑学说、经络学说等；养生原理理论是养生学对人体养生机理的说明和阐释，包括协调阴阳理论、道法自然理论、形气神并养理论、性命双修理论、调理脏腑理论、疏通经络理论、通达顺畅理论、虚静无为理论、后天返先天理论、和顺自然理论、人我和同理论、平和中道理论等；养生方法是养生学基于养生原理理论提出的解决各种养生问题的技术操作方法，包括饮食调养方法、药物调养方法、精神情志调养方法、四季调养方法、居处调养方法、睡眠调养方法、按摩调养方法、针灸调养方法、导引调养方法、房中调养方法、内炼调养方法、雅趣调养方法、疾病调养方法等。养生学通过上述四个方面的理论与方法构成了一个完整的理论与实践体系，这个体系也是包括中医学在内的其他任何学科所没有的。

（三）养生学有自身完整的学科体系结构

养生学能作为一门独立的学科也还在于它具有自身完整的学科体系。养生学的完整学科体系体现在：①基础学科与应用学科的一体性。养生学既具有哲学方法理论、养生基础理论、养生原理理论等基础学科内容，又具有养生方法运用和养生问题解决的各种应用学科内容。②人体各方面养生学科的完整性。养生学具有关于人体各方面的养生学科，包括形气神养生学、性命养生学、脏腑养生学、经络养生学等，涉及人体各个方面的养生，而不仅仅是某一或某些方面的养生，具有人体养生研究的完整性。③各种养生方法学科的完整性。从养生方法来看，养生学包括了饮食养生学、药物养生学、精神情志养生学、四季养生学、居处养生学、睡眠养生学、导引养生学、按摩养生学、针灸养生学、房中养生学、内炼养生学、雅趣养生学、疾病养生学等，包括了对人体养生完整而多样的养生技术方法的阐释和说明，能面对人体的各种养生问题的全面系统解决，而不仅仅是解决养生保健的某一问题或某些问题。

三、养生学的学科性质

关于养生学的学科性质，作者认为可以从以下几个方面来加以理解和把握：

（一）养生学是保障身心健康、提升生活品质的综合性学科

养生学的基本任务是维持人的身心健康，有效地预防疾病，并

在此基础上进一步提升人的生活的品质，使人生活得更加健康、更加快乐、更加幸福。要做到这一点，必然涉及从生理到心理、从个人到群体、从自然到社会的各个方面，其涉及的问题也必然是多种多样的，其研究所使用的理论和方法也必然是多个学科的，这也就决定了养生学在学科性质上的综合性，是一门涉及多门自然科学和社会科学的综合性学科。

（二）养生学是主要针对健康人并兼顾疾病患者的学科

从研究对象和解决的问题来看，养生学主要针对的是健康人群，它主要是研究健康的人如何维持健康，如何让生活过得更健康、更充实、更快乐、更幸福的问题。不过养生学也必然要兼顾疾病患者，为他们的康复疗养及生活品质的改善提供理论和方法。而且健康与疾病本来就是相对的，每个人（尤其是中老年人）在某种程度上都可能患有各种疾病，而疾病患者也存在健康生活的各种问题，养生学讲的就是让包括病人在内的所有人更好地健康生活的原理和方法。

（三）养生学是以自然科学为基础、以社会科学为指导和补充的学科

养生学所涉及的基本问题是人的健康生活问题，而健康生活问题的解决首先需要从自然科学的角度来加以考虑，特别是从自然科学中的人体科学或有关人体研究的科学，必须使人的生活符合自然科学所揭示的有关人体健康生活的各种理论和方法，也可以说养生学所涉及的基本原理和方法必然是基于自然科学的有关人体的各种理论和方法。但养生学也必然需要从社会科学来探讨人的各种健康生活问题，尤其是要使人在精神生活和社会生活上保持健康、快乐、幸福，更要考虑各种社会因素。当然，社会科学的作用主要是指导性和补充性的，是对自然科学理论和方法在养生中运用的指导，同时弥补自然科学运用中的不足和缺陷。

(四)养生学是理论与实践并重的学科

养生学既需要阐明和解决各种健康生活的理论问题,更需要解决各种健康生活的实践问题,这也就决定了养生学必然是理论与实践并重的学科。在这一点上,养生学与医学是一致的。养生学不能没有理论,要进行养生首先需要从理论上阐明养生的原理和机理,阐明各种养生方法的原理和操作机理。同时,养生还必须严格按照科学的原理和方法进行;否则,原理不明,道听途说,迷信法术,随便乱养,可能的结果恐怕就不是养生,而是害生了。但养生毕竟是要解决各种实际的健康生活问题,所以养生学又必须研究养生的各种实践问题,提出切实可行的解决各种养生问题的技术方法和途径手段,尤其是要提供完善的、针对各种实际情况的养生方法及其完整的操作程序,这样才能达到养生学的根本目的。

(五)养生学是以科学性为基础并兼具文化性的学科

对人来说,一方面,养生既有必须遵循的基本原理和方法,这是由人的客观构成及生活的客观规律决定的,是每个人都不能违背的,否则必然对人的健康产生伤害,这就是养生的科学性所在。从这个角度说养生是一门科学,有其客观必然的规律,有必须遵循的规则和程序,不能违背。但另一方面,每个人又具有各自的特性,尤其是精神生活和社会生活,每个人生活的社会文化环境不同,对生活目标的追求不同,对生活的感受不同,生活内容千差万别。所以,各种养生方法对每个人产生的效果也不尽相同。只有提供适合每个人的需要和愿望的特殊养生方法,才能达到良好的养生效果。而养生方法的效果往往又受文化因素的影响,同样的方法。对具有某种文化背景的人有效,而对另外文化背景的人则不一定有效,所以养生又具有文化的属性。从这个角度说,养生学也是一种体现独特文化生活方式的文化,具有其思想情感和价值上的文化特殊性。而每个民族在历史发展中形成的独特文化,其在思想情感和价值体系上的独特性，就成为解决其个体精神养生与社会养生的重要依据。很显然，中华养生必然在思想情感和价值体系上体现了中华民族的文化特性，它对于中华民族每个个体在精神养生和社会养生更能被接受，也更为有效。正因为因此，所以养生学不能作为纯粹的科学来加以研究和运用，还必须从文化的角度，比如从宗教、哲学、历史、文学、美术、音乐等的角度，来认识理解和处理解决各种养生问题。

当然，养生学是中华民族所独创的，其他民族因为文化的因素在接受上不那么容易，但养生学的基本理论和方法也是具有普世性的，是真理性的知识和有效性的方法，像中医学一样被其他民族接受和运用。当然，如果我们能够将养生学的理论和方法用更加现代、科学、逻辑、规范的方式来加以表述的话，世界各地的人民就更容易加以掌握和运用。

四、养生学在当今学科体系中的地位

养生学既有古老的历史脉络，也是一门全新的学科。它虽然有待建立和完善，但作为一门以追求人体健康长寿及幸福快乐的学科，其在当今学科体系中的地位还是明确的。养生学综合多门自然学科和社会科学，并介于自然科学与社会科学之间，是与医学（包括中医学）并列的有关人或人体的综合性学科。

（一）养生学在自然科学技术中的地位

从自然科学技术的角度来看，养生学实际上是一门人体科学技术，是一门与医学并列的特殊人体科学技术。

首先，养生学属于人体科学技术的范畴。根据作者的研究，当代科学技术包括了五种基本的类型，这就是物质科学技术（非生命科学技术）、信息科学技术、生命科学技术、意识科学技术和人体科学技术。其中，物质科学技术是研究物质和非生命的科学技术，信息科学技术是研究信息和程序运动的科学技术，生命科学技术是研究包括微生物、植物和动物在内的各种生命存在的科学技术，意识科学技术是研究人类意识及动物和人工智能的科学技术，人体科学技术则是全面系统地研究人体的各种问题的科学技术。从当前的情况看，人体科学技术还没有建立起来，有关人体的研究还放在生命科学技术中，但现代科学技术也涉及了一系列人体的研究，并建立起了一些相关的学科，这些学科既包括了人体解剖学、人体生理学、人体遗传学、人体发育学、人体脑科学、人体心理学等基础理论学科，也包括人体医学、管理学、教育学、人体工程学、体育学等应用技术学科。[1] 这些学科也是未来将要建立的人体科学技术的重要内容。从养生学的学科性质来看，它无疑属于人体科学技术体系中的理论和应用兼具的学科，是一门致力于促进人体健康长寿，提升人体生活品质的学科。[2] 不过由于养生学是基于中国传统医学对人体的基本认识，所以它又不同于今天其他的人体科学技术，比如现代医学（西医学），而是一门具有自身完整理论和方法的人体科学技术。而且养生学和中医学所展示的人体科学技术的理论和方法在某种程度上正反映了现代科学技术在人体科学技术上的未来发展方向。关于养生学在当代自然科学技术体系中的地位和与其他学科的关系，可以用图1-1表示。

---

[1] 关于当代科学技术的体系结构及人体科学的基本内容的讨论，请参阅拙著《现代科学技术哲学》（人民出版社2010年5月版）第十章的内容。

[2] 就像现代学科划分医学是作为人的医学不包括兽医学一样，养生学也是如此，属于人体科学范畴，主要研究人体的健康生活问题，不包括动物养生，不过养生学的许多理论和方法也适合于动物，比如其食物调养和药物调养的理论和方法以及居处调养和四季调养的一些理论和方法也可以用在动物的保健活动中，所以在今天的动物保健中养生学同样有重要的理论和实践价值。

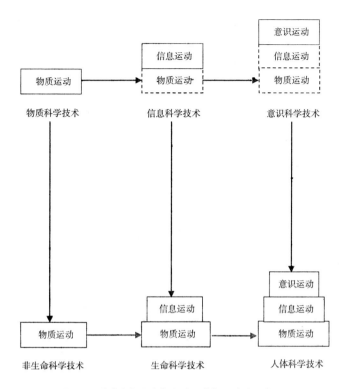

图1-1 科学技术的基本类型及其相互关系示意图

其次,养生学是一门与医学并列的特殊人体科学技术。养生学所研究和解决的问题与医学是一致的,都是为了保证人体的健康生活,但医学主要是从治疗和消除疾病的角度入手,而养生学则是从维护和促进健康生活的角度入手。不过在今天,与中医学一样,养生学也并不是基于现代科学技术而提出来的,而是从中国古代的养生理论和方法提出来的,因而其理论和方法都不是从当代科学关于人的基本理论和方法中推演出来的,而是基于中国古代关于人体的理论和方法建立起来的,所以它又具有与其他当代科学技术不同的独特的学科理论和方法结构。正因为如此,我们很难用当代科学的理论和方法来全面衡量和评判养生学的理论和方法的科学性。但这并不意味着养生学的理论和方法就是不科学的，恰恰相反，根据作者的研究，中国传统养生学的理论和方法包含着更完整、更合理、更科学的人体原理和人体养生保健的理论和方法，至少它可以更完整、更合理地反映了人体养生的原理和机制，而不像现代医学主要是从生命、肉体、生理的角度来理解人体疾病的各种问题和卫生保健的各种问题。事实上，从基本的理论和方法来说，养生学和中医学在关于人体的基本的理论结构和方法论上比现代科学技术更为系统，更为合理，也更为科学。这既反映了养生学是一门独特的人体科学技术，同时也显示了其特殊的人体科学技术价值。

（二）养生学在社会科学技术中的地位

从社会科学的角度来看，养生学既具有社会科学的一般性质，也具有其特殊的性质。一方面，养生学具有社会科学的共性。从社会科学的一般性质来看，养生学所涉及的是具有社会属性的人，其要解决的问题从根本上说是人的问题，而人的问题的解决必须把握人的社会性，必须按照社会科学的一般原理和方法来进行。比如养生问题的解决就必须从政治、经济、宗教、历史、道德、婚姻、家庭、教育、文学、艺术、休闲、旅游等社会物质层面、社会心理层面、社会价值层面、社会活动层面等各个社会层面加以完整的考虑和处理，这当然就要遵循这些社会科学的一般规律来做事。另一方面，养生学又是具有社会保障性和基础服务性的特殊社会科学。养生学是作为致力于提升社会大众的生活品质的特殊学科，而社会大众健康生活品质的提高不仅于每个社会成员有利，而且对整个社会都有利，能够减少社会负担，促进社会和谐。所以养生学还必须围绕社会成员生活品质的提升来进行研究和探讨，并提出使社会成员能生活得更加健康、更加快乐、更加幸福的理论和方法。在这一点上养生学又与其他各种社会科学有所不同，必须体现养生学作为社会保障性和基础服务性的特性价值和特殊性质。

第四节　养生学与其他学科的关系

一、养生学与中国传统宗教的关系

中国传统的养生学与道家和佛家可谓存在着千丝万缕的联系。从某种角度说，养生学就是从传统的道家和佛家（尤其是道家）中衍生出来的，二者密不可分。事实上，在中国古代，养生学与道家和佛家存在一种共生共存的关系，养生学是伴随着道家和佛家的形成和发展而产生发展起来的，道家和佛家在提供一套宗教修行的理论和方法的同时，也提供了一系列的养身修性的养生理论和方法。而且道家、佛家与养生学还存在一种相互促进的关系。一方面，道家和佛家为养生学提供了一系列的养生思想理论和技术方法，为养生学的建立提供了条件；另一方面，养生学的发展也为道家和佛家的思想理论和修行方法提供了完善发展的素材，并为道家和佛家的社会传播提供了空间。所以我们今天研究养生学不能也无法脱离道家和佛家来进行，必须从道家和佛家中挖掘理论和方法资源，从道家和佛家中吸取营养。但是，养生学毕竟是一门科学，必须将它与宗教信仰区别开来，从客观、理性的角度来研究相关问题，来寻求养生问题的解决之道，避免将养生学搞成宗教信仰学。

二、养生学与医学的关系

与养生学关系最为密切的学科莫过于医学，尤其是中医学，它们可以说同根同源，相互贯通、相互交叉。而从现代医学角度来看，预防医学、保健医学与养生学更是密不可分。总之，养生学与医学存在多方面的密切联系，而且二者追求的最终目标——健康长寿都是一致的。正因为如此，所以养生学和医学在基本理论和一些基本方法上具有高度的一致性，许多时候甚至难以在它们之间划出一条清晰的界限。不过养生学与医学在本质上又是不同的，二者存在根本的差异。养生学解决的是人体的健康生活问题，是提升健康水平和生活质量的问题；医学解决的是疾病问题，是疾病的预防、诊断、治疗和康复的问题。养生学重在正常状态下的调养，医学则重在疾病状态下的治疗；养生学所面对的主要是健康人，而医学面对的则是病人；养生学所运用的方法主要是对人体没有什么不良反应的调养方法，而医学所用的则是对人体有纠偏作用和产生不良反应的治疗方法。总的说来，养生学与医学在本质上具有的一致性，二者既相互区别，发挥不同的社会功能，同时又相互联系，互相促进。一方面，医学对人体的研究及对疾病规律的揭示可以为养生学所借用，以使其能提出更科学合理的养生理论和方法；另一方面，养生学的理论和方法也有助于医学更好地认识和把握人体的疾病，并有效地预防和治疗疾病，找到疾病预防康复的更佳途径和方法。

而就养生学与医学中的两大体系的关系来说，养生学与中医学有着天然的联系，而且二者还具有很大程度上的一致性。因为中医学与养生学不仅具有相同的起源，而且中医学强调治未病，强调通过功能调养来治疗疾病，强调通过人体自身抗病能力的提升和恢复来消除疾病，这些思路和方法与养生学的理论和方法具有本质上的一致性。至于养生学与西医学，虽然养生学重在未病调养，西医学重在已病治疗，但二者都致力于人体的健康目标，这一点则是一致的。当然，养生学着眼于人体本身，着眼于功能调养，着眼于人体自身的健康能力；西医学着眼于人体之外的致病因素，着眼于结构修补，着眼于病因对象的消除。它们之间在理论和方法上确实也存在巨大的差别，不能完全混为一谈。

三、养生学与营养学的关系

养生当然要讲究营养，但养生学并不是简单的营养学。现代营养学主要是研究人体需要的各种物质营养元素,如蛋白质、脂肪、糖、纤维素、维生素、微量元素等,以及如何保证人体所需的这些营养元素的获得。而养生学所关注的则不仅是人体的各种营养元素(而且古人也无法辨别这些营养元素),它更关心整个人体的健康,更确切地说是如何通过对整个人体的调养来实现人体的健康,涉及人体形气神或物质、信息与意识或命与性多方面的完整调养。很显然,养生学所关心的养生与营养学关心的单一的物质营养元素是有差别的。而且养生学除了关心人体物质营养的获得之外,还关心人体其他方面的调养问题,这与营养学的单一性也是完全不同的。

四、养生学与健身体育学的关系

健身体育学是随着现代体育运动的兴起和发展而确立起来的一门学科,它是关于保持人体形体的健康和美丽的学科。养生当然包括身体或形体的保养和保健,所以从形体保养的角度来看,养生学与健身体育学是一致的。但健身体育学主要关注的是形体方面的健美问题,而养生学关注的是整个人体的健康和生活的快乐幸福,其要解决的是人体各个方面的健康生活问题而不仅仅是形体健康的问题,这是二者的根本区别。而且现代健身体育学更多的是基于现代医学和体育学的角度来研究身体健康问题,养生学则是基于中国传统科学和文化来研究考察人体的健康生活问题,这也是二者在思想理论上的明显不同。

五、养生学与心理学的关系

心理学是一门研究人类的心理现象、精神功能和行为的科学。心理学除了研究人类心理的机制、原理和规律外,还要研究人类各种心理问题解决的途径和方法,由此也使心理学构成了理论心理学与应用心理学两大领域。今天的心理学研究除了涉及知觉、认知、情绪、思维、逻辑、人格、行为等人类心理的基本问题外，也包括日常生活和社会生活的许多领域，如家庭、婚姻、事业、教育、健康、社会交往、人际关系、心理治疗、心理咨询等各个方面。心理学一方面尝试用大脑运作来解释个体基本的行为与心理机能，同时，心理学也尝试解释个体心理机能在社会行为与社会动力中的角色与影响。今天心理学家从事基础研究的目的主要是阐释人类心理活动的机制和原理，而应用研究则倾向于阐明各种心理问题的产生机制及其解决的方法。从阐释人类心理的机制和解决心理问题的角度来说，心理学与养生学有密切的联系，首先，心理学对人类心理机制的阐明有助于养生学对人体精神意识的原理的进一步深入认识和把握，进而更好地维持人类心理健康，解决心理健康的各种问题；其次，当代健康心理学对人的心理健康问题的研究和各种心理健康问题解决之道的探索，有助于养生学在精神心理调养理论和方法研究上的进一步深化；第三，养生学对人的精神心理的研究特别是对精神心理调养的独特认识，对于今天的心理学研究，特别是健康心理学、心理治疗学研究具有特殊而重要的价值。不过，心理学与养生学毕竟是不同的学科，心理学是对人类心理的全面系统研究，不只是针对人的心理健康问题，而养生学则是对人体养生的全面系统研究，不只是针对精神心理养生问题。它们之间虽然有交叉，但又有各自的研究领域和各自的学科功能定位。

第二章 中华传统与养生

养生是中华传统的一个重要的特色,从某种角度说,中华文化就是养生文化,儒释道本质上就是阐述人如何修身养性的养生文化。事实上,传统养生理论和方法的渊源就是儒释道医。其实,儒释道医都从不同的角度对养生进行了阐述,并由此形成了完整的养生学。为了更好地把握养生学,有必要对养生学的思想理论源头加以了解,所以本章就对儒释道三教及中医学与养生学的关系进行简要的讨论。

第一节 中医与养生

从现代来看,中医主要关注人体的疾病,主要涉及疾病的诊断和治疗。但在古代中医则不仅关注疾病的诊断和治疗,而且也关注疾病的预防和整个人体的保健。《黄帝内经》就提倡治未病,预防为先。《素问·四气调神大论篇》载:"是故圣人不治已病治未病,不治已乱治未乱,此之谓也。夫病已成而后药之,乱已成而后治之,譬犹渴而穿井,斗而铸锥,不亦晚乎。"[1]事实上,要将人体的疾病问题解决,首先需要搞好预防,然后在治疗过程中还需要从整体上进行调养,这样才能达到最好的对付疾病的效果。所以中医历来就非常关注养生问题,把其看成是防病治病不可缺少的一方面。养生学作为中医学体系的有机组成部分,在中医学的各个环节无不体现

---

[1] 王琦,李炳文,邱德文,王庆其,彭荣琛.素问今释[M].贵阳:贵州人民出版社,1981:8.

着中国的传统养生之道，尤其是道家的养生之道，也正是在这个意义上才有了"医道一家"的说法。中医与养生的密切关系主要体现在基本理论和临床治疗两个方面。

一、中医与养生在基本理论上的密切关系

（一）人体基础理论的一致性

从基础理论上来说，中医和养生面对的都是人体，所以在对人体的基本认识和理解是完全一致的。可见，中医学关于人体基本认识的基础理论也自然构成了养生学关于人体基本认识的基础理论。正因为如此，所以中医学关于人体的形气神、脏腑、经络的理论也构成了养生学的人体本质结构理论、功能系统理论和人体各部分相互联系的信息机制和途径的理论。

（二）人体生理病理认识的一致性

在对人体基本认识的基础上，中医学还要进一步探讨人体形气神、脏腑、经络的正常表现和异常情况，这也就形成了它的人体生理、病理的理论，并根据这种生理、病理理论进一步阐述各种诊断、治疗等临床问题。与中医学一样，养生学也需要进一步对人体形气神、脏腑、经络如何维持人体健康及影响人体健康的各种原因和机制进行探讨，这也就构成了养生学的养生原理理论。很显然，中医学的生理、病理理论与养生学的养生原理理论也必然是一致的，只是它们认识问题的出发点有所不同而已，中医学更关注如何从正常变成异常以及如何回归正常，养生学则更关注如何保持正常以及避免走向异常。

二、中医与养生在临床运用上的紧密联系

从临床治疗来看，中医学对疾病的治疗始终都会与养生联系在一起，而且也只有将养生调理贯穿于治疗的始终，对疾病的治疗才

能取得良好的效果。

（一）养生是预防疾病的重要方法

对中医来说，养生能促进健康，增强体质，从而能更好地抵御外邪的入侵，减少疾病。所谓"正气存内，邪不可干"[1]"邪之所凑，其气必虚"。[2]只有通过良好的养生保健，使体内正气充盈，从而能抵御邪气的入侵，不致生病。如果体内正气亏虚，无法抵御邪气，无法维持身体的强健，疾病必然随即而至。

（二）养生是疾病治疗的重要组成部分

要将疾病消除，除了药物和其他医疗方法外，身体的调养也至为关键。只有通过对身体和精神的调养，使身心处于一个更健康的状态，疾病的治疗才能起到事半功倍的效果。尤其是中老年人，身体调养甚至比之疾病治疗更为重要，所以俗话才说治病不如养病，药治不如食治。

（三）养生是疾病康复的重要保证

要使疾病真正得到消除，仅靠药物是不行的，还必须依靠自身的调养，这就离不开养生之道。只有通过身体的调养，使之恢复到正常和谐状态，人才能从疾病中康复，回到正常的生活状态。

第二节　道家与养生

与养生学关系最为密切的思想流派莫过于道家，但养生学与道家到底存在什么样的关系呢？作者以为可以从道家的神仙追求和养生在道家中的特殊地位两个方面来认识它们之间的关系。

---

[1] 素问：刺法篇 [M]// 缩印浙江书局汇刻本．二十二子．上海：上海古籍出版社，1986：991．

[2] 素问：评热病论篇 [M]// 缩印浙江书局汇刻本．二十二子．上海：上海古籍出版社，1986：913．

一、道家的神仙追求与养生

对一些人来说,把道家与养生联系在一起似乎是一件十分奇怪的事情,因为道家与其他各种宗教一样,都具有否定现实人生的倾向,怎么可能去肯定现实人生的养生呢?但事实确实如此。养生不仅在道家中具有重要的地位,而且养生学还是道家理论的一个极为重要的组成部分。作为把长生不死、成仙得道当作最高追求的宗教,道家与其他宗教有着很大的不同,如果说其他宗教都倾向于在现实世界与理想天国之间划出一条绝对的界限,并竭力否定或超越现实生活的价值的话,那么道家则倾向于强调二者之间的密切联系,并把现实生活看作是走向神仙境界的一个重要环节。在道家看来,人生虽然是有限的、不完满的,但它却是成就神仙必不可少的阶段,人只有通过在现世的艰苦修炼才能成为神仙。可见更长久地维持在现世中的生命存在,不仅可以使人更有可能修炼成仙,而且也是成就神仙所不可缺少的一环。由此,对生命的重视也就成为道家思想的一个基本方面,贵生思想的产生和对养生的重视也就成了一种必然。

道家贵生思想的产生和形成,从其渊源上来看,首先是受中国古代神仙思想的影响。中国古代的神仙思想兴起于战国时代,其核心是认为人能够通过一定的手段和方法达到长生不死、肉体飞升、成为神仙的目的。那个时候人们心目中的神仙形象是"肌肤若冰雪,绰约如处子。不食五谷,吸风饮露。乘云气,御飞龙,而游乎四海之外"[1]"大泽焚而不能热,河汉冱而不能寒。疾雷破山,飘风振海而不能惊"。[2]神仙可以长生不死,又有各种神通能力,自由自在,自然令人羡慕,令人向往。另一方面,反观人自身的生活,人不仅必然有一死,而且还要承受各种病痛、穷困、灾祸等,尤其是人的

---

[1] 庄子:逍遥游[M]//缩印浙江书局汇刻本.二十二子.上海:上海古籍出版社,1986:14.
[2] 庄子:齐物论[M]//缩印浙江书局汇刻本.二十二子.上海:上海古籍出版社,1986:19.

死亡更是萦绕人整个一生的痛事，有识之人无不想竭力改变这种可悲的局面。道家《太平经》指出："死命，重事也。人居天地之间，人人得一生，不得重生也。"[1]因为凡人都不能逃脱死亡的命运，都只有一次生命，故要摆脱死亡只有修道向仙。然而成神成仙又只能通过现世的修炼努力才能实现，所以从提高现世的生活质量和成神成仙两个方面来看，重视生命的保养都是十分有价值的，当然养生最大的价值还是能提供更多、更好的成仙条件。因而贵生也就成为道家思想的一种具体体现。所以道家在其产生的一开始就告诫人们："人最善者，莫若常欲乐生，汲汲若渴。"[2]人生首要之事便是"要当重生，生为第一"[3]，因为人失去了生命后连生存都没有了，自然也就无从谈成神成仙了。所以《太平经》要求人们放弃刀兵，早避凶害，治身养生，学仙修道。它说："故夫上士忿然恶死乐生，往学仙，勤能得寿耳，此上士是尚第一有志者也。中士有志，疾其先人夭死，忿然往求道学寿，勤而竟其天年耳，是其第一坚志士也。其次疾病多而不得常平平，忿然往学，可以止之者，勤能得复其故，已小困于病，病乃学，想能禁止之，已大病矣。其次大病剧，乃求索道术，可以自救者已死矣。"[4]魏晋时期，神仙道家的代表人物葛洪亦指出："生之于我，利亦大焉。论其贵贱，虽爵为帝王，不足以此法比焉；论其轻重，虽富有天下，不足以此术易焉。故有死王乐为生鼠之喻也。"[5]道家贵生思想的直接体现就是重视养生。所以《太平经》说："得长寿者，本当保知自爱自好自亲，以此自养，乃可无凶害也。"[6]葛洪更强调指出："道家之所至秘而重

---

[1] 王明．太平经合校 [M]．北京：中华书局，1960：298.

[2] 王明．太平经合校 [M]．北京：中华书局，1960：80.

[3] 王明．太平经合校 [M]．北京：中华书局，1960：613.

[4] 王明．太平经合校 [M]．北京：中华书局，1960：161.

[5] 王明．抱朴子内篇校释 [M]．北京：中华书局，1995：259.

[6] 王明．太平经合校 [M]．北京：中华书局，1960：466.

者，莫过乎长生之方也。"又云："长生之道，道之至也，故古人重之也。"[1] 由此，一系列有关养生的理论、原则和方法因而产生，从而构成了一套独特的道家养生学体系。

二、养生学在道家中的地位

在整个道家思想中，养生学是不可或缺的。作为一种以成仙为终极目标的宗教，神仙作为道的实践者和体现者，就成为道家修行的目标指向。在道家看来，神仙之所以值得追求，是因为神仙不仅是长生不死的，而且还具有各种神通能力。他的生活是自由自在、无忧无虑的。反观世上凡人，不仅寿命有限，终有一死，而且还要承受各种病痛、灾祸，不可能有永恒的幸福和快乐。有没有可能摆脱凡人的这种悲惨境况呢？道家认为有。它所提供的方法就是修道向仙，而且许多神仙本身就是由凡人修炼而来。对道家来说，仙人都是由凡人修炼而成的，世上每个人都具有成仙的可能性，但并不是每个人都能够成仙，一切取决于修炼的方法和现世的努力。因为由凡人到仙人是人的生活的一种延续和超越，而不是中断，所以成仙只能在现世完成，而不是像有些宗教所说的那样可以寄托于来世。人一旦死亡，成仙的希望也就完全失去。因此对人来说，寻找正确的修炼方法和艰苦的修炼努力就显得十分重要。

正因为此，养生学的重要地位也就凸现出来了。首先，由于成仙是与人在现世中的修炼直接相关，修炼时间越长，所达到的层次就越高，成仙的可能性就越大，所以如何促进人的健康、延长人的寿命就成为影响人成仙的一个重要因素，因而研究如何健康长寿的养生学也就自然成了道家的一个重要组成部分。其次，成仙还与人的修炼方法直接相关。要想成仙，仅有长期和艰苦的修炼是不够的，还必须有正确的修炼方法，如方法不当，不仅成不了仙，甚至会缩

---

[1] 王明.抱朴子内篇校释：增订本[M].北京：中华书局，1985：252，288.

短寿命，导致死亡。所以如何找出正确的修炼方法并按照正确方法进行修炼又是成仙要解决的另一个重大问题，而养生学的研究则又是解决这一问题所不可缺少的条件。而且养生修炼与成仙修炼具有本质上的一致性，养生所追求的健康长寿与成仙所追求的长生不死在方向上是完全一致的，所以养生研究所提供的修炼方法实质上也是一种成仙修炼方法。事实上在修仙的初级和中级阶段，其修炼方法几乎就是一种养生方法，只是在高级阶段才与纯粹的养生有所不同。所以养生学的研究很显然能为修仙找到更好、更正确的修炼方法。这也是养生学能受到道家人士普遍重视的原因。

具体来说，养生学在道家中的重要地位主要表现在以下几个方面：首先，养生学可以为人的神仙追求提供理论上的依据，要使人相信人能够成仙并为之努力，就必须从人本身来加以说明。对人的养生研究则可以提供有关人的基本构成及运动变化规律的知识，提供有关人的生理、病理及衰老死亡机制，以及如何增进人的健康长寿、延缓衰老死亡的知识。这些知识既可以作为道家从理论上说明成仙可能性的依据，同时又可以作为道家修仙理论的组成部分，使道家思想变得更为完整、具体。其次，养生学还可以为神仙修炼提供必不可少的途径和方法。神仙修炼需要正确的途径和方法，而养生学研究所找到的途径和方法则可以直接成为修仙的途径和方法。同时通过养生研究，还有助于发现和寻找新的、更好的修仙的技术手段和方法。

第三节　儒家与养生

养生虽然不是儒家的第一目标，但为了要实现其家族和社会目标，养生也成了其关注的一个重要问题，并因此也对中国古代的养生理论和方法做出了特殊的贡献。

一、作为成圣前提的人的健康存在需要养生

作为以圣人追求为最高理想的儒家，虽然它是将家族和社会价值放在第一位的教化体系，但它也不是不讲个人的养生。事实上，儒家要实现其人生抱负，首先得保证个人在家族与社会中的健康生存。没有个人的健康生存，家族和社会就不可能存在，所以对儒家来说，养生也是其达到最终目的的必要手段。其实，儒家之所以注重养生，首先是要保证家族的繁衍，因为只有健康的、具有生育能力的男女，才可能养育出健康的后代；其次，个人要承担家族和社会职责，也必须有健康的身体，只有具备健康的体魄、旺盛的精力，才能做好各种工作，完成各种任务。可见，儒家对个人养生保健的关注也是其整个教化体系的题中之义。

二、圣人社会价值的实现需要养生

人要实现儒家的社会价值，首先需要处理好各种社会关系，而各种社会关系的处理实际上也是一个修身养性的过程。同时，人要实现其社会价值，还必须按照人和社会的本性来处理各种问题，进行各种活动，也就是要顺应人之道和社会之道，这个顺应人之道和社会之道来处理问题也必然是一个养生修道的过程。同时，养生修道也更有利于儒家个人的身心调养，使其在面临各种社会矛盾和冲突时能具有更好的心态，并更有效地处理。

第四节　佛家与养生

一、佛家与养生的内在一致性

佛家虽然以超越今生、追求西方极乐世界为最终目标，似乎不关心现世人生的保养。但为了更好地修佛，实现其人生目标，首先得保证人的健康生存。如果没有了健康，修佛无法进行，佛性无法

彰显，人生的最终目标也无法实现，从这个角度来说，养生保健也必然成为佛家关心的课题。

从另一个角度来看，修佛本身就是养生，它是为了人生活得更加愉快幸福，更少烦恼痛苦的修行活动，其与养生的追求是完全一致的。更明显的是，佛家修行所运用的一系列理论和方法在本质上是符合养生的原理和机制的。正因为如此，所以我们看到了包括禅定、瑜伽、静修等修行方法与中国古代的其他养生方法都具有内在的一致性，同时在实践上也具有明显的养生保健效果。其他像佛家的吃素也具有一定的养生作用，尤其是在人们普遍营养过剩、动物脂肪摄取过多的今天，素食的养生作用就更有它的特殊意义。

二、佛家养生的理论与方法

（一）佛家养生的理论

佛家虽然没有直接针对养生提出相应的理论，但其对人生社会的一系列认识包含了大量的人体原理和养生原理，比如关于身体构成的四大说、关于人体本质构成的五蕴说、关于事物产生存在变化的缘起性空说、关于人生痛苦特性及其摆脱的四谛说、关于修佛根据的佛性说、关于导致无明的三毒说、关于事物本性规律的三法印说等。这些学说从一个新的角度揭示了肉体构成的四种基本元素及人体构成的五个基本方面，阐明了人体养生身心并养、养心为本、超越功利、清静无为等一系列的养生原理。

（二）佛家养生的方法

而根据修行养生的原理，佛家也提出了一系列的养生方法，包括修佛根本的八正道养生修行方法和戒定慧三学养生修行方法。其中，"八正道"即正见、正思、正语、正业、正命、正精进、正念、正定。"正见"就是佛家的智慧，即以四谛学说为主的佛家对人生真理的正确见解；"正思"指离开世俗的主观分别，离开邪妄迷谬，做佛家的纯正智慧的思索;"正语"指纯正净善的语言,即不妄语、不慢语、不恶语、不谤语、不绮语、不暴语,远离一切戏论;"正业"指从事清净正当的身业,也就是不杀生,不偷盗,不邪淫,不做一切恶行;"正命"即正当的生活,也就是按佛家的戒律进行生活,远离一切不正当的活动;"正精进"指正确的努力,止恶修善,向解脱精进;"正念"指正确的念法,即忆持正法,也就是牢牢记住佛家的四谛真理;"正定"指正确的禅定,即正身端坐,专心一志,身心寂静,以佛家智慧观察世界,洞察人生本质,领悟四谛真理,从而获得身心的解脱。八正道实际上又可以分为两类:一类涉及精神生活,以正见为主,正思、正念、正定为辅;另一类涉及物质生活,以正命为主,正业为辅。正语、正精进则涉及精神生活和物质生活两个方面。正见和正命分别为精神生活和物质生活修行的重点,在八正道中具有最重要的意义。戒定慧养生修行方法则是对养生修行层次进阶的划分。其中,戒是纯洁行为,庄严操守;定是调节神意,炼定心性;慧是生起智慧,觉悟真如。戒又是定慧的基础,定是戒的直接目的和慧生起的条件,而慧则是根本,是戒定的最终目的。戒定慧三种方法是一个逐渐进行的完整修持过程,戒是养生修行的第一步,定是第二步,慧是第三步,依止于戒,心乃得定;依止于定,智慧才生。根据佛家的认识,戒可除贪,定可除瞋,慧可除痴;修行戒定慧,消除贪瞋痴,人就可以摆脱痛苦,获得解脱,成就佛果,实现健康快乐的人生。同时,八正道与戒定慧又是一体的,八正道也可以归结为戒定慧。其中,正语、正业、正命属于"戒",正念、正定属于"定",正见、正思属于"慧",正精进则是就学佛修行的态度而言,是全面的。不过正精进也是慧的一种体现,所以也可以归属于"慧"的范畴。基于八正道和戒定慧,佛家还提出了一系列具体的养生方法,而现在看来,其中的戒欲法、禅定法、生慧法、瑜伽、素食等在今天的养生中具有重要的实践运用价值。

第三章　养生学的历史发展

养生学的历史发展是与整个中华文化的产生发展和演变联系在一起的，不过作为一个特色的方面，养生学的历史发展又具有自身的特殊性，所以其在历史发展的分期上又与整个中华文化发展历史的分期有所不同。根据作者的考察，可以把养生学的历史发展大致分为五个历史时期或阶段，这就是萌芽阶段、形成阶段、成熟阶段、完善阶段和当代发展阶段。以下我们就分别对养生学的这五个历史阶段的时限、特点和划分依据等进行简单的讨论，以便对养生学的历史有一个初步的了解。

第一节　萌芽阶段

养生学的萌芽阶段实际上就是作为一种系统性的养生学理论和方法产生和形成之前的阶段，具体来说就是养生学第一部经典《黄帝内经》产生之前的阶段。《黄帝内经》产生于东汉，它既是中医最早的一部经典，同时也是第一部系统涉及养生的论著，所以也可以把它看作是养生学产生的标志。因此在《黄帝内经》之前所涉及的有关养生的探讨都与养生学的产生和形成具有渊源关系，养生学也确实是在这些探讨的基础上形成的。具体来说，养生学的萌芽阶段主要是从春秋战国时期到东汉时期。春秋战国时期也是中华文化产生和形成的时期，各种学派纷纷创立，并从各种不同的角度对人生、社会进行探讨，对养生的探讨也成为一些学派的重要课题，尤其是道家、医家和方仙家更是把他们的很大一部分热情甚至是全部热情投入到对养生的探索之中，从而也形成了一系列有关养生的理论和方法。如《周易》《老子》《庄子》《管子》《韩非子》《吕氏春秋》《淮南子》《史记》等，都对有关养生的问题进行了探讨，并提出了一系列的养生理论和方法。虽然这些理论和方法还远谈不上完整系统，还不足以构成一种真正的养生学，但它们却为后来养生学的建立提供了思想理论上的资源和技术方法上的借鉴。如道家提出的虚静之道，方仙道之炼服仙药，医家之生理病理及防病延年探讨，在后来的养生学中都有不同程度反映。可以说，养生学正是在吸收了前人各方面养生思想和方法探索成果的基础上创造建立起来的。如果没有前人长期在养生思想和方法上探索的积累，养生学的建立是不可想象的。

在方法上，早在战国时代，我们的祖先就已经开始探索各种养生方法，包括导引、吐纳、服食、炼丹、房中等在内的各种养生修炼方法就已经出现。如老子在《道德真经》中就提出了修行应遵循"道法自然""无为而无不为""致虚极，守静笃""上善若水"等顺其自然、虚静无为的原则，并提出了运用这一原则的一系列修道方法。其后，庄子则更明确地提到了坐忘、心斋、行气、导引、服食、辟谷等各种修道方法。老庄的道家思想及其修道方法也构成了后世养生思想理论和技术方法的最重要来源。此后，在《管子》《吕氏春秋》等书中，我们还看到了老庄的思想和方法的进一步发展。到了汉初黄老学派出现，更是使老庄的道家思想得到进一步的丰富和发展，其方法也在社会的各个领域得到更为广泛的运用，并成为养生学产生的重要动力。

第二节　形成阶段

养生学的形成阶段就是养生学从产生出现到初步形成比较完整体系的阶段。这个阶段具体的时期是从东汉《黄帝内经》的出现开始，到东晋的葛洪完成《抱朴子内篇》为止。之所以把这一时期称之为养生学的形成时期，是因为《黄帝内经》在讨论各种医学问题的同时，首先系统地阐述了许多养生的理论和方法问题，包含了养生学的一个大体框架，但这个框架仍然显得模糊，有关养生的许多论述也是零乱的，而养生方法又多是与医疗方法一起讨论，显得不够突出。所以《黄帝内经》只能看成是养生学产生的标志，但还不能认为它已经形成了一门比较完整的养生学。其后虽然也出现了几本涉及养生的著作，如《周易参同契》《老子想尔注》《老子河上公注》等，但它们也都是只涉及某些方面问题的讨论，《周易参同契》主要是讨论内外丹修炼的问题，《老子想尔注》《老子河上公注》则更是局限于《老子》所涉及问题的讨论和发挥，都没有对养生学进行系统的讨论。直到东晋时期的葛洪著《抱朴子内篇》才对养生问题做出系统的讨论。在《抱朴子内篇》中，葛洪站在整个道家的立场上，从人的本质特点出发，通过对神仙追求的意义、价值和修仙的具体方法和技术的论述，较为全面地阐述了有关养生的理论和方法，尤其是他提出了众术合修的养生原则并对各种养生方法进行了较全面的说明，从而使得养生从理论到方法的脉络变得清晰起来，形成了一种较为完整的养生理论和方法体系结构，标志着养生学作为一门完整学问的形成。

西汉中叶汉武帝实行"罢黜百家，独尊儒术"，道家失去其至尊地位而走向边缘化，但其思想和方法则开始转向对身心修炼的关注，从而促进了由道家修行向道家修炼的发展。与此同时，出现于战国时代的神仙家的炼丹术也开始被更多的人所了解和实践；而产生于更古老时代的医学也因《黄帝内经》等医学经典的完成而走向成熟，其理论和方法得到了越来越普遍的运用。正是在这样一种背景下，于东汉时期产生了《太平经》这部道家的奠基性著作。虽然《太平经》阐述的核心内容是道家信仰的基本思想和方法，但它也提出了一系列的养生修道方法，包括守一、服食、胎息、房中等，其中守一方法更被认为是养生修道的最根本方法。尤其是《黄帝内经》，它不仅提出了系统的医学理论和方法，而且也对养生的基本原理和方法进行多方面的讨论，提出了一系列的养生方法，包括食养、药养、调摄、行气、导引、针灸、按摩、调神等，构成了一个多样化的养生方法体系。不过在这一时期，其养生修道的理论和方法都还是显得粗糙，也不成系统。到了东晋时期葛洪著《抱朴子内篇》等书，提出了比较完整的神仙道家理论，在修道原则上主张众术合修、外丹为本，并对服食、行气、导引、房中、外金丹等具体的修道方法进行了说明，特别是对外金丹的成分构成、修炼服食和作用机制进行了大量的分析和阐释，从而形成了一套相对完整的养生修道的思想和方法，标志着养生修道的思想和方法真正走向成熟。此后，在魏晋南北朝时期，道家上清派产生并获得较大的发展，其提倡的存思修道法在《黄庭经》等经典中得到较系统的阐释，并在其修道和养生实践中得到普遍的运用。

与此同时，随着佛家从印度传入中国，佛家典籍被大量翻译进来，佛家得到广泛的传播，其修行理论和方法也被吸收进各种养生的理论和方法之中，其中五蕴学说成为对人体本质认识的重要理论，四谛说、三法印说、八正道说、戒定慧三学也逐渐被用于养生原理和方法的阐释，如静修、禅定、瑜伽、素食等更成为养生的重要方法。这也就从另一个方面促进了养生学的形成和发展。

第三节 成熟阶段

虽然葛洪的《抱朴子内篇》包含了一种较为完整的养生学的体系结构，我们可以把它作为养生学真正形成的标志，但这种理论结构只是一种隐含的结构，葛洪并没有在《抱朴子内篇》中明确地把它表述出来，而且这种结构在许多方面也是不完善的，有欠缺的，如在养生的基本理论问题的讨论上就很不足，在内炼养生的机制上亦缺乏深入的分析。所以养生学在这里远称不上成熟。与此同时，虽然医学和佛家在养生学的形成和发展中做出了一系列的贡献，但它们并不以养生为根本宗旨，所以并没有提出成熟的养生学体系。事实上，使养生学真正臻于成熟和完善是由后来的两个人完成的，这就是南北朝时期的陶弘景和唐代的孙思邈。在陶弘景之前葛洪之后，道家创出了许多经典，同时，佛家的各种经典也大量翻译，其中不少都涉及养生的理论和方法探讨，但所有的探讨都是零碎的，直到陶弘景出现，才完成了对养生学的第一次系统总结。

陶弘景十分重视养生学的研究，为总结古人在养生方面的探索成果，专门撰写了《养性延命录》一书。该书辑录了上自炎黄、下至魏晋之间的有关养生的理论与方法的各种阐述，共分上下两卷计六篇，即《教诫篇》《食诫篇》《杂诫忌禳害祈善篇》《服气疗病篇》《导引按摩篇》《御女损益篇》。其中，《教诫篇》阐述养生的意义和基础理论，《食诫篇》阐述饮食调养，《杂诫忌禳害祈善篇》阐述日常起居调养，《服气疗病篇》阐述行气调养，《导引按摩篇》阐述导引按摩调养，《御女损益篇》阐述房中调养。在理论上，该书借鉴前人养生言论，并加以系统归纳提炼，构建起了以养神、行气、炼形为核心的养生学的系统理论，使养生学真正成为一门成熟的学问。在方法上，陶弘景对古人的各种养生修道方法进行了系统的总结，全面论述了包括金丹、服食、服气、导引、按摩、房中等在内的各种养生修道方法，使养生修道方法更为完善和系统。

其后，唐初道学家、医学家孙思邈对养生学进行了进一步的完善，尤其是在养生方法上，孙思邈结合自己的道家养生修道及医学研究，进行了深入系统的探索，不仅总结出了一系列的养生原则，而且还对包括居处法、调气法、房中补益、服食法、按摩法等一系列的养生方法进行了详细的阐述，使养生学从理论到方法都更趋成熟。就具体的时期来看，养生学的成熟阶段应从葛洪以后的东晋开始经过南北朝、隋朝，直到唐初孙思邈完成其养生著述为止。

第四节 完善阶段

这一阶段实际上是养生学在其学科成熟后的进一步发展和完善，其时限则是从孙思邈以后直到近代。在这一阶段，养生学的从整个学科体系结构来看并未发生根本性的改变，但在理论上则有了进一步的发展和完善，在养生方法上更是有了重大的突破。这一阶段的一个最突出的特点就是内炼和内丹作为一种独特而重要的养生理论和方法得以建立并得到不断发展，并成为道家养生修炼的最重要方法。

内丹养生崛起的原因是由于有唐一代盛行服食外丹，其显现出来的弊端日益突出，促使道士们去寻求其他更好的养生和修炼方法，于是对内炼的探讨日益受到人们的重视，并导致了内丹学的产生和发展。其实，养生学发展到唐末以后，由于普遍的外丹修炼和服食，使其服食的不良反应日益被人们所认识，加之外丹在理论上的缺陷和不完备性也日益暴露出来，道徒们也随之在其养生修道探索中将养生修道方法的研究重点逐渐转向了内修，并开始在理论和方法上形成内丹派。入宋以后，内修一派在理论上则得到进一步的发展，以张伯端为代表的内丹学派开始崛起，逐步形成一套完整的内丹修炼理论，并取代外丹成为养生修炼的主流。自此以后，养生修道的理论和方法也才真正走上人体科学的轨道，也使它的修道理论和方法得到进一步的系统化发展和完善。此后，内丹学派在以张伯端为代表的南宗的基础上，于金元时期产生出以王重阳、丘处机为代表的全真派北宗，以李道纯为代表的中派。到了明清，又产生出了陆西星等为代表的东派，以伍守阳、柳华阳为代表的伍柳派，以李西月为代表的西派等。到此，道家也就形成了一个以不同的内丹修炼为核心，并辅以其他各种方法的独特的养生修道方法体系，并完成其传统的养生修道方法的发展历程。

在内丹学的逐步形成和发展过程中，以张伯端的《悟真篇》为代表，涌现出了大量的内丹学著作，从宋元到明清其著作数量不下千种，并形成了包括南、北、东、西、中在内的不同内丹学派。内丹养生的研究不仅丰富和发展了对人体精、气、神和性与命的认识，而且也使养生学的养生理论更为具体化、系统化，养生方法更是增添了新的内容。可以说，道家的内丹养生学构成了养生学中一朵最绚丽的奇葩，被誉为"中华绝学"。

这一时期，除了内丹养生研究始终占据着道家养生学的主导地位外，其他的养生研究亦有一定的进展，尤其是武术家们根据道家养生的理论和方法创立出了一系列养生武术功法，包括桩功、内家拳、外家拳等，特别是太极拳的创立更大大推动了导引养生的发展繁荣，今天更成为传统运动养生的代表。这一时期各种养生方法的研究和探讨也取得了丰硕的成果，包括饮食调养、药物调养、四季调养、雅趣调养等各种养生方法论述的著作层出不穷，特别是像《遵生八笺》《东坡养生集》等文人养生著作，进一步推动了养生学的纵深发展和内容的丰富。

第五节　当代发展与未来前景

20世纪后，由于受西方文化和近现代自然科学的影响，一些人又开始从西方文化和近现代自然科学中寻求养生学发展的借鉴之处，并取得不少的成果，使养生学真正成为具有现代内涵的养生体系。这也是养生学今天发展的一个特点。事实上，进入20世纪后，随着西方科学的传入，包括近代著名的道学家陈撄宁在内的一批人开始探索运用现代科学技术的理论和方法来改造、完善和充实传统养生的理论和方法，并取得了一系列的成就。比如：运用现代学术和科学规范，对养生学的理论和方法进行系统的梳理，尝试提出完整的养生学体系；运用现代科学和医学的理论和方法来阐释养生学的理论和方法，以挖掘其合理内涵，推动养生学理论和方法的现代化；将营养学的概念引入养生学中，从而提出了根据人体需求补充营养成分的养生方法，将能量概念引入气的原理说明中以论证各种炼气方法的合理性，等等。应该说，这些探索既推动了传统养生理论和方法的发展，但也出现了简单地用现代科学来评判传统养生理论和方法以致背离传统养生理论和方法的问题。这是值得我们今天的养生研究所关注的。

养生学作为一门具有中华特色同时又真正体现人体养生保健规律的科学和文化体系，其在未来具有广阔的发展空间和辉煌的前景是毫无疑问的。但养生学及其养生事业到底会怎样发展，其发展道路是否顺利却是一个值得关注的问题。一方面，养生学及其养生事业因其深厚的文化底蕴、科学内涵和广阔市场，不仅在中华大地会得到进一步的发展，而且还具有走向世界的巨大潜力，由此也决定了其在未来的巨大发展前景。但另一方面，养生学毕竟是具有中华文化特色的东西，而且它与当今世界主流的思想文化和科学技术仍然存在巨大的差异，甚至在一些基本方面都存在明显的差距，其理论的科学性和合理性及实践的规范性和有效性都需要进一步提升，这就决定了其未来发展不可能一帆风顺，需要人们在各个方面做出进一步的努力来加以推动，而且是必须沿着正确的方向来加以推动。其实，养生学及其养生事业作为中华文化的重要组成部分，其未来发展也与中国的发展及中华文化的发展紧密相连，我们相信养生学及养生事业会像我们国家的发展和中华文化的发展一样欣欣向荣。

第四章　养生学理论体系的结构与特点

一门真正的科学，必然有一个完整的思想理论体系，而不仅仅是一些材料的堆积。同时，作为一种科学研究，某种观点和见解，也只有在纳入一个完整的思想理论体系时，才能显示出它的科学价值。养生学作为一门科学，也体现了它在思想理论上的完整性和系统性。实际上，本书作为养生学的系统研究，其目的就是要找出养生学的完整思想脉络，勾画出养生学的理论体系，向读者展示一个完整科学的养生理论和方法体系。而本章就是要对这个完整体系的基本内容和特点进行概要的说明，以便读者能在后面更好地掌握它的各个细节。

第一节　养生学理论体系的结构

在科学中，要想成为一门独立的科学或学术学科，一个基本的条件就是要具有完整的理论体系结构。那么养生学具不具备这个条件，它有没有一个完整的理论体系结构呢？回答是肯定的。虽然人们在古代没有拿出一本具有完整的理论表述和系统的方法阐释的养生学著作来，即使是今天这样的论著也极其少见，但这并不意味着养生学就没有一套从理论到实践的完整结构，只不过这套结构基本隐藏于传统道家、医家、佛家、儒家、武术等的大量著述之中。不过，人们长期的养生实践却正是按照这种科学理论的结构逻辑进行的。所以今天我们应做的不是去否定养生学的科学性，而是去发现

第四章 养生学理论体系的结构与特点

和发掘它所包含的科学成分，找出它的科学体系结构，发展它的理论和方法，使它能更好地服务于当代社会。

既然养生学具有自身完整的理论体系结构，那么这种理论体系的结构又是怎么样的呢？根据作者的考察，养生学理论体系的结构主要由四方面的内容构成，这四方面的内容是：①哲学方法理论；②养生基础理论；③养生原理理论；④养生方法理论。这四个方面的理论共同构成一个由理论到实践的养生学体系。以下我们就对构成养生学理论的具体内容进行一个初步的讨论，以便人们能从总体上把握养生学。

一、哲学方法理论

任何科学和系统的知识都必然是在相应的哲学思想指导下建立起来的，其理论研究和实践运用也必然离不开相应的哲学指导，而其哲学理论则构成了它的哲学方法理论。养生学也具有它的哲学方法理论。根据作者的考察，其哲学方法理论主要是由四个方面的理论构成的，这就是道的学说、阴阳学说、五行学说和整体观学说。其中，道的学说是揭示道作为天地万物产生、存在、运动、变化的根本根据和根本规律的学说，阴阳学说是揭示天地万物存在阴阳两面既对立又统一的关系的学说，五行学说指出了天地万物存在木、火、土、金、水五大类型及相互间具有相生相克关系的学说，整体观学说则揭示了包括人在内的天地万物之间及各事物内部之间存在紧密联系、共为一体关系的学说。养生学正是在上述哲学思想理论的指导下建立起来，其几千年的理论研究和实践运用也是在这些哲学思想理论的指导下进行的。很显然，当前养生学的现代构建和未来养生学的完善、提升和发展也需要它们作为基本的哲学方法理论。

二、养生基础理论

养生学是研究人体的养生问题的学问,所以养生学的基础理论所要解决的问题实际上就是有关人体的一些基本问题,因而养生学的基础理论自然也就是由认识和揭示人体的基本结构的那些理论构成。在养生学中,基础理论主要包括形气神理论、性命理论、脏腑理论和经络理论,其中形气神理论的地位又最为突出。

对养生学来说,形气神与性命理论涉及对人体的本质特性的认识。根据形气神理论,人体是由形、气、神三种要素构成的,是形、气、神的统一。在人体中,形、气、神具有不同的重要作用,而且形、气、神三者又是密切联系的,人体的存在离不开其中的任何一个,如果失去了其中的任何一个,或是人体的形、气、神发生分离,人体也就死亡。由于形气神理论揭示了人体的本质构成,它是阐述各种养生理论和养生方法的理论来源,历来就受到重视。养生修炼中所谓"人身三宝"或"上药三品,神与气精"的说法,应该说就是以这一理论为基础的,其许多养生方法也是直接针对人体的形、气、神三个方面的。

与形气神理论有同一关系的另一个基础理论是性命理论。养生学认为人体也是命与性的统一,但由于命可以对应于形(精)气,性可以对应于神,所以人体性命实际上也可以看作是形气神的另一种表述,因而性命理论也可以看作是形气神理论的另一种表述。而且从理论的针对性来看,形气神理论针对的是人体构成的本原成分,而性命理论则是针对人体的事物存在或活动存在,其角度有所不同,但实质是一致的。不过形气神理论在认识上更具有根本性,提出也更早,性命理论只是在内丹学兴起后才受到重视。

脏腑理论是养生学从古代中医学那里借用过来的另一种基础理论。如果说形气神理论和性命理论主要是从人体的基本构成来揭示人体的本质存在和纵向结构的话,那么脏腑理论则是从功能系统的

第四章　养生学理论体系的结构与特点

角度揭示了构成人体的各种横向结构。根据脏腑理论，人体有五脏六腑功能系统，其中，肝、心、脾、肺、肾构成的五脏是大的功能系统，而胆、胃、小肠、大肠、膀胱、三焦构成的六腑则是附属于五脏的较小的功能系统。根据脏腑理论，人体的疾病、衰老和死亡都与脏腑功能的改变和不完善有关，所以养生必然要涉及脏腑，养生的理论和方法也必然要以脏腑理论为基础来加以阐述。

养生学所运用的经络理论亦是与古代中医学有关的一种说明人体的存在状况的理论。但是就经络理论的起源来说，它与古代的行气吐纳导引之术有关，并不完全是一种纯粹医学发现，而且养生家比如内丹学中对经络的描述在一些方面与医家的认识也不完全相同，当然在对经络的总体认识上，传统各家还是一致的。根据经络理论，人体内存在着许多经和络，它们是人身经气运行的通道，大者为经，小者为络。人体内的经络包括十二正经、奇经八脉以及无数的小络脉。经络在人身中的主要作用就是运行经气，沟通形气神和性命，联络协调脏腑，使形气神和性命协调一致，气血和畅，脏腑通利，以保证功能活动的顺利进行，维持人体的健康。如果经络阻滞，形气神和性命不调，气血不通，脏腑功能发生障碍，人体就会产生疾病，甚至导致死亡。直观地说，人体内的经络及其所起的作用就像当今社会的交通道路和通信线路及其所起的作用，经络在人体就是一种信息联络系统。所以从人的养生来说，不涉及经络、不运用经络理论是不可能的。事实上，古人养生历来就比较重视经络，尤其是后来的内丹养生，其小周天、大周天功法完全是在运用经络理论的基础上确立起来的。

三、养生原理理论

养生学的养生原理理论就是阐明养生的机制和机理的理论，更明确地说，养生原理理论就是阐明消除或减缓影响人体健康与健康生活的各种因素的机理和方法，提出促进与提升人体健康水平及增进生活的健康品质的机理和方法的理论。在这中间，有关于消除导致人体疾病以及衰老、死亡的原因和延缓和制止人体衰老死亡过程的理论，还有关于使人生活得更加健康、幸福、快乐的方法及其机理的理论，它们都是养生学养生理论的重要组成部分。在这里，养生学的养生理论一方面大量借鉴了古代医家的病因病机理论和预防保健理论，如中医学的七情六淫致病说、脏腑虚衰和精气神虚衰（尤其是肾精肾气虚衰）致人衰老死亡说、调理脏腑理论和疏通经络理论等，在养生学的养生原理理论中都有普遍的运用。同时古代医家的各种预防保健的理论与方法亦在养生学中得到广泛运用。其实早期养生学的几位集大成者如葛洪、陶弘景、孙思邈等人同时又是著名的医学家，这已足以说明这一点。但另一方面，养生学也提出了一些体现自身独特性的养生理论。养生学的理论主要包括协调阴阳理论、道法自然理论、形气神并养理论、性命双修理论、调理脏腑理论、疏通经络理论、通达顺畅理论、虚静无为理论、后天返先天理论、和顺自然理论、人我和同理论、平和中道理论等，这些理论不仅从生理上说明了养生的一系列原理，更从心理上和社会上阐述了达致健康、快乐、幸福的原理和机制。

在各种养生理论中，协调阴阳理论是具有方法论价值的哲学指导性理论，强调养生从人体阴阳的矛盾协调统一中来进行调养；道法自然理论阐明了养生必须遵循人体的自然本性和生活的自然本性进行；形气神并养理论则指出了必须从人体的本质构成的三个方面来进行全面的调养，而不能只是从某一或某两个方面进行调养，并要注重三方面关系的调理；性命双修理论则是从人体本质构成的命与性两个方面阐明了养生应双管齐下，命与性兼顾，而不能只顾一面；调理脏腑理论从人体功能系统的角度阐明了养生应以脏腑功能的调理为根本的原则；疏通经络理论是从人体各部分的联系系统阐

第四章 养生学理论体系的结构与特点

明了保持经络的畅通是养生的一项基本工作；通达顺畅理论阐明了人体的各种过程和功能活动都需要通达顺畅才能保持人的生活的健康，所以养生的一个最基本目标就是保证各种人体过程和活动的通达顺畅；虚静无为理论阐明了养生应遵循人道之自然的虚静无为本性，反对人为悖道的妄作妄为；后天返先天理论指出了养生应以从后天物性、欲性返归先天道性、真性的根本道路；和顺自然理论则阐明了养生必须按自然之道行事的原则，并强调了与自然事物建立和谐关系的重要性；人我和同理论指出了养生应尊重他人与他人和光同尘，从而维持与他人的和谐关系的重要性；平和中道理论则强调了平和中道，不走极端是维持人体健康的一个重要原则，阐明了和的原则与方法在养生中的重要地位。在以上的各种养生原理理论中，最具有养生学自身特色和价值的理论是道法自然理论、形气神并养理论、性命双修理论、通达顺畅理论、虚静无为理论、后天返先天理论、和顺自然理论、人我和同理论和平和中道理论，而其中的关于精神调养的理论和内炼养生理论更是其精华中的精华。

四、养生方法理论

养生方法理论在养生学理论体系中属于技术和操作范畴的理论，它是养生机理理论在实践运用上的技术路线体现和实践运用说明。养生方法理论所阐述的内容为各种方法所针对的特殊调养对象，或所解决的特殊养生问题，它所包含的特殊养生机理，以及它的具体操作规程和步骤。养生学不仅有较完整的基础理论和养生原理理论，而且基于养生原理提出了一系列的养生方法，这些养生方法在内容上丰富多样，独具特色，且其中的大多数在上千年的实践运用中也被证明卓有成效。在养生学中，对其所提出的各种养生方法不仅有具体的操作说明，更有养生机理的说明和阐释，有些养生方法比如内丹方法、导引方法等还具有自身理论与方法上的完整性，不仅包含丰富的理论内涵，还有独特的操作体系，自成一学。养生学所提出的养生方法主要有守一、坐忘、存思、存神、行气、胎息、导引、按摩、针灸、辟谷、服食、居处、房中术、调摄、外丹术、内丹术、禅定、瑜伽、雅趣、养病等。这些方法涉及人体各方面的调养，及各种养生问题的技术解决。养生学对上述一系列养生方法都有较为完备的理论说明。事实上，养生学的各种养生方法理论都是基于对人体各方面的调养提出的，具有人体养生的针对性和完整性。而且在养生学中，各种养生方法理论都是基于养生基础理论和原理理论提出来的，在其机制上具有与养生基础理论和养生原理理论的内在同一性和一致性，体现了理论对方法的指导性及理论、技术和应用的贯通性和整个养生学体系的完整性。

第二节　养生学理论体系的特点

作为一种完整的养生体系，养生学对人体养生的理论和方法究竟有些什么样的特点呢？考察整个养生学的思想理论，不难发现，与世界其他的养生保健体系比较，它确实有不少自身的特点，归纳起来，这些特点主要有五点，即内容的丰富多样性、体系的完整系统性、理论的科学合理性、思想追求的文化价值性、方法的合理性、可操作性和有效性。

一、内容的丰富多样性

由于特殊的历史文化传统，中国古人进行了大量的有关养生的理论与实践探讨，不仅在理论上而且在实践方法上都获得了大量的成果。表现在养生学上就是它内容的丰富性。养生学为了真正揭示人体养生的机理，不仅探讨了人体的本质结构和功能结构，而且还探讨了养生的基本原理，同时还进一步阐明了各个养生方法的原理

第四章 养生学理论体系的结构与特点

和操作。在具体的养生方法上，中国古人在长期的实践过程中创立了各种各样的养生方法，这些方法在调养对象上，既涉及人体形气神的调养，也涉及脏腑系统的调养，还包括了经络系统的调养；在运用形式上，既有养生药物和食物的运用的方法，又有身体锻炼的方法，还有精神意识调整的方法，各个形式的调养方法应有尽有。就具体内容来说，则包括了食养、药养、行气、吐纳、胎息、辟谷、禅定、瑜伽、守一、坐忘、导引、存思、调摄、雅趣、闲游、房中、外丹、内丹等各种独具特色的养生方法。总之，养生学包含了从理论到实践的各个方面的内容，既丰富多样，又全面系统，可以说世界上还没有任何一种保健体系像养生学这样具有如此丰富的内容和形式。

二、体系的完整系统性

在世界古代和现代的各种养生保健学问中，还没有任何一种养生保健学问像养生学这样对人体的养生作出如此全面完整系统的研究。说其全面完整，是指养生学对人体养生的各个方面都进行了探索，从养生基本理论的人体的生理和心理的结构和功能，到养生的基本原理和机制，再到养生的各种具体方法的运用，几乎人体养生所涉及的各个方面的问题，养生学都给予了探索。在这一点上，不管是世界上其他的养生传统，还是以当代自然科学为基础的现代西医学，在养生保健的理论和方法上也都是无法与养生学相比。比如西医学，虽然其有现代自然科学的基础，但由于其片面的物质一元人体观，使其对人体的认识只能从物质层面着眼，无法认清人体作为物质、信息和意识统一体的本质，所以其养生的理论和方法也只能从物质方面展开，其养生必然忽视人体最重要的精神方面。这种只针对人体物质方面的养生理论和方法到底有多少科学性和合理性，人们是很容易判断的，其在养生的理论和方法上当然不能与养生学相比。

养生学的完整性不仅体现在它的内容全面，而且它的各部分内容之间还是一个具有系统结构的完整体系。养生学各部分内容并不是简单地堆在一起的，而是有一个完整的体系结构。在这个体系结构中，从养生问题认识和解决的思路方法的哲学方法理论，到关于人体基本结构与功能的养生基础理论，到阐明养生机制、机理的养生原理理论，再到阐明各种养生方法的原理和操作的养生方法理论，它们之间存在内在的逻辑联系，正是这种内在的逻辑联系把这几个部分的内容有机地组合在一起成为一个完整的养生学体系。所以养生学的各种内容之间并非是毫无关系的，也不是可有可无的，它们是一个完整理论体系的不同组成部分，每个部分都有它自身的地位和作用，缺少了其中的任何一个部分，其理论体系的完整性都会受到影响。事实上，养生学也正是通过其对人体养生的各个方面与各种问题的认识的不同内容的有机组合，构成了它对人体养生的完整而系统的认识和实践体系。

当然，养生学体系的完整性是相对的，主要反映为总体上和基本框架结构或基本理论构成的完整性，而在许多具体的环节和内容上确实还需要进一步的充实和完善，许多理论和方法也有待从现代科学学术的角度进行进一步的深入研究和阐释。

三、理论的科学合理性

在这里，养生学理论的科学性是指养生学在理论上包含了大量的反映人体本质特性和规律的内容，符合人体养生保健的科学原理。从本书的大量分析中可以清楚地看出，与其他的养生学问比较起来，养生学不仅包含了对人体的基本结构和功能的科学合理认识，而且还包含了科学的养生理论，其养生方法也具有坚实的理论基础，都是在一系列的养生原理指导下创制出来的。尤其是它的各种精神调养方法，不仅远比其他的方法系统全面，而且包含了非常科学的养生原理。当然，养生方法的科学性是基于其对人体认识的科学性的，事实上，中国古代养生家们通过对人体养生的研究，构建起了一套包含大量科学内容的养生学理论。在整个养生学理论体系中，有关人体形气神的理论，有关人体性命的理论，有关脏腑和经络的理论，有关养生原理的各种理论，以及有关养生的各种方法的理论等，都是具有很强的科学性和合理性内容的理论。也正是因为有了这些科学的理论，才使得养生学能够提出各种科学的养生方法，并在长期的实践中得到人们的推崇。

我们说养生学的理论具有科学合理性并不是说它已经达到了现代科学的学术标准，可以真正称为科学。我们只是强调它在基本的理论和方法论上具有科学的成分、内容和价值，而要使其成为符合当今学术标准的科学还需要做出艰苦的工作。这其中包括基本概念的澄清和界定，命题和命题系统的系统阐释，理论结构在逻辑上的进一步明确和完善等。

四、思想追求的文化价值性

养生学在理论上包含大量科学合理的内容是毫无疑问的，而且它也具有完整的科学理论体系，但养生学不是一门纯粹的科学，它还具有超越科学的文化价值特性。这种文化价值特性主要表现在其思想追求上具有文化和价值的取向。养生学的文化性是指养生学包含了大量的文化内涵，它的许多内容都是从文化更确切地说是从宗教、哲学、历史、艺术等人文的角度来加以阐述和分析的，其实践也往往是作为各种文化活动的一个组成部分或一个侧面，很难将其单独独立出来进行所谓的纯粹养生活动，在传统社会尤其如此；养生学的价值性则是指养生学不仅追求健康长寿，而且更强调对理想的人生目标和人生境界的追求，并将人的整个养生活动看成是达到这一理想目标的基本手段。养生学的文化价值性决定了养生学不仅是一门具有完整理论体系的科学，而且也是一门阐述如何实现人生理想的价值体系，是一门向人们提供达到这种价值体系的修身养性的方法论。

正因为养生学具有思想追求的文化价值性，所以一方面我们不能仅仅从科学的角度来认识和评价养生学，另一方面也说明养生学的运用必须将科学与文化结合起来，而且在今天更要突出其文化特性，以避免其在科学上存在的不足和缺陷。其实，不仅是养生学不能光从科学上来加以认识和把握，包括西医学和中医学在内的整个医学也是如此，所以人们才有"医学不是真正的科学""不能将医学作为纯粹的科学"的认识。也正是在这样的认识中，西方的建制性医院不仅包括医生、护士等基本的医疗人员，还包括了牧师、神父等宗教教职人员。事实上，人的存在的特性决定了所有有关人的学问都不能仅从科学的角度来加以认识和理解，或者说不能将科学作为认识和理解人的唯一真理，宗教、哲学、历史、艺术等都从某种角度反映了人的真理，而对人的认识和理解，对人的各种问题的解决，也必须运用包括科学在内的各种知识和技能，方能取得良好的效果。

当然也正是因为养生学的文化价值性决定了养生学的现实运用不能从纯粹的科学角度进行，而养生学作为一门传统的学问，其在科学技术上的不完备甚至缺陷也决定了养生学不能将其作为严格意义上的科学来进行实践，而必须在包含科学、文化、价值等多种因素的基础上从社会生活的角度加以综合的运用。

五、方法的合理性、可操作性和有效性

养生学不仅提出了一系列的养生方法，而且这些方法都是基于养生原理提出和创制出来的，在机理上都符合人体调养的基本原理，

都与基础理论、养生理论具有内在的同一性和一致性,其操作方法、操作程序具有科学上的合理性。

同时,养生学的各种养生方法还具有现实的可操作性。在养生的各种方法中,既有简便易行的,也有复杂系统的;既有身体调养的,也有精神调养的;但不管是哪种方法,都是具有现实的、可操作性的,并不是那种仅仅停留在理论上或口号上的不能实行的东西。养生的方法是我们的祖先经过长期的理论和实践探索创立的,虽然它们是古代传统社会的东西,但在今天仍然具有现实的意义,是当代社会卫生保健事业和文化事业不可多得的宝贵财富,值得人们去实践。

养生的理论和方法是经历了数千年实践探索的成果,并得到广泛的运用,其作用的有效性不仅得到历史的检验,而且得到当今科学的确认。其实,养生方法的有效性不仅可以从古代大量的实践和当今人们的普遍运用中得到佐证,而且也可以从其理论的合理性和科学性得到证明。

第五章　养生学的分类与学科体系构成

养生学是一个庞大的体系，它包含了一系列的亚学科，为了更好地认识和研究养生学，我们有必要了解养生学的学科分类与学科结构。根据作者的考察，养生学可以按照一系列的标准来进行分类，并由此构成养生学的学科结构和学科体系。比如根据学科形成的历史特点、从理论到应用、人体不同部分的调养、人体关系的调养、不同养生方法或内容、不同性别、不同年龄、不同职业特性等八个方面都可以对养生学做出不同的分类，并从中看到养生学的学科体系结构。本章主要根据前七个方面的分类来阐述养生学的完整学科体系结构。

第一节　按学科形成的历史特点分类

养生学是典型的中国特色学科，而其形成和发展也深深地打上了中国文化发展的烙印，所以按照学科形成的历史特点，也就可以将养生主要分为以下四类：

一、中医养生学

中医养生学是中国古代医学关于养生的学问。由于医学对疾病问题的处理必然涉及养生，所以中医学也形成了具有自身特色，并更多地借助医学资源来进行养生探讨的一系列理论和方法。尤其是近现代以来，中医学作为一门特殊的科学技术体系，其在养生上也越来越体现出与中国传统其他养生体系的不同。同时，目前养生学从属于中医学的局面不可能持续,而且中医学也必然会发生医疗与养生的分化,未来中医学将更突出医学的性质,而养生部分则会建立独立的中医养生学,并主要致力于人体调养的研究。

二、道家养生学

道家养生学也可以称之为道家养生学,它是道家关于养生的系统学问。在中国古代的养生学中,道家对养生的研究最为全面、最为多样、最为深入,其理论和方法也最为系统、最为科学合理,是中国古代养生学的主流和代表。从哲学方法论到基础理论到养生原理理论到养生方法,道家都有较为具体的阐释,是传统养生学体系中最完整系统的代表。而道家对人体本质结构认识体现在形气神理论和性命理论,其中形气神并养和性命双修的养生理论和养生方法则构成了养生学最重要的理论和方法。

从道家养生学还可以分出一个独立的养生学分支,这就是武家养生学。武家养生学也可以称为武术养生学,即基于武术修炼的理论和方法建立的养生学。武家养生学在基本的理论和方法上都是来自道家或遵从道家,不过它也形成了自身的一些特色,所以武家养生学既可以放在道家养生学中,同时也可以将其划分出来建立一个独立养生学科。

三、儒家养生学

儒家养生学是儒家关于养生的系统学问。儒家因为主要关注社会的道德和政治问题,所以对养生的研究不是那么系统全面,但它也对人体精神情志的调养做出了许多阐述,并在情志和气质调养上进行了有价值的探索和实践,对中国传统养生做出了特殊的贡献。当然,在目前条件下要建立独立的儒家养生学还存在不少的困难,需要做进一步的研究。

四、佛家养生学

佛家养生学是佛家关于养生的系统学问。佛家作为印度传入的宗教，它与本土的道家、儒家、医家在人的认识和养生方面都有所不同，具有它自身的特色。这种在养生学上的特色表现在对人体认识上将人看作是五蕴和合体，并将养生与修佛统一起来，从而形成了独特的佛家养生的理论和方法。事实上，佛家养生学已经具备了完整的内容和结构，缘起性空说、四大说、五蕴说、佛性说、四谛说、三毒说、三法印说，以及八正道、戒定慧、禅定、素食等，已经为佛家养生学提供了从哲学方法论到基础理论到养生原理理论到养生方法的一个完整体系。当然，要展现佛家养生学的系统特性还需要加以深入具体的分析和阐释。

第二节　按从理论到应用分类

按照养生的理论研究、阐释与实践、应用，可以将养生学分为基础养生学或理论养生学、技术养生学和应用养生学。

一、理论养生学

理论养生学也可以称之为基础养生学、普通养生学或养生学概论，它是关于人体养生的基本原理研究的学科。基础养生学主要研究养生的基本理论和基本方法，包括哲学方法论、基础理论、养生原理理论和养生方法机理，它是整个养生学的理论基础，各种应用养生学都必须以它为理论和方法指导。基础养生学研究的问题主要包括四个方面：①养生学的哲学方法论。②人体的基本构成。③人体养生的基本原理。④人体养生的基本方法及其机理。

二、技术养生学

技术养生学是阐述养生技术的作用机理及技术方法的操作程序、操作规范的学科。技术养生学首先要探讨形气神与性命、脏腑、经络等人体基本方面的调养技术，阐明其调养的技术原理，说明其技术方法的基本要求，明确其操作程序和操作规范，由此形成形气神养生技术、性命养生技术、脏腑养生技术、经络养生技术。同时，技术养生学也要进一步探讨一系列基本的养生方法的技术原理及其操作程序和操作规范。这些基本的养生方法包括饮食调养、药物调养、四季调养、起居调养、运动调养、导引调养、按摩调养、针灸调养、内炼调养、雅趣调养和疾病调养等，其对相关养生技术的阐明也就形成相应的技术养生学，如饮食技术养生学等。

三、应用养生学

应用养生学是研究各种养生方法的具体应用，或者人体各个生活方面如何具体调养的学科，也就是探讨人体各种养生问题如何具体解决的学科。应用养生学可以按照养生方法进行分类，如饮食养生学、药物养生学、导引养生学、内炼养生学、雅趣养生学等；也可以按照人体不同部分或对象的调养分类，如形体养生学、精神养生学、脏腑养生学、经络养生学等；还可以按照人的性别年龄进行分类，如女性养生学、男性养生学及青少年养生学、中年养生学、老年养生学等；同时还可以根据各种养生问题及其解决之道进行分类，如四季养生学、居处养生学、睡眠养生学、房中养生学、疾病养生学等。

第三节 按人体不同部分的调养分类

人体是由不同部分组成的，而不同部分由于其性质和构成不同，

在调养方法上也有所不同。按照对人体不同部分的调养研究,也就可以将养生学分为以下相应的养生学:

一、形气神养生学与性命养生学

关于人体形气神调养的学科就是形气神养生学。人体在本质上是形气神的统一,所以形气神养生学是关于人体的本质构成进行调养的学科。形气神养生学还可以进一步分为形养生学、气养生学和神养生学。其中形养生学是关于形体调养的学科,又可以分为人体各个部位养生学,如头颈养生学、手臂养生学、腿脚养生学、脊背养生学、胸腹养生学、官窍养生学[1]等;气养生学是关于人体气机调养的学科,又可以分为气的补养养生学和气的调理养生学;神养生学是关于人体精神情志调养的学科,又可以分为神情宁静养生学、神情舒畅养生学等。

人体不仅是形气神的统一,而且也是命与性的统一,二者是一体的,所以形气神养生学的另一种表述就是性命养生学。性命养生学就是关于人体命与性的调养的学科,是研究和阐述人体生命和心性如何调养的学科。性命养生学也可以进一步分为命养生学和性养生学。命养生学是关于人体生命、生理或身体调养的学科,由于命是形与气的统一,所以命的调养是形的调养和气的调养的综合,命养生学也是形养生学和气养生学的综合;性养生学是关于人体性的调养的学科,由于性就是神,所以性养生学与神养生学是一致的,只是说法不同而已。

二、脏腑养生学

脏腑养生学是关于脏腑调养的学科。根据养生学的认识,脏

---

[1] 官窍养生学还可以进一步分为眼养生学,耳养生学,鼻养生学,口养生学,前阴养生学,后阴养生学等。

腑是人体的功能系统，人体脏腑主要包括心、肝、脾、肺、肾在内的五脏和包括胆、胃、小肠、大肠、膀胱、三焦在内的六腑。所以脏腑养生学又可以进一步分为五脏养生学和六腑养生学。其中五脏养生学又可以分为心脏养生学、肝脏养生学、肺脏养生学、脾脏养生学和肾脏养生学，六腑养生学也可以分为相应的胆、胃、小肠、大肠、膀胱、三焦养生学。不过传统脏腑学说始终是以五脏为主、六腑为从的，所以六腑养生学很难成为独立的学科。

三、经络养生学

经络养生学是关于经络调养的学科。根据养生学的认识，经络是人体的信息联络系统，经络系统的主干包括十二正经和奇经八脉。所以经络养生学可以进一步分为十二正经养生学和奇经八脉养生学。其中，十二正经养生学包括肺经养生学、心经养生学、肝经养生学、脾经养生学、肾经养生学、心包经养生学等六脏经养生学和大肠经养生学、小肠经养生学、胃经养生学、胆经养生学、膀胱经养生学、三焦经养生学等六腑经养生学；奇经八脉养生学则包括任脉养生学、督脉养生学、带脉养生学、冲脉养生学、阴维脉养生学、阳维脉养生学、阴跷脉养生学、阳跷脉养生学等。此外，按照道家的三丹田学说，还可以建立丹田养生学，或进一步分为下丹田养生学、中丹田养生学和上丹田养生学等。

第四节　按人体关系调养分类

一、身心关系养生学

身心关系养生学是研究人体身心关系调养的学科。身心关系是人体自身最重要的关系，人体要健康生活，身心关系的协调一致非常重要。但人们在生活中因为种种原因会发生身心关系的失调，从而影响整个人体的健康，此时就需要对身心关系进行调理，以使其回归协调。身心关系养生学就是要阐明导致身心关系失调的原因和机制，提出协调身心关系的思路和方法。同时身心关系养生学还要根据不同人的不同情况，提出预防和处理身心关系失调的具体措施和方法。

二、人天关系养生学

人天关系养生学是基于人的健康，研究人体如何处理与自然环境关系的学科。人生活于自然环境中，时刻都受到自然环境的影响，要保证人体的健康，就必须处理好人体与自然环境的关系，也就是人天关系。人天关系养生学就是要研究如何根据人体的需要和自然环境的情况，创造和保持良好的自然环境，以保证人体的健康。同时，人天关系养生学还要考察人体如何从生活方式及具体的生活方面，适应自然环境，与自然环境保持协调一致，以维护人体的健康。

三、人我关系养生学

人我关系养生学是研究一个人如何与他人和睦相处，以促进其身心健康、幸福快乐的学科。人是一种社会性存在，一个人与他人有着密切的联系，其生活既依赖于他人，也影响着他人，只有与他人建立起良好和谐的关系，自己才能生活得健康、快乐、幸福。人我关系养生学就是要探讨一个人如何才能与他人建立起良好和谐的关系，其人际关系的基本要素有哪些？哪些因素有助于人际关系的和谐？哪些因素会导致人际关系的恶化？在社会生活中如何建立和谐的人际关系？对上述问题的系统解析，就构成了人我关系养生学的基本内容。

第五节 按不同养生方法或内容分类

按照不同的养生方法和手段运用，或所涉及的养生内容，可以将养生学划分为以下十四类：

一、饮食养生学

饮食养生学是关于饮食养生的原理和方法的学科。饮食养生是按照各种食物的四气（寒、热、温、凉）五味（酸、苦、甘、辛、咸）性质及其对人体各部分的功能作用来进行适当的组合和烹饪，从而达到更好的营养提供和身体调养的养生效果。饮食养生学还可以进一步划分为一般饮食养生学和各类饮食养生学。一般饮食养生学研究饮食养生的一般问题，包括食物的搭配、营养的保证、调理功能的选择、食物的烹饪、饮食的方法等；各类饮食养生学则研究各种饮食物的养生问题，可以分为谷物养生学、肉类养生学、蔬菜养生学、果品养生学等。对中国人来说，饮食调养是最重要、最普遍的养生方法。

二、药物养生学

药物养生学是关于药物养生的原理和方法学科。药物养生也是按照各种药物的四气五味性质及其对各种疾病的功效作用来进行适当的配伍和炮制加工，从而达到调理身体、祛病养生的效果。药物养生与纯粹的药物治疗不同，药物治疗主要是针对疾病，而药物养生则主要是针对人体出现了某些病理倾向，但还到达疾病的程度，因而选择性味比较温和、作用主要是调理的药物来纠正这些病理倾向，从而达到养生的目的。

三、精神养生学

精神养生学也可以称为心理养生学,是关于精神情志调养的原理和方法的学科。它主要是根据精神情志的特点探讨如何保持精神情志的健康,以及提升人的精神生活的品质问题。精神养生是养生学最具独特价值的内容,也是现代医学尚缺乏深入研究的领域,其提出的一系列精神调养的原理和方法在今天看来仍然具有重要的科学理论价值和实践运用价值。

四、四季养生学

四季养生学是关于四季调养的原理和方法学科。它主要是根据春、夏、秋、冬四季的特点,强调人应顺应四季变化来进行身体的调养,以保证人体的健康。四季养生学可以进一步分为春季养生学、夏季养生学、秋季养生学、冬季养生学。

五、睡眠养生学

睡眠养生学是关于睡眠调养的学科。它主要研究睡眠的生理规律,探讨如何创造良好的睡眠条件,消除不利睡眠的因素,增加睡眠的时间,提升睡眠的质量,通过良好的睡眠来促进人体健康的途径和方法。

六、居处养生学

居处养生学是关于居处养生的原理和方法学科。它关注的问题主要有三:①什么是有利健康的良好外部居处环境,如何选择?②什么是有利健康的居家环境和条件,如何创造?③如何根据居处环境和条件来安排日常的家居生活?

七、运动养生学

运动养生学是根据传统养生学的原理和方法探讨各种现代运动对人体的养生保健作用，以及如何运用各种运动方式来促进人体健康的学科。从养生学来看，各种运动形式，包括田径运动、球类运动、游泳运动、器械运动等都具有养生保健的作用，但如何才能使它们更好地发挥这种作用，同时避免方式不当带来的身体伤害，这些就是运动养生学研究的问题。

八、按摩养生学

按摩养生学是关于按摩养生的原理和方法的学科。按摩运动的原理和方法是基于形气神理论、经络理论和脏腑理论等关于人体的结构和功能提出来的，不管是被动按摩还是主动按摩，对人体都有养生保健的积极作用。按摩养生学是要更深入具体地揭示按摩的原理及如何针对人体的特殊情况进行按摩养生的方法。

九、导引养生学

导引养生学是关于导引养生原理和方法的学科。中国传统的导引不同于来自西方的体育，它强调的是形气神的协调统一运动，所以导引是具有良好整体效果的养生方法。包括太极拳、八段锦、五禽戏、易筋经、形意拳、梅花桩等在内的导引养生方法已经形成了一系列的著名品牌。

十、针灸养生学

针灸养生学就是阐述运用针刺和灸烤方法来进行养生保健的学科。中国古代很早就发明了针灸方法，在临床上，针灸方法既是重要的治疗方法，同时也是重要的养生保健方法，特别是灸法，在养生保健中运用得更为普遍。针灸养生学需要阐明针灸养生的原理，针灸养生的各种方法的原理和操作方法，以及各种针灸方法在养生保健中的临床运用等问题。

十一、房中养生学

房中养生学也叫房室养生学，是关于性生活调养的学科。中国古代很早就有人探讨房中养生，并提出了一系列的理论和方法，这些理论和方法在今天仍然具有重要的参考价值。当代房中养生学一方面要继承传统房中养生的理论和方法，同时还需要借鉴现代性科学的成就，并结合当代的社会现实来加以建构。

十二、内炼养生学

内炼养生学是关于内炼养生的原理和方法的学科。内炼，过去几十年都将其纳入"气功"的范畴，但作者认为"气功"一词容易让人产生误解，所以选用"内炼"命名。内炼主要取其在体内修炼之义，所以凡是体内自主修炼的养生方法都可以归入这个范畴，具体而言则包括了行气、吐纳、胎息、内丹、禅定等。内炼养生是传统养生中最具特色也是最具人体科学理论与方法价值的内容，其中的内丹学更是被称为"中华绝学"，值得进一步深入研究和探讨，而从内炼养生学的角度则可以对它进行更为深入、系统的科学研究。

十三、雅趣养生学

雅趣养生学是探讨运用各种高雅情趣的活动来达到促进身心健康、丰富生活内容、提升生活品质的学科。雅趣包括了许多的内容，从传统的琴、棋、书、画，到今天的游戏、茶道、酒道、旅游、体育、收藏等，人们从中都可以得到身心的调养。雅趣养生学就是对各种雅趣活动进行研究，找出它们的养生原理，并提出具体运用的措施和方法，以更好地达到养生的效果。

十四、疾病养生学

疾病养生学是探讨疾病状态下的人体调养问题的养生学科，也可以叫养病学。每个人都会生病，虽然养生并不是直接针对疾病产生治疗作用，但它对疾病的治疗也能起到一定的作用，甚至是明显的作用，事实上通过养生调养来促进疾病的治疗和康复往往是非常重要的一环。疾病养生学的任务就是探讨和阐述人体疾病状态下如何根据病人体质的特殊情况和疾病的特殊表现，采取哪些适当的方法来对人体进行调养，以更好地达到保健身体、祛除病痛的目的。

第六节　按性别分类

一、女性养生学

按照人的性别划分，可以将养生学分为女性养生学和男性养生学。女性养生学是专门研究女性的养生问题的养生学。女性与男性是人类两大基本性别，二者既存在诸多一致的地方，但也存在一系列的不同。女性在生理、心理和社会上都具有与男性不同的特性，如生理上的月经周期、孕育后代，心理上的温柔细腻、保守依附，社会上的妻子母亲、家庭爱心等等，都显现出了女性与男性完全不同的特性。女性养生学就是根据女性在生理、心理和社会上的不同特性，考察女性在养生保健问题上的各种特殊问题，探寻其养生的特殊规律，阐明女性不同于男性的各种养生原理和方法。

二、男性养生学

男性养生学是专门研究男性的养生问题的养生学。男性在生理、心理和社会上也都具有与女性不同的特性，如：生理上的精液胡须、强健体格，心理上的粗犷大意、开放独立，社会上的丈夫父亲、事业国家等等，都表现出了与女性不同的特性。男性养生学就是根据男性在生理、心理和社会上的特性,考察男性在养生问题上的各种特殊问题,探寻其养生的特殊规律,阐明男性生活中的各种养生的特殊原理和方法。

第七节　按不同年龄分类

一、青少年养生学

青少年处于身体的生长发育期,也是心理的成长成熟期,其身体相对比较健壮,加之学业、工作任务繁重,一般都比较忽视养生,甚至根本就想不到养生。然而正是如此,青少年可能会出现健康的透支,损害身体的长远健康甚至近期健康。所以,青少年注重养生是非常必要的。而青少年养生学就是根据青少年的身体、心理和社会特性,阐释其养生应关注的各种问题及一系列养生方法。

二、中年养生学

中年是人生的鼎盛时期,其身体处于最为健全的时期,心理也已经走向成熟,社会关系趋于稳定,但此时身体的消耗也十分巨大,心理压力沉重,社会关系复杂,健康很容易出现问题,所以养生就显得非常重要。否则,一旦身体健康出现问题,不仅对自己,而且对家庭、社会都会带来巨大的影响。中年养生学就是根据中年时期的身体、心理和社会特性,探讨养生面临的各种问题,并阐述解决各种健康问题的途径和方法。

三、老年养生学

老年是人生后期阶段,其身体机能走向衰退,心理开始出现一系列问题,面对社会也出现能力不足、退休、死亡等问题。如何健康、愉快、幸福地度过人生的后期阶段,就成为老年人的最重要的问题,

第五章 养生学的分类与学科体系构成

要解决好这些问题就需要养生。可以说，老年人生活的核心问题就是养生。老年养生学需要探讨老年面临的生理、心理各方面的问题，并从养生的角度提供解决这些问题的具体措施和办法，为老年生活的成功度过提供理论和方法。

第六章 养生学的现代价值

作为一种古老的养生体系,养生学不仅为中华民族的繁衍昌盛做出了重要的贡献,而且对于当今中华民族的健康事业乃至世界各国各民族的健康事业都具有重要的理论价值和实践价值。之所以如此,就在于养生学不仅是一种完整系统的中华传统养生体系,而且它本身包含了一系列关于人体认识的科学理论及养生保健的科学方法,而且其在许多方面的认识和实践甚至超越了现代科学技术,具有重要的科学与文化价值及巨大的现实运用价值。本章将从四个方面来阐述养生学的现代价值。

第一节 养生学的理论研究价值

一、养生学对当代人体健康的理论研究价值

在今天,养生学对于当代人体健康的理论研究价值主要表现在以下三个方面:

(一)养生学基础理论的理论研究价值

养生学的基础理论就是关于人体基本认识的理论,主要是三个方面的理论,即关于人体本质结构的形气神理论与性命理论、关于人体功能系统的脏腑理论和关于人体信息联络结构及机制的经络理论。这三种理论不仅揭示了人体存在的基本内容,同时还阐释了人体存在的一系列本质特性和规律,对今天人们完整系统地把握人体的存在和规律都有重要的理论意义和价值。比如形气神理论和性命

理论对于人体结构的纵向构成的认识具有重要的科学价值,揭示了人体构成的形气神三种基本存在,或命与性两个基本的生活存在层次。这对人体根本特性的把握具有重要的科学价值,比之现代科学仅从物质层次和信息层次来把握人体要完整得多。而脏腑理论对人体功能系统的概括和阐释则向人们揭示了人体横向功能系统的实质,为人们提供了一套认识和理解人体内部各种功能活动的机制和原理的模型。经络理论为人们展示了一种具有中华传统特色的人体信息联络系统,揭示了一种特殊的人体内部信息联络机制和原理,对认识人体和解决人体的健康和疾病问题具有特殊的理论意义和价值。

（二）养生学养生原理理论的理论研究价值

养生学基于对人体的基本认识提出了一系列养生原理理论,这些理论在今天也展现出了重要的理论价值。如协调阴阳理论揭示了人体养生的总体理论原则是协调阴阳,纠正人体的阴阳失衡失调状况,回归阴阳的平衡协调状态,这对养生具有总纲性的理论指导意义;道法自然理论揭示了人体养生应顺应人体的本性和事物的本性,避免人为主观的妄做妄为,这也是养生最基本的理论原则;形气神并养理论阐明了养生应根据人体的三种本质构成来进行,全面地调养人体形气神三个方面,不能偏废,这不仅从理论上保证了养生的完整性和全面性,而且还进一步揭示了人体形气神调养的特殊机理和特殊方法;性命双修理论揭示人体养生必须从命与性两个生活层次来进行的原则,指出了只养命或只养性的片面性和不科学性;调理脏腑理论揭示了养生必须把对人体功能系统的调理作为重要的对象,根据脏腑的功能状况进行调理,使之随时处在健康的状态,从而在理论上展现了功能系统的调理在养生中的重要地位;疏通经络理论从机理上阐明了经络养生的基本机理和方法,且必须将经络的疏通作为养生的重要一环;虚静无为理论揭示了人体精神调养的一个基本原则,从理论上阐明了"静以养神"的精神心理调养的基本原理和方法；后天返先天理论揭示了人体从后天人为虚假物性状态回归先天自然本真道性状态的养生原则，展现了重要的养生理论原则和方法；和顺自然理论阐明了与和谐处理人体与自然界关系的养生原则，从理论上说明了在养生中应如何处理好人与自然的关系；人我和同理论阐述了与他人和谐相处的养生原则，从理论上阐明了在养生中如何处理好与他人的关系。

（三）养生学养生方法理论的理论研究价值

养生学基于基础理论和原理理论，提出了一系列养生方法，而养生学对各种养生方法的机理和操作方法的阐释对今天的人体健康问题的解决途径和方法研究有重要的理论价值。如饮食与药物养生方法理论阐明了饮食与药物养生的机理及操作的具体方法，对于今天人们认识、理解和运用饮食与药物养生有重要的价值；各种日常生活调理方法理论对于认识和把握人们日常生活调养有重要的价值；导引方法理论揭示了导引的养生机理、特点及操作要领，对于导引方法的把握和运用有重要价值；内炼方法理论揭示了内炼特别是内丹的养生机制及其科学的操作程序，对于人们研究和实践内炼养生具有不可缺少的理论和方法论价值；养病方法理论揭示了不同于疾病治疗的疾病调养原理和方法，对于人们认识养病的意义和机理及掌握养病的科学方法有重要的理论价值。总之，各种养生方法理论都在一定程度上揭示了其方法的机理及操作，对于养生方法的认识和把握都是不可缺少的，而且它们对现代保健方法的研究和运用也不无理论上的借鉴价值。

二、养生学对当代人体健康研究的方法论价值

养生学不仅对当代人体健康有重要的理论价值，而且对当代人体健康研究还具有重要的方法论价值。这种方法论价值主要表现在以下四个方面：

第六章 养生学的现代价值

（一）养生学哲学方法理论所展现的方法论价值

养生学哲学方法理论虽然都是中国古代的思想理论，但它们却包含了对当代人体健康问题研究的重要方法论价值。如阴阳学说提供了一种从阴阳矛盾对立双方的关系来认识理解人体的健康和疾病本质的方法和模式，比之今天现代科学从人体结构表现来认识理解人体健康和疾病实质更为切合实际，更具有现实的指导意义。而且从阴阳的对立统一来把握和解决人体的健康养生问题，更能找到符合生活实际的方法，并产生更好的效果。又如，道的学说提供的道法自然的思想理论对于人的健康养生乃至整个社会的治理都具有重要的现实价值和指导意义。再如养生学的整体观学说为人们提供了基于整体来理解养生问题的思想观念，不致将人体各个部分、人体与自然环境、个人与他人、个人与社会割裂开来，导致养生和各种人生社会问题处理的失败。还有养生学所提供的功能主导方法对于人们研究人体的各种问题有特殊的重要意义，可以有效地克服近代以来结构主导方法，特别是物质结构主导方法在人体和生命研究中所存在的弊端和不足。其他如五行学说所揭示的事物之间的相生相克关系，也对人们认识养生中的各种事物的相互关系有方法论指导价值。

（二）养生学基础理论所展现的方法论价值

养生学提出了一套对人体基本构成认识的完整理论，这套理论对于今天的人体研究和人体健康疾病研究有非常重要的方法论价值。这其中特别是形气神理论和性命理论，它们科学合理地揭示了人体的本质，指出了人体在本质上是形气神的统一和命与性的统一，认识和研究人体必须从形气神三个方面入手或从命与性两个层次入手才能根本把握；理解人的健康疾病问题及养生治疗问题也必须从人体的这种本质特性入手，方能找到根本的方法。在这一点上，养生学比之现代医学更为合理，也更为科学，更具有现实的指导价值。

同时，脏腑理论则为人们超越解剖结构去认识和把握人体的功能系统提供了一种有理论与实践价值的框架，并启示我们去反思解剖学的现代医学的不足。而经络理论也为人们认识和理解人体各部分相互联系的机制和结构提供了一种新的有价值的信息结构体系，使人们能从一种新的角度去思考和解决问题。

（三）养生学养生原理理论所展现的方法论价值

养生学提出了一系列养生的原理理论，这些理论不仅揭示了养生的基本机制和原理，同时对一系列人生社会问题的解决也具有指导价值。如协调阴阳理论和道法自然理论对包括养生、治病、环境、社会等各种问题的认识和解决都具有指导价值；形气神并养理论和性命双修理论对于全面、系统、完整地认识和处理人体的健康养生、疾病防治乃至其他的人体问题，都具有重要的价值，可以有效地克服现代科学、西医学、儒家等在有关问题认识和处理上的片面性和局限性；调理脏腑理论对于人体结构和功能的理解及相关问题的处理，提供了一种新的思路和方法；疏通经络理论则不仅展示了解决人体各部分联系沟通问题的基本思路，而且对于人体和社会相关问题的处理也具有借鉴价值；虚静无为理论对于精神心理的根本调养具有重要的指导意义；和顺自然理论对于处理人体与自然环境的关系，建立和谐的人天关系具有重要的指导意义；人我和同理论对于处理个人与他人、个人与社会的关系，建立良好和谐的人我关系、社会关系，具有特殊的指导意义和价值。

（四）养生学养生方法理论所展现的方法论价值

养生学针对人体的各个方面提出了一系列的养生方法，并对这些方法进行了系统的理论阐释，这些养生方法理论不仅对于养生方法的把握和运用有重要的意义，而且对于人体、养生、疾病等问题的认识、理解和解决也具有重要的方法论价值。如饮食与药物养生的方法理论就为人们提供了一套认识理解食物和药物性质作用的新的理论框架和临床运用的新的模式，而且这套理论框架和临床模式已经经历了一两千年的实践运用，其包含的理论与实践价值值得人们好好地研究挖掘。又如导引和内炼方法理论不仅为人们提供了一套特殊的全方位人体调养的技术方法，而且还为人们全面研究人体和人体养生提供了一套独特的方法。再如疾病调养方法理论，除了向人们展示了独具中国特色的不同于治疗的疾病处理方法外，还向人们展示了解决包括疾病问题在内的人体问题的一种新的思路和方法。

第二节　养生学的健康生活实践价值

养生学经过几千年的实践积累，在养生保健方面积累了大量的实践素材，获得了丰富的实践经验。这些对当今时代的健康生活实践来说是一笔具有重要价值的宝贵财富。以下我们就从养生学的个人生活健康实践价值和社会生活健康实践价值两个方面做一个简要的讨论。

一、养生学的个人生活健康实践价值

从个人生活健康实践来说，养生学的价值主要体现在以下几点：

首先，养生学可以为今天的人们提供丰富多样而又富有成效的各种养生方法。实际上，养生学提出并实践的一系列养生方法，如饮食调养方法、药物调养方法、睡眠调养方法、四季调养方法、居处调养方法、导引调养方法、按摩调养方法、房中调养方法、内炼调养方法、雅趣调养方法、疾病调养方法等，其中包含了大量成功的养生经验，对当今社会各界人士的身心健康具有重要的实践价值。许多方法都简便易行，在日常生活中就可以运用，值得人们去实践运用。而且，通过这些方法的实践运用，可以有效地提升人们的健

康水平。

其次，养生学能提升人们的生活品质。养生学不仅在理论上具有科学合理性，在实践上具有操作有效性，能对人体的身心起到有效的调理作用，减少疾病的发生，使身体更为健康。同时，养生学还包含了许多对人生和社会的真知灼见，充满着人生的智慧，而且通过人们养生修性的实践运用，可以使人们生活得更加丰富多彩，更加健康，更加快乐，更加幸福，更具有智慧。总之，通过养生学理论和方法的运用，可以使人们的生活品质得到有效的提升。

再次，养生学能减轻个人和社会的医疗卫生开支，使人的生活更为轻松。在当今社会，医疗卫生支出的急剧增长是许多人面临的严峻问题，成为经济上和心理上的沉重负担。而养生学所提供的各种养生方法具有简单、方便、价廉、有效的特点，所以通过其运用，不仅可以有效地提高人们的健康水平，减少疾病的发生，而且能大大降低个人和社会的医疗卫生开支，减轻个人和社会的负担，使人们生活得更为轻松、愉快。

二、养生学的社会生活健康实践价值

养生学不仅对个人生活的健康实践有重要的价值，对人的社会生活健康实践也有重要的价值。这种社会生活健康实践价值表现在以下两个方面：

（一）人与自然关系处理的健康实践价值

人的社会生活调养包括了天人关系处理和人我关系处理两个方面。在天人关系上，养生学提出了和顺自然的理论和方法，强调道法自然，按照自然事物和人体的本性和规律来处理各种自然问题，建立与自然事物的和谐关系，使人的身心能在大自然中得到怡养，避免自然事物对人体健康的伤害。按照养生学和顺自然的理论和方法实践，不仅能建立起与自然的和谐关系，而且能使人的身心更为健康。

（二）人与社会关系处理的健康实践价值

在人我关系上，养生学提出了人我和同的理论和方法，强调柔顺不争、上善若水、慈爱和善、安时处顺、逍遥超脱，强调建立和谐的人我关系。按照人我和同的理论和方法进行实践，不仅能促进人际关系的和谐，丰富社会生活的内容，同时还可以使人的身心健康得到更好的保障，人的社会生活品质得到提高，在社会中生活得更为快乐、幸福。

第三节　养生学的养生产业实践价值

在今天，对中国人来说，养生学还有一项重要的社会实践价值，就是开拓和建立养生产业，并进而形成独立的养生行业。以下我们就对养生学所包含的几个养生产业价值进行初步的讨论。

一、养生学的养生产业开拓建立价值

在这里，所谓养生产业即依托养生科学文化资源而建立的为社会大众提供养生服务产品和实物产品的产业。养生产业不同于医疗产业，它的宗旨不是治疗疾病，而是通过养生服务产品和实物产品的提供，以满足社会大众的养生需求，促进社会大众的生活品质的提升和健康水平的提高，从而过上更健康、更快乐、更幸福的生活。就当今时代来说，养生产业可以分为两大基本类型，即养生科学产业和养生文化产业。前者是基于养生科学的理论和技术规范建立的养生产业；后者则是基于养生学的文化本性特别是传统养生文化资源而建立的养生产业。但不管是养生科学产业还是养生文化产业，都需要以完善的养生学作为学术文化教育基础，而且也只有建立在养生学基础上，并在养生学理论和方法指导下所建立和开展的养生

产业，才可能是正常健康可持续发展的养生产业。事实上，也只有通过养生学的思想理论指导，才可能开拓出完整的养生产业体系。从养生学的角度来看，养生产业体系包含了一系列的内容，其主要的内容包括养生学术教育事业、养生文化传播事业、饮食养生产业、药物养生产业、生活调养养生产业、导引养生产业、按摩养生产业、内炼养生产业、文学艺术养生产业、休闲旅游养生产业、养病养生产业、养老养生产业等。

实际上，虽然今天养生已经具有巨大的社会需求，并成为一个行业领域，但并没有建立起有别于医疗产业的正式产业，而养生学的学术文化价值决定了其不仅可以提高人们的健康水平，而且它还是具有巨大产业经济价值的资源，通过养生学的实践运用和养生文化资源的社会开发运用，建立养生产业，可以为我国的社会经济发展做出巨大的贡献。概括起来，基于养生学建立养生产业至少有以下几个方面的重要价值：

第一，养生产业特别是养生文化产业是具有中华文化特色的产业，是国外无法复制的产业。

养生文化是中国传统文化的重要组成部分，它是我们祖先在长期养生理论和实践探索的结晶，是独具特色的文化瑰宝，所以依此建立养生产业特别是养生文化产业自然就成为不可复制的具有中国特色的产业。全世界的人要购买这样的服务产品和实物产品，就必须按照我们的养生思想理论和技术方法来进行，不可能用其他国家和民族的方式来进行。

第二，养生产业对于提升国人的健康水平和生活品质具有重要的作用。

养生产业的建立能更有效地开发和推广养生文化的实物产品和服务产品，使养生文化发展更具有可持续性，更具有发展的后劲，并更好地为国人提供健康服务，提升国人的健康水平。事实上，通过提高和改善国人的健康水平，使国人的生活质量得到提高，也可以为社会节约大量的医疗卫生支出。

第三，养生产业对于提升世界人民的健康水平和生活品质具有重要的作用。

基于养生学的养生产业的建立，不仅可以更好地为中国人服务，而且可以更好地为世界人民提供良好的养生实物产品和服务产品，为世界人民的健康事业做出重要的贡献。

第四，养生产业具有巨大的经济发展潜力。

养生保健是人人都关注的事情，也是每个人都需要的，所以如果有好的产品和服务，必然具有广阔巨大的市场。事实上，通过养生产品和服务产业的发展，可以为社会经济的发展提供新的增长点。总之，养生产业是具有普适性的包含巨大经济潜力的产业，对于我国的经济发展具有重要的价值，如果发展顺利，将是我国最有前景的经济增长点，并可以成为国家的支柱产业。

第五，养生产业与中医产业具有内在的一致性，二者可以起到相互促进的作用。

养生学与中医学同根同源，具有高度的一致性，二者同命运、共进退。所以养生产业的建立必然对中医学和中医事业的发展是一个巨大的促进，同时中医的发展也可以促进养生产业的发展。

二、养生学的养生产业规范提升价值

养生在今天虽然还没有成为一个正式的行业，但养生产业却受到人们越来越多的关注，正是基于养生的巨大社会需求，近年来各种养生产业的发展呈现蓬勃的兴旺局面。但在养生产业的蓬勃发展中，其问题也逐渐显现出来，甚至表现为一系列的乱象。这些问题和乱象主要有：养生行业缺乏系统成熟的科学理论指导，养生活动和产品缺乏严格而统一的规范，养生效果缺乏客观科学的判断标准，养生宣传主观随意。此外，还有某些徒有虚名者招摇过市，口吐莲花，夸夸其谈，坑蒙拐骗，时有所闻。

要克服养生行业的这些问题和乱象，使养生产业得到健康的发展，就需要有完善成熟的养生学。通过养生学的理论研究，真正揭示养生的科学原理，使各种养生活动在养生学的科学理论指导下进行；并根据养生学的理论提出科学的养生项目和产品的规范，使各种养生活动在养生科学的轨道上进行。

三、养生学的养生专业人才教育培养价值

在今天，养生健康已经成为一个特殊的行业，养生产业也被人们越来越重视，它正在成为一个正式的产业门类，且有可能成为中国未来的支柱产业。这样一个大的行业领域和产业体系，必然需要大量的养生专业人才。这大量的养生专业人才从何而来？显然，现有的社会教育体系是无法培养的，甚至根本就没有培养养生专业人才的专业体系。从国家现有专业分类来看，与养生相关的学科主要是中医学，其他就是宗教学或中国哲学中的道家和佛家研究，或是道教学院和佛学院的道家养生和佛家养生教育。从现状来看，中医学只能按照医学的模式和内容来培养，道家和佛家研究则是放在哲学门类中，无法按照养生需要的专业人才的特点来培养，道教学院和佛学院则只有少数课程涉及养生，它们都无法培养全面纯正的养生专业人才，更难以培养出有完整养生知识和技能的养生专业人才。同时，目前从事养生产业的人员都没有接受正规系统的养生学教育，大多数养生的知识和技能都是自学或师徒传授获得，都没有接受养生知识和技能的系统教育培养，专业性和层次性都不高。要提升现有养生产业从业人员的专业水平，特别是要为未来养生产业提供大量专业人才，只有通过养生学专业的确立和大规模的养生学系统教育才能实现。通过养生学科的确立和完善教育体系的建立，用现代

第六章 养生学的现代价值

科学理念和方法来系统培养各个层次的养生专业人才,既可以使现有各种养生产业的人才从知识水平和专业技能上得到提升和完善,同时也为未来的养生产业大发展提供人才基础。

首先,养生学的建立可以根据养生学的理论和技术体系,系统地培养养生专业人才。现代社会对人才的要求与古代社会完全不同,传统的师徒传授方式已经不能适应,因为师徒传授在理论和技术上必然带有更多的个人特性和经验特性,往往不系统、不完整。今天对人才在理论和技术上要求的完整系统性只能通过正规的学科教育体系来完成。对养生专业人才的培养来说,养生学所提供的完整系统的理论知识和技术操作体系是使完整系统的养生专业人才教育培训体系得以建立的基础。通过这种完整系统的教育培训体系的运行,才可能教育培养出现代社会所需要的养生专业人才,特别是高层次的养生专业人才。而社会所需要的大量养生专业人才更是需要通过大规模的养生学专业培养来完成。除此之外,别无他途。

其次,养生学的建立还有独特的教育产业价值。养生学是中国独特的科学与文化学科,所以当养生学建立起来的时候,也就意味着建立起了一个具有中国特色的与中医学平行的养生专业人才教育培养体系。养生学教育培养体系与中医学的教育培养体系一样,可以包括从初等的产业技术人才教育培训,到中等的专业养生师教育培养,到高级的养生学术专家教育培养,涵盖中等养生学校与养生专科学校、高等养生学院与养生大学等各个教育层次,由此形成一个具有中国特色的养生教育产业体系。这个体系不仅可以为国内养生事业培养各个专业、各个层次的人才,而且还可以为世界各国培养养生事业人才。从养生事业的内容来看,养生学教育体系的体量将大大超过中医学教育体系的体量,其产业经济价值和社会影响力也会更大。

第四节　养生学的中华文化价值

一、养生学的中华文化传承价值

在今天的中国，虽然传统文化在许多方面都有所传承，包括佛家、道家、哲学、文学、书法、绘画、音乐、中医等，但都有不完整之处，且佛家、道家又是属于宗教信仰范畴，在社会生活中受到诸多限制，中医也越来越背离传统而被西医化，其他文学艺术则都呈现支离破碎状态，难以完整系统地传承中华文化。养生学则更能够整合中华传统各家的思想文化精华，展现其生活的实践运用，而使中华文化获得一种更完整的载体形式和传承机制。其实，正如部分学者所总结的，中华文化在本质上是养生文化，就中华文化的三大支柱来说，儒家的修身养性，道家修心炼性，佛家的明心见性，无不显示养生的精神内核。其他如医家的治病疗伤，文人的吟诗作画等，都是围绕追求人的健康、幸福、快乐的养生主题。很显然，通过养生学及其理论与方法的运用及养生产业的发展，必然能为中华传统文化的传承找到一个良好的载体，使中华文化不仅能得到全面的继承，而且能让其得到现实的运用，展现出其巨大的当代社会价值。

二、养生学的中华文化运用价值

长期以来，中华传统文化都是被否定的对象，其传统的社会文化功用和科学技术功用被根本否定，加之现实制度的诸多限制，以致在今天的中国，中华文化成了一种纸上谈兵、无法运用的博物馆文化、遗产文化、僵死文化。如何将中华文化运用起来，使其成为一种活的文化，发挥它重要的现实文化与科学价值，这是摆在国人面前的一项重要的任务。要完成这个任务遇到的一个根本问题就是缺乏现实的社会平台和机制，佛家、道家受到限制，哲学面太小，文学艺术总显零碎，中医已经背离传统，毫无疑问，养生学及其实践运用就成为最好的，也是最为完整的传统文化社会平台和运用机制。借助养生学的建立，可以更完整地展现中华文化各种内容的精华，同时通过养生学的教育学习和实践运用，使中华文化在当代社会生活中得到真正的运用，并发挥其良好的现实作用。

三、养生学的中华文化软实力价值

中华养生文化包含了巨大的科学价值和文化价值，其无穷的魅力必然可以吸引世界各国人民的注意力；同时，各种养生方法的实际功效决定了养生产业具有广阔的海外市场潜力。很显然，随着养生学和养生产业被世界各国人民接受，其所展示的文化和科学魅力也必然有助于我国文化软实力的提升。这是因为养生文化是体现中国特色和价值的文化，所以养生文化产业的建立和发展不仅可以为世界人民提供良好的养生保健产品和服务，而且还可以将中国文化带给世界人民，让世界人民更好地认识中国文化和中国社会，增强其对中国文化和中国社会的认同度，增强中国文化的世界影响力，提升中国在世界上的文化软实力。

第二篇

总 论

第七章 养生学的哲学方法理论

要真正把握养生学,有几个基本的哲学方法理论是不能不了解的,它们是养生学整个思想理论的方法论指导,不了解和理解这几种哲学方法理论,就不可能真正把握养生学,更谈不上运用好养生学。这几个哲学方法理论就是道的学说、阴阳学说、五行学说、整体观学说。如果说道的学说由于主要在抽象的哲学宗教层面运用,人们认识比较一致的话,那么阴阳学说和五行学说则因为中医学的广泛运用而在今天备受争议。长期以来,许多人都将阴阳五行学说看作是中医学和中国传统养生学的基本理论,实际上这是一个根本的误解。阴阳五行学说在中医学和中国传统养生学中诚然有广泛的运用,但它并不是作为基本理论来运用的,而是作为方法论来运用的。因为很显然,阴阳五行理论不仅在中医学和中国传统养生学中有广泛的运用,在中国传统的其他领域也有广泛的运用,我们不能认为,阴阳五行学说既是中医学和中国传统养生学的基本理论,也是中国古代包括天文地理、政治经济等各种思想学说的基本理论,这是说不通的。其实,阴阳五行学说犹如我们今天的各种哲学在各个学术领域中的地位和作用一样,都是作为方法论存在的。道的学说、阴阳学说、五行学说、整体观学说是包括养生学和中医学的哲学基础,要真正把握养生学,就必须对它们加以了解和掌握,所以本章就对这四个哲学学说及其在养生学中的运用进行简要的阐释。

值得指出的是,传统养生学因为是在中国古代产生的,所以其哲学方法论也只能运用中国古代的哲学理论,而养生学在今天的发

第七章　养生学的哲学方法理论

展显然在哲学方法上需要拓展，亟需将有助于更好地指导养生学现代发展的各种现代哲学理论，如科学技术哲学理论、逻辑学等，吸收过来充实其哲学基础。这既可以提升养生学的哲学方法论水平，使其更为完善，同时也可以更好地克服原有哲学方法论上的不足。

第一节　道的学说

　　道的学说即道学，它是以老子和庄子为代表的道家所创立的，运用道的范畴来说明天地万物的本质和规律的学说。道的学说因为是从天地万物的最普遍、最共同的角度来阐释事物的本质和规律，因而在中国古代逐渐成为各种思想理论的共同哲学方法论，人们也从各自不同的角度来理解和诠释道的学说。在这里我们主要从道的基本内涵和基本性质两个方面来阐释道的学说的基本内容，并在此基础上阐释道的学说在养生学中的方法论运用。

一、道的学说的基本内容

（一）道——天地万物的本原和规律

　　根据道家的认识，人与天地万物一样都是由道化生出来的，也都遵循道的规律运动变化。"道"是天地万物的本原，世界上的一切事物都是由"道"产生的，并且是按照"道"的规律运动变化的，包括人和社会在内的天地万物都是道化生的结果。所以《道德真经》说："道生一，一生二，二生三，三生万物。"[1] 虽然"道"无形无象，但它却是天地万物之本，"大道无形，生育天地；大道无情，运行日月；大道无名，长养万物"[2]。道不仅是万物产生的本原，而且也是万物赖以存在的根据，宇宙世界首先是有了道，然后才有天地万

---

[1] 道德真经 [M]// 道藏：第 11 册．北京：文物出版社，1988：478.

[2] 太上老君常说清静妙经 [M]// 道藏：第 11 册．北京：文物出版社，1988：344.

物,即由道化生混沌之气,由混沌之气产生天地阴阳,再由天地阴阳产生包括人和社会在内的世间万物。老子说:"道生之,德畜之,物形之,势成之。是以万物莫不尊道而贵德。"[1]道使万物得以产生,德使万物得到蓄养,物使万物成形,环境之有利形势使万物能顺利成长,所以万物莫不遵循道的规律。如果不遵循道的规律,甚至逆道而行,事物就不可能产生存在下去;对各种事物来说,不遵循道的规律必然灭亡。这一点庄子说得非常明确:"道者,万物之所由也,庶物失之者死,得之者生;为事逆之则败,顺之则成。"[2]

万物既由道而生,由道而成,所以万物之理必由道,合道则生,合道则成。所谓合道,即合乎道,合于道,也就是在道的轨道上行事,在道的范围内存在与运动。合道,万物才有其化生存在之理,所以合道的就是合理的;如果不合道而悖道,万物则失去了产生存在的合理性,所以不可能产生存在,即使一时产生存在也必然中途夭亡。进而言之,所谓合道、合理者,即合于事物之法度也,所以合道、合理的就是合法的,合道、合理、合法则事物生灭有常,存用有度,规制有方,和谐之象也因之而呈现。从现代的角度来看,道家所谓的"道"其实是万物的本原、根源、本质、规律的根本概括,所以合道就是合乎事物的本质和规律,就是遵循事物的本质和规律行事。合道就是合理、合法。合道、合理、合法则万物因之而和谐,和谐则生灭有常;悖道、悖理、悖法则万物随之而乖逆,乖逆则生灭无度。故顺道以合道,则生生不息,和谐有常;逆道以悖道,则夭亡难测,乖戾失度。天地人因道而生成,因道而化灭,万物也因之而各有其位,各有其用,世间万物也因之而和谐共存,故和谐的根本在于合道、合理、合法。

虽然天地万物都是因道而生、因道而成,但对于宇宙间的各种

---

[1] 道德真经[M]//道藏:第11册.北京:文物出版社,1988:478.
[2] 陈鼓应.庄子今注今译[M]//庄子.北京:中华书局,1983:824.

第七章　养生学的哲学方法理论

事物来说又并非是完全一样的，它们除了具有道的共性之外还有其道的个性。所以对每个具体特殊的事物来说，它一方面是在天地之大道中产生存在，另一方面又通过其特殊的小道来体现独特的个性。事实上，也只有既遵循事物普遍的大道，又体现其特殊的小道的事物，才能在世界上正常生存、顺利发展，宇宙世界也才能和谐共存。故天有天道，地有地道，人有人道，如能各由其道，各顺其理，各则其法，则天地万物能因之而生，因之而成，浑然一体，和谐共存。

（二）道的基本性质

根据道家的认识，道的基本性质主要是以下四个：

1. 存在普遍性

根据道家的认识，道是具有绝对普遍性的存在，是无始无终、无边无际的存在，是无时不在、无处不在的存在。道的存在也是绝对的，道存在于宇宙的始终，它无始无终，无边无际；同时它也存在于宇宙的所有地方，它至大无外，至小无内。天地万物都由道化生，天地万物的运动变化也都由道决定，没有任何事物能离道而生，背道而成，宇宙万物都受道的制约。

2. 能力无限性

在能力特性上，道家认为，道具有作用能力上的无限性。道能化生万物，长养万物，运行万物，控制万物，是一切事物产生、存在和变化的根本力量。自然界的山川大地、河流海洋、花草树木、虫兽鱼鸟等的千变万化，人的生老病死的规律，家庭事业的兴衰，社会政治经济的发展，文化教育的进步，无不是道的产物，无不受道的制约和影响。

3. 决定万物性

在道家看来，道是万事万物产生存在的决定者，是万物运动变化的根本力量。天地万物都是由道化生的，天地万物的运动变化也是由道决定的，由道推动的，道是一切事物产生和存在的根本原因、根本动力,所谓"道生一,一生二,二生三,三生万物"[1]是也。

4. 事物本然性

因为天地万物都是由道创造和决定的,所以道家认为天地万物的本然状态就是道的本性在事物上的表现,即道性的表现。道家也将自然性看成是道的根本性质。《道德真经》说:"人法地,地法天,天法道,道法自然。"[2]可见,道的根本特性就是自然性,所以对天地万物来说,其自然的、天然的存在状态就是真正反映其事物道性的状态,而人为改变的状态则不是事物道性的自然状态,因而也是违背道性的状态,所以道家要求人们自然无为。

二、道的学说在养生学中的方法论运用

道的学说是中国古代各种理论学说的思想逻辑基础,并为其提供学理根据和方法论指导。对养生学来说,道的学说的运用主要体现在以下两个方面:

(一)用以说明养生的原理和规律

在中国古代,道既是天地万物的本原,也是天地万物存在变化的本质和规律的体现,人们只有把握了事物之道,才能知道怎样来处理相关的问题,并获得成功。对人来说,养生要获得成效,其理论和方法就必须符合养生之道,所以对养生的理论和方法的阐释必须按照道的本性和规律来进行,而且判断其理论和方法是否合理正确的基本标准也是看其是否合道,是否是在道的学说的指导下来加以阐释的。事实上,对养生来说,凡是体现道的本性和规律的理论和方法就是合理的、正确的,也一定是有效的;反之,那些背离事物道的本性和规律的理论和方法则是无理的、错误的,也一定是无效的,甚至是负效的。其实,养生学正是在道的学说的指导下,通

---

[1] 道德真经 [M]// 道藏:第 11 册. 北京:文物出版社,1988:478.
[2] 道德真经 [M]// 道藏:第 11 册. 北京:文物出版社,1988:476.

第七章 养生学的哲学方法理论

过探索天地宇宙之道、人体之道，进而揭示养生之道来展示养生的原理和方法，并构建起整个养生学的理论体系。很显然，没有道的学说，没有对宇宙万物之道的把握，没有对人体之道的认识和理解，养生学的完整理论和方法是不可能确立起来的，更不可能有科学合理有效的养生学体系。

（二）用以指导养生方法的使用

按照道的学说，理论和方法是统一的，而理论是道的体现，方法则是道的运用，只有道术一体，以道为本，以术为用，理论和方法才能发挥良好的作用。在养生学体系中，养生之道是对养生机理的根本揭示，养生方法则是养生之道的实际运用，而养生方法只有基于养生之道的原理，在养生原理的指导下加以运用，才能产生良好的养生效果。否则，不用养生之道来指导养生实践，道听途说，主观臆断，迷信法术，必然导致养生的失败，甚至导致害生的结果。所以用道的理论来认识和理解养生的机理，用养生之道的养生原理来指导养生方法的使用，是养生的根本要求。很难设想，如果不去探索养生之道，不在养生之道的指导之下，养生方法能有正确的运用，能产生良好的养生保健效果。

第二节　阴阳学说

阴阳学说是中国古代最重要的哲学理论，是关于事物阴和阳及其相互关系的学说。可以说，不知道阴阳学说就不可能理解中国传统的各种思想理论，当然也不可能理解养生学的理论和方法。

一、阴阳学说的基本内容

（一）事物的阴阳划分

阴和阳是中国古代哲学最重要的一对范畴。阴阳的最初含义是表示山峦对阳光的向背，朝着太阳光的一面为阳，背着太阳光的一面为阴。古代哲人认识到天地万物都存在着既相互对立又相互统一的关系，所以就用"阴阳"这个概念来概括天地万物两类对立的事物及其性质和作用，并认为阴阳的对立和统一是事物本身所固有的，是天地万物的基本规律。

在阴阳学说中，阴和阳既可以表示相互对立的事物，也可以表示一个事物内部所存在着的相互对立的两个方面、两种属性或两种作用。一般来说，凡是明亮的、运动的、外向的、上升的、温热的、雄性的、强壮的、活跃的，都属于阳；凡是晦暗的、静止的、内守的、下降的、寒冷的、雌性的、柔弱的、安静的，都属于阴。天地万物或万物的性质和作用都可以归入阴阳的范畴，并根据阴阳的相互关系来加以认识。以天地而言，天气轻清为阳，地气重浊为阴；以水火而言，水性寒而润下属阴，火性热而炎上属阳；以男女两性而言，男性强壮活跃属阳，女性柔弱淑静属阴，等等。值得注意的是，事物的阴阳属性并不是绝对的，而是相对的。这种相对性一方面表现为事物阴阳属性和阴阳程度是比较而言的，阴与阳都存在程度的差异，阴阳之中还可以进一步分阴阳；另一方面，事物阴阳在一定的条件下可以相互转化，阴可以转化为阳，阳也可以转化为阴。

（二）事物阴阳的相互关系

关于事物阴阳两个方面的关系，阴阳学说将其概括为阴阳对立、阴阳互根、阴阳消长和阴阳转化四种情形。

阴阳对立即指世界上的一切事物或现象都存在着相互对立的阴阳两个方面，而对立的阴阳双方因为其性质和作用的不同，它们之间存在着对抗、抑制和制约的关系。如寒与热、静与动、水与火等，它们之间是相互对抗、相互抑制的，寒可以消热，热可以去寒；静可以止动，动可以制静；水可以灭火，火可以蒸水。

阴阳互根是指阴阳两个方面是互相依存的，任何一方都不能脱

第七章 养生学的哲学方法理论

离另一方而单独存在。如上为阳,下为阴,而没有上也就无所谓下,没有下也无所谓上;热为阳,寒为阴,没有寒就无所谓热,没有热也无所谓寒;男为阳,女为阴,没有女人不可能有男人,没有男人也不可能有女人。总之,阳依存于阴,阴依存于阳,每一方都以其相对的另一方的存在为自己存在的条件。这就是阴阳互根。

阴阳消长是指事物阴阳之间的对立制约、互根互用并不是一成不变的,而是始终处于一种消长变化过程中的,阴阳在这种消长变化中达到动态的平衡。这种消长变化是绝对的,而动态平衡则是相对的。比如白天属阳为阳气所主,夜晚属阴为阴气所主,但整个白天的阳气和黑夜的阴气并不是都处在一个不变的水平,而是处在不断变化之中。从子夜到中午,阳气渐盛,阴气渐消,是为阴消阳长的过程;而从中午到子夜,阳气渐衰,阴气渐长,是为阳消阴长的过程。

阴阳转化是指事物阴阳双方在一定的条件下互相转化。其转化的条件主要是极和盛,所谓物极必反就是对阴阳转化条件的说明。比如,一年四季,从春天到夏天,是阳气渐渐上升的时期。到了夏至三伏天最热的时候达到阳气的极盛状态,自此阳气开始下降,阴气开始上升。到了冬至数九天最冷的时候,阴气达到极盛状态,自此阴气开始下降,阳气又开始上升。天地万物也是在这阴阳二气的不断消长转化中产生、发展、变化。在这里,如果说阴阳消长是一个量变过程的话,那么阴阳转化则是一个质变的过程。阴阳消长是阴阳转化的前提,而阴阳转化则是阴阳消长发展的结果。

根据阴阳学说的观点,天地万物及其性质都包含着阴和阳两个相互对立的方面,而对立的双方又是相互统一的,阴阳的对立统一运动,是一切事物发生、发展、变化及消亡的根本原因。《素问·阴阳应象大论篇》说:"阴阳者,天地之道也,万物之纲纪,变化之父母,生杀之本始。"[1]可见在阴阳学说看来,阴阳的矛盾对立统一运动是

---

[1] 二十二子[M].缩印浙江书局汇刻本.上海:上海古籍出版社,1986:880.

世界一切事物运动变化的根本规律，天地万物本身就是阴阳二气对立统一运动的结果。

二、阴阳学说在养生学中的方法论运用

（一）说明人体组成部分的性质特点

阴阳学说认为，人体是一个有机整体，人体各部分是阴阳的矛盾统一体。就人体本质构成的形、气、神来说，形（有形有状）为阴，神（无形无状）为阳；气则介于形神之间，与形相对为阳，与神相对为阴。以人体脏腑来看，五脏（心、肝、脾、肺、肾）属阴，因其功能以静藏为主；六腑（胆、胃、小肠、大肠、膀胱、三焦）属阳，因其功能以动泄为主。五脏之中又可根据其位置和功能特性分为阳脏（心、肺）和阴脏（肝、脾、肾），每一脏腑之中又可将其功能归为阳，而其结构归为阴。从人体部位来说，上部为阳，下部为阴；体表为阳，体内为阴；背属阳，腹属阴；四肢外侧为阳，四肢内侧为阴。此外，经络亦可根据其与脏腑的关系及循行的特点分为阳经和阴经。

（二）说明人体的生理和健康机制

养生学认为人体的正常活动是阴阳两个方面保持对立统一协调关系的结果，而人体的健康则是阴阳平衡协调的表现。人体的形气神、五脏六腑、经络等，既通过其阴阳属性和作用发挥在人体中的特殊功能，同时又通过它们之间相互制约、相互作用达到阴阳的协调，维持整个人体各方面的动态平衡和协调，使人体能健康存在和活动。比如在人体中，形体属阴，构成人体的物质结构基础；神气属阳，是人体功能活动的动力和人体行为的主宰，它们之间相互依存、相互作用，共同维持人体的健康存在。如果人体的形气神不能相互依存，相互为用，人体就会产生疾病失去健康，甚至威胁到生命的存在。

第七章　养生学的哲学方法理论

（三）说明人体的病理和失养机制

阴阳学说还被养生学用来说明人体的病理和失养机制，认为病理和失养的发生，是人体阴阳正常的平衡状态被打破的结果。根据阴阳学说，阴阳失衡、失调的表现形式可归纳为阴阳的偏盛偏衰及对另一方的累及，其基本的表现就是阴阳失衡、阴阳失调和阴阳不和。阴阳失衡包括阴阳偏盛、阴阳偏衰、阴阳互损等几种情况。阴阳偏盛包括阴偏盛和阳偏盛，是指在外邪作用下或本身机能病理性亢奋所致的阴或阳的任何一方高于正常水平的病变。《素问·阴阳应象大论篇》所谓"阴胜则阳病，阳胜则阴病"指的就是这种情况。阴阳偏衰包括阴偏衰（阴虚）和阳偏衰（阳虚），指阴或阳低于正常水平的病理变化。由于阳虚不能制约阴寒，可出现虚寒征象，即阳消阴长，"阳虚则寒"；阴虚无力制约阳热，可出现虚热征象，即阴消阳长，"阴虚则热"。阴阳互损指体内的正气，特别是阴液与阳气之间的病理关系，包括阴损及阳和阳损及阴。阴阳互损体现了阴阳互根互用关系的损伤，最终发展为"阴阳俱损""阴阳两虚"。

（四）指导人体状态的诊断和调养方法的选择和运用

由于养生学认为失养发生、发展的原因是阴阳失调，所以对于人体的状况，无论其情况如何复杂，都可以用阴阳学说加以诊断，并以阴阳学说为指导思想选择养生方法。养生学对人体状况诊断首先是辨别阴阳特性，并用阴阳来概括人体的基本状况。如肌肤色泽鲜明者属阳，晦暗者属阴；声音洪亮者属阳，语声低微者属阴；脉象浮、数、洪大者属阳，沉、迟、细小者属阴等等。通过对人体各方面表现阴阳属性的确定，进一步还可以判断人体表现的阴阳状况，比如阳盛、阴盛、阳虚、阴虚等。

在确定了人体表现的阴阳状况后，养生学进一步以阴阳学说来指导具体的养生调养，选择协调阴阳的各种养生方法。如对于热性体质的人来说，选择寒凉的食物、药物来进行调养；对于寒性体质的人来说，选择温热的食物、药物来进行调养；对于阳虚体质的人来说，选择温补的食物、药物来进行调养；对于阴虚体质的人来说，选择滋补的食物、药物来进行调养；如果是阴阳两虚的体质，则用阴阳双补的方法来进行调养。

在这里，阴阳学说将食物和药物的性味赋予阴阳属性，以说明其功用，并用以指导养生的临床使用。一般来说，寒、凉药属阴，温、热药属阳；味酸、苦、咸者属阴，味辛、甘、淡者属阳；具有收敛、沉降作用者属阴，而具发散、升浮作用者属阳。在临床用药时，可以根据人体体质的阴阳性质决定调养原则，再根据食物和药物的阴阳属性来决定具体的配方使用。

第三节　五行学说

五行学说可以理解为关于木、火、土、金、水五种基本元素的性质、特点及其相互关系的学说。五行学说也是中国古代重要的哲学学说，古人对许多问题的认识都是以五行学说为指导的，养生学对人体的认识也不例外，尤其是对脏腑的认识。

一、五行学说的基本内容

（一）事物的五行划分

五行，即是木、火、土、金、水五种元素或要素。就一般的理解来说，"木"是指草木、树木、植物，"火"指火焰、火热、温热，"土"指土壤、土石，"金"指金属，"水"指水液、液体。五行观念起源于《尚书》，其书记载："五行：一曰水，二曰火，三曰木，四曰金，五曰土。水曰润下，火曰炎上，木曰曲直，金曰从革，土爰稼穑。

第七章 养生学的哲学方法理论

润下作咸,炎上作苦,曲直作酸,从革作辛,稼穑作甘。"[1]它把五行概念从具体事物中抽象出来,将水概括为具有润下性质的事物,将火概括为具有炎上性质的事物,将木概括为具有曲直(疏泄)性质的事物,将金概括为具有从革(肃杀)性质的事物,将土概括为具有稼穑(滋生)性质的事物。从今天来看,"木曰曲直",实际是指树木的生长形态,为枝干曲直,向上向外周舒展,因而引申为具有生长、升发、条达舒畅等作用或性质;"火曰炎上",是指火具有温热、上升的特性,引申为具有温热、升腾作用;"土爰稼穑",是指土有种植和收获农作物的作用,引申为具有生化、承载、受纳作用;"金曰从革"是指"变革"的意思,引申为具有清洁、肃降、收敛等作用;"水曰润下"是指水具有滋润和向下的特性,引申为具有寒凉、滋润、向下运行的性质和作用。

在五行学说看来,天地万物都是由木、火、土、金、水这五种元素或要素构成的,由这五种元素或要素构成的事物不仅具有相应的性质和作用,而且还可以划分为相应的五种基本类型。事实上,古人正是根据五行的性质来划分天地万物的类型并认识它们的性质的(见表7-1)。

表7-1 事物五行归类

五行	木	火	土	金	水
方位	东	南	中	西	北
四季	春	夏	长夏	秋	冬
五色	青	赤	黄	白	黑
五味	酸	苦	甘	辛	咸
五志	怒	喜	思	忧	恐
五脏	肝	心	脾	肺	肾
五腑	胆	小肠	胃	大肠	膀胱
五官	目	舌	口	鼻	耳
五体	筋	脉	肉	皮毛	骨
五气	风	热	湿	燥	寒
五化	生	长	化	收	藏
天干	甲乙	丙丁	戊己	庚辛	壬癸
地支	寅卯	巳午	辰戌丑未	申酉	子亥

[1] 尚书:洪范[M]//上海古籍出版社.十三经注疏:上.上海:上海古籍出版社,1997:188.

（二）事物五行之间的相互关系

根据五行学说的认识，天地万物不仅存在五行的性质划分，而且五行之间还存在着密切的联系，而五行之间的联系又主要表现为相生和相克两种情形。所谓"相生"是指滋生、化生、促进，对被作用的一方来说是一种正面的积极作用；所谓"相克"是指克制、抑制，对被作用的一方来说是一种负面的消极作用。五行之间存在着相生相克的关系与规律，没有相生就没有事物的发生和成长，没有相克就不能维持事物在发展和变化中的平衡与协调。任何事物内部以及事物之间的关系都存在生和克的不可分割的两个方面，并且生中有克，克中有生，互为因果，相反相成，互相为用，推动和维持着事物的正常的发生、发展与变化。五行相生的规律是：木生火，火生土，土生金，金生水，水生木。五行相克的规律是：木克土，土克水，水克火，火克金，金克木。

二、五行学说在养生学中的方法论运用

养生学利用五行学说来解释人体的生理功能和健康状态，说明人体病理变化和失养机制，并指导人体调养方法的选择和运用。

（一）概括人体脏腑功能特性

古人运用五行学说来概括人体脏腑系统的功能与特性。如按照五行结构理论将人体的脏腑划分为五脏六腑，以此来阐释脏腑的功能作用与特性。如心属火，主血脉，主神明；肝属木，主疏泄；肺属金，主呼吸；脾属土，主运化；肾属水，主水，主气化，主生殖等。

（二）说明人体脏腑间关系

古人用五行生克关系理论来说明人体五脏六腑之间在生理上的相互关系。如从五脏相互之间的相生作用来看，肾水之精以养肝木，肝木藏血以济心火，心火之热以温脾土，脾土化生水谷精微以充肺金，肺金清肃下降以助肾水；从五脏之间的相克作用来看，肺气清

肃下降，以制肝阳上亢，肝气条达以疏泄脾土郁滞，脾气运化以免肾水泛滥，肾水滋润以制心火炎上，心气温煦以防肺金清肃太过。

（三）说明人体的病理改变和失养情况

古人也用五行学说来说明人体的病理改变和失养情况。如肝病传脾，即木乘土；而脾病及肝，即土侮木；而肝脾之间的相互病理影响，则为木郁土虚或土壅木郁。肝病影响到心，为母病及子；影响肺，即木侮金；影响肾，即子病及母。而根据五行理论也就可以判断人体的基本情况，尤其是病理变化和失养的情况。比如，患者面色发青，喜食酸食，脉弦，则可知为肝病；面色红，口中苦，脉洪大，可知为心火旺；痉挛拘急抽风，可知为肝风；全身水肿，小便不利，可知病在肾。

（四）指导养生方法的临床运用

养生学还运用五行学说来指导临床中养生方法的选择和运用。比如，养生学将食物和药物的性质按酸、苦、甘、辛、咸五味进行划分，并根据五味的特性作用说明其功效，然后在临床上根据每个人脏腑经络及气血津液的虚实状态，选择对应的食物和药物进行调理，以达到养生的效果。又比如，在具体的养生调养时，根据五行的相生相克原理，不仅要考虑失养的脏腑本身，还应根据脏腑之间的生克关系，从其他脏腑来进行调养。如根据五行"相生"规律，考虑采用虚则补其母、实则泻其子的调养原则等。

第四节　整体观学说

一、整体观学说的基本内容

所谓整体观就是强调事物和对象的各个部分、各个环节具有相互的联系性、统一性和完整性的观念。在中国传统中，强调整体是一个基本的特点，不管是人体，还是自然事物、社会事物，乃至整个世界，都将其看成是一个相互影响、相互作用、不可分割的整体。与养生学相关的传统整体观学说的内容主要如下：

（一）形气神一体或性命一体

与养生学相关的整体观的基本内容首先表现在它对人体本质的认识上所主张的人体是形气神的统一的观点。在对人体本质的认识上，养生学认为人体不仅有形体存在，而且还有气和神存在，三者缺一不可，是形气神的统一体。对人体来说，形气神三者都是不可或缺的，只有三者的有机统一才能形成活生生的人体存在；如果人体形气神三者的统一关系解体，形气神分离，人体也就消亡。根据养生学的认识，在人体中，形是气的基础，气是神的基础；同时，神对气有主导作用，气对形有主导作用。现实的人体正是通过三者的这种基础与主导关系构成了一个有机的整体。如果三者出现了异常，导致形气神之间和谐统一关系的破坏，人体就会产生疾病；如果进一步发展，形气神无法维系其统一关系而分离，人体也就随之解体而趋向死亡。

在养生学对人体的认识中，形气神一体也可以表述为性命一体。在这里，命指生命，按照养生学的认识，命是形与气的统一，其中，形是命的结构和过程的实在基础，气是命的动力和机能表现，命既离不开形，也离不开气；性则是指心性，也就是精神意识。对人体来说，命是性产生存在的基础，性对命有控制主导作用，二者是一个有机的统一体。在这一点上，性命的统一也就是现代观念上的生理与心理的统一，身与心的统一，生命与意识的统一。

（二）脏腑一体

整体观的基本内容的第二个重要方面是其脏腑理论所体现出的人体在功能结构上的统一性，即脏腑一体性。在对人体功能结构的认识上，养生学将整个人体的功能系统概括为以五脏为核心的脏腑系统，并提出了独具特色的脏腑理论。养生学认为，人体是由脏腑组成的，

第七章 养生学的哲学方法理论

脏腑是人体功能的承担者，人体在功能结构上就是由五脏六腑系统尤其是五脏系统构成的有机整体。具体来说，人体的各种功能活动就是由肝、心、脾、肺、肾五脏来承担的，它们各司其职，共同完成人体的各种功能活动，以保证人体的健康生活。脏腑在实质上是一种功能系统的概括，而机体的功能活动又必然是以专业化分工的方式进行的，作为完整的人体，其各种功能活动又必然是相互关联、相互依赖的。很显然，任何一个脏腑都不可能完全独立地完成其功能活动，都必然在某些方面依赖其他脏腑的功能支撑，并通过脏腑间的协助完成功能活动，整个人体的功能活动也不可能在失去某一脏腑功能支撑的条件下而正常进行。所以，人体的各脏腑系统是一个互相关联、互相依赖、互相影响的有机整体，相互之间是不可分离的。如果失去了某一脏腑功能或其功能出现障碍，必然影响到其他脏腑功能的正常进行，进而影响到整体人体功能的进行而危及其生存。

（三）经络一体

养生学整体观的基本内容的第三方面为人体经络在作用上的密切联系性和不可分割性，即人体的经络一体性。经络理论是养生学的重要组成部分，它揭示了人体的各个部分是通过经络联系起来的一个有机整体。人体各部分之所以能组成一个有机的整体，就是因为人体有经络作为信息联络的通道，并通过将信息传输到身体的各个部分，使各部分能与其他部分保持一种协调一致的状态。人体的各个经络是相互贯通的，各种经络共同构成一个维持人体各部分正常信息联络的完整网络系统，所以人体的经络系统也是一个有机的整体，也正是经络的整体性保证了人体结构和功能存在的整体性。如果失去了经络对人体各部分信息的联络作用，或信息传输在经络中受到阻碍，那么人体的相关部分就得不到必要的信息控制，其功能活动就会出现障碍，其与人体其他部分的正常关系就会被破坏，进而人体的整体性也会受到破坏。

(四)天人一体

养生学整体观基本内容的第四方面表现是它所主张的天人一体观。养生学认为,人体与外部自然环境是一个统一整体,人体与环境是相互影响、相互作用、不可分割的。一方面,人体的生存和活动依赖于环境为其提供适宜的条件,并受各种条件的制约;另一方面,环境也受到人体活动的作用,人可以控制环境,改变环境,影响环境。养生学认为,人与天地相参也,与日月相应也,人体与外部环境是相互影响、相互作用的,天与人是相互感应的,人体的产生存在离不开外部环境,外部环境时刻影响着人体,人体要获得健康长寿,就必须和顺自然,与环境达到协调一致,以避免环境对身体的伤害。所以要真正认识人体的生理病理,还必须把握人体与环境的关系,从人体与环境的相互作用去把握人体的各种规律。

(五)人我一体

人不仅与自然界是一体的,人和他人、和整个社会也是一体的。从社会的角度来看,人体存在既是一种需要社会其他成员为其提供物质资源的肉体存在,也是一种具有精神生活需要和价值追求的存在,而精神生活和价值追求则又必须通过他人的精神存在和对其接受来得到确认。对一个人来说,如果没有他人的存在和作用,不仅作为生命体的人无法产生存在,作为精神价值性的社会的人更无法形成和存在,人的精神生活和价值追求也无从体现,更不可能有真正精神健康的社会人存在。所以人必须在与他人的交往中,在与他人的相互联系和作用中维持其存在,维持其身心健康的生活。

二、整体观学说在养生学中的方法论运用

(一)指导对养生机理的认识

养生学对整体观的方法论运用首先是用它来指导对养生机理的整体把握,提示人们认识到人体各部分、人体与自然环境、个人与

他人、个人与社会在养生机理上的内在联系,看到它们之间的相互影响和相互作用,避免用孤立的眼光来看待养生的各种问题。如整体观强调在人体的本质构成上,养生不仅要注重形气神各个部分的调养,还需要看到形气神之间的紧密联系和相互影响,认识到还需要从形气神的相互关系来调养人体。又如在面对自然环境上,整体观强调人天一体,养生要注重自然环境的气候、动植物存在、土壤、水、空气等因素对人体的影响,同时也要看到人类活动对自然环境影响带来的问题。

(二)指导养生方法的运用

养生学对整体观方法论运用的另一个方面是指导养生方法的系统运用。由于养生方法多种多样,而且往往都具有针对性,所以必须基于每个人体的特殊情况和整体的情况来加以选用。同时,人体各部分、人体与自然环境、个人与他人、个人与社会都是一体的,都是具有密切联系的整体,虽然各种养生方法都具有针对性,但其运用又必然影响到人体的其他方面乃至整个人体,所以按照整体观的要求,必须从整个人体来考虑方法的选用,而且需要强调多种方法并用和系统运用,避免长期使用单一方法,也要避免杂乱使用各种方法,这样才能取得良好的养生效果。

第八章　养生学的方法论特点

作为具有中国本土特色的养生学体系，根据作者的考察，养生学在方法论上具有六个方面的特点，这六个特点是：研究对象的形气神三元性、功能主导性、现象类比性、整体统一性、主客一体性和自然顺道性。本章将对养生学在方法论上的这六个特点做一个简要的讨论，并阐述其在今天科学技术研究中的重要价值。

第一节　形气神三元性

科学研究对象是与其对世界基本认识的世界观决定的，有什么样的世界观就有什么样的研究思路和研究方法。养生学的世界观与中国古代的哲学世界观实际上是一脉相承的，这种世界观是一种多元世界观。这种世界观认为，世间的万事万物都是由形、气、神这三种基本元素构成的。根据养生学的认识，整个现实世界是由三种基本的事物构成的，这就是物、命和人。其中，物是由单纯的形体构成的，命是由形和气构成的，而人则是由形、气、神构成的，整个世界则是各种物、命和人组成的整体。

正因为养生学认为现实世界的万事万物都是由形气神构成的，因此在对各种事物的认识和研究上就必须根据不同事物的本质构成从形气神三个方面及其相互关系来加以考察和研究。具体来说，对物的东西需要从形的方面加以考察，对命则需要从形和气两个方面及其相互关系加以考察，而对人的研究则需要从形气神及其相互关

第八章　养生学的方法论特点

系加以考察。特别是对人的认识和研究需要从三个方面来加以考察：一是人体的形体结构及其物质过程，二是人体的气的组成及其功能作用，三是人体的神的特性及其功能作用。同时，对养生学来说，人体研究不仅要对人体形气神三个方面的具体内容分别进行考察，而且还要考察人体形气神之间的相互联系、相互作用的具体途径和具体机制。仅仅研究人体形气神的某一方面或孤立地研究人体的某些方面都不够的，这种研究也很难说是真正有价值的研究。

在这一点上，养生学与现代科学是根本不同的。现代科学坚持的世界观是一种物质一元世界观，这种世界观认为世界上万事万物都是由物质（包括能量）构成的，事物的产生和运动变化无非是物质元素的聚散、运动。除了物质，世界上不可能有任何其他东西。既然世界是由物质构成的一元世界，所以根据这样的世界观，对世界上包括人体在内的各种事物的研究也就只需要从物质方面进行就可以了。只要把握了其物质构成及其运动变化规律，其本质和规律也就自然把握了。我们不能否认现代科学在对物质世界认识上取得了远比养生学大得多的成就，然而它在对整个世界，尤其是对人体的认识上是否准确则有待商榷。现代科学在人体认识上遇到的一个突出问题是如何在方法上将人体与其他非生命体和生命体区别开来的问题。因为按照这种世界观，是根本无法说明人体与其他生命体和非生命体的区别和联系的。事实上，根据作者的研究，养生学将人体看成是形气神的统一的观点是一种更合理也更科学的观点，因为这种观点不仅揭示了人体的本质特性，而且还阐明了人体与其他生命和非生命的区别和联系。自然，从形气神三个方面及其相互关系来研究和把握人体的方法，也是一种比单纯从物质方面研究人体更科学的方法。

第二节 现象类比性

在构建理论的基本方法——抽象和概括上,养生学与现代科学是有所不同的,养生学运用的基本方法是现象类比,而现代科学则是运用逻辑推演。所谓现象类比,即通过对研究对象外在表现的考察,并将其与其他所熟知的现象规律的比较来寻求对象运动变化规律的认识的方法。现象类比方法是养生学在其科学技术研究中所采用的一种基本方法,其理论建构在很大程度上也是借助这种方法来完成的。比如养生学对人体认识最重要的形气神理论、脏腑理论以及养生修仙最重要的外丹理论和内丹理论,就是在阴阳五行理论和形气神理论的指导下,借助现象类比方法建立起来的。比如人体形气神理论的提出就是类比于现实世界的各种事物存在和表现特性而完成的。比如对人体的形和精的特性和功用的认识就是类比于人们生活的周围世界的各种物体及其变化的特性而确立起来的,对人体气的性质及其功能的认识则是从大气的特性及其变化规律类推得到的,而对人体神的认识则是类比于各种无形无象、变化莫测的事物以及一国之君的特性和权力而形成的。在现象类比方法的运用上,脏腑理论的建构最为突出。事实上,"脏腑"最初通常用"藏象"描述,《素问》中有《六节藏象论》一章就是专门讨论人体脏腑的。何谓"藏象"?唐代王冰注曰:"象谓见于外,可阅者也。"[1] 明代张景岳说得更明确:"象,形象也。藏居于内,形见于外,故曰藏象。"[2] 可见,脏腑并不是对人体内部脏器的直接描述,而是对内部脏器表现在外的征象的反映和概括。当然,这些征象也不可能是内部器官的直接显现,而只能是内部器官的生理活动及其病理变化的外在反映。

---

[1] 道藏:第 21 册 [M]. 北京:文物出版社,1988:49.
[2] 张介宾. 类经:上册 [M]. 北京:人民卫生出版社,1980:33.

第八章 养生学的方法论特点

事实上脏腑理论也正是通过对人体内部脏器的生理活动及其病理变化的外部征象的类比分析和概括（尤其是五行类比分析和概括）而形成的。当然，这样得到的东西也只能是对脏腑的功能活动现象及其变化的认识，不可能是对内脏器官形态结构的直接描述；所以我们说脏腑理论是有关脏腑功能系统的理论，而非实体内脏器官的理论。现象类比方法作为理论建构的基本方法在养生学的外丹理论和内丹理论中有更突出的表现。外丹术的理论基础就是所谓的"假求外物以自坚固"的原理。《抱朴子内篇》说："夫金丹之为物，烧之愈久，变化愈妙。黄金入火，百炼不消，埋之，毕天不朽。服此二物，炼人身体，故能令人不老不死。此盖假求于外物以自坚固，有如脂之养火而不可灭，铜青涂脚，入水不腐，此是借铜之劲以扞其肉也。金丹入身中，沾洽荣卫，非但铜青之外傅矣。"[1]《张真人金石灵砂论·黄金》云："黄金者，日之精也。为君服之，通神轻身，能利五脏，逐邪气，杀鬼魅。久服者，皮肤金色……古人曰，食金如金，食玉如玉。金之性坚，煮之不烂，埋之不朽，烧之不焦，所以能生人。药金服之，肌肤不坏，毛发不焦，而阴阳不易，鬼神不侵，故寿无穷也。"[2] 可见，养生学对外丹能使人长生的原理并不是从外丹作用于身体的内在机制来加以说明的，而是类比于金属在现实中的坚久不坏性，以为它进入人体后即可将这种坚久不坏性转移在人体而使人成为长生不死的神仙。至于内丹理论，则又是借助人们对外丹烧炼的认识，运用外丹的原理和方法进行现象类比，并结合对人体精气神的认识而确立起来的。

与养生学的现象类比不同，在抽象方法上，现代科学更多的是在观察和实验的经验材料基础上运用逻辑推演的方法来建立它的理论和方法。比如西医学对人体基本认识体现在人体解剖学和人体生

---

[1] 王明. 抱朴子内篇校释：增订本 [M]. 北京：中华书局，1985：71-72.
[2] 道藏：第19册 [M]. 北京：文物出版社，1988：5.

理学，这些都是基于对人体的系统考察和研究，以一种逻辑推演体系构建起完整系统的理论认识。而整个医学体系则又是根据对人体的基本认识到人体生理病理的认识再到诊断、治疗的理论和方法这样一个逻辑思想结构建立起来的。西医学理论体系的逻辑推演性与其他的逻辑体系一样，都强调概念和命题的清晰性、推理的逻辑层次性与思想严密性，而整个问题把握则要求保证逻辑的统一性和一致性。正因为西医学是基于逻辑推演而建立起来的，所以也就保证了其在理论和方法上更具有思想的清晰性和逻辑一贯性，也更能从其基本的理论和方法推演到具体的临床技术应用。而养生学因为运用现象类比来建立理论，其概念和命题往往不甚清晰，思想理论的逻辑性必然显得不足，也很难看到从基本理论到实践应用的清晰思路，更无法显示整个理论和方法的逻辑完整性、一贯性和统一性。在这一点上，也正是包括西医学在内的现代科学优于传统养生学的一个重要方面。

第三节　功能主导性

在养生学对现实世界各种事物的研究中，有一点是很明确的，即始终是围绕对象的各种功能活动及功能活动的调整训练来进行的，而不是围绕形态结构和结构的修补来进行的。这种以功能研究为中心，围绕功能活动来考察对象的各个方面的研究方法就是功能主导方法。在养生学中，对各种事物的研究基本上都是以其产生存在的意义和价值为主导和中心的，尤其是对人体的研究更是如此。比如对人体，不管是形气神的研究，还是脏腑的研究，抑或对经络的研究，基本上都是运用功能主导方法进行的，所以我们在养生学中所见到的有关形气神、脏腑和经络等的理论都更多地表现为一种功能概括理论，而不是结构描述理论。比如养生学的形气神理论，

第八章 养生学的方法论特点

并不是围绕形气神的各种存在结构及其变化特性来加以阐述,而是围绕其所具有的各种功用来加以阐述的。脏腑理论更是如此。事实上,养生学的脏腑理论并非是基于对人体的各种实体组织器官的解剖观察而建立起来的,脏腑也不完全是对各种实体器官及其功用的描述和说明。其实,养生学的脏腑在本质上是对基于人体各组织结构基础上的各种功能系统的概括和说明。在养生学看来,脏腑是人体功能的承担者,人体在功能结构上就是由五脏六腑系统尤其是五脏系统构成的有机整体。具体来说,人体的各种功能活动是由肝、心、脾、肺、肾五脏来主导的,它们各司其职,共同完成人体的各种功能活动,以保证人体的健康生活。以今天的观点来看,虽然五脏也有它的结构基础,但在实质上五脏并不是一种以独立的形体结构为单元的存在,而是以功能活动为单元的存在,心、肝、脾、肺、肾实质上是人体的五大功能系统。正因为如此,所以五脏的心、肝、脾、肺、肾才不能等同于解剖学上具有独立结构的心脏、肝脏、脾脏、肺脏和肾脏。事实上,养生学的心应该看成是具有完成精神意识功能和血液供给功能等的功能系统,肝、脾、肺、肾则是完成人体其他相应功能活动的功能系统。可见,五脏都是具有不同功能的系统或体系,这种系统或体系显然已超越了某个单一的形体结构单位,而是包含多个形体结构单位相互协作的系统。

形成这种研究上的功能主导性,既有古代养生学在研究方法上的局限性原因,但更重要的还是认识问题在出发点和目的上的实际需要的原因。在思想体系和研究方法上的功能主导性是中国古代思想理论的一个重要特点,是养生学区别于也是优越于西方传统科学的结构主导性的一个突出表现。西方科学的结构主导方法强调的是从有形结构去考察对象,认为只有把握了结构才能根据结构理解其功能,其对对象功能的考察完全是基于结构的推演。很显然,这种方法所适合的研究对象主要是具有独立结构的对象和静态的对象;

超越独立结构也就是涉及多种独立结构的功能活动的研究，对它来说是困难的。所以这种方法对包括生命体和人体在内的活体或系统存在的研究来说，很难说是科学的。

事实上，也正是由于功能主导方法的运用，使养生学更科学地揭示了生命和人体的各种系统构成，尤其是从脏腑的角度更科学地揭示了人体横向功能系统的实质。虽然养生学只是从总体上揭示了作为人体功能系统的脏腑的实质和基本功能，然而它却在理论上展示了作为一种程序系统的人体功能系统不同于解剖学实物结构系统的根本特性，这对我们从本质上把握人体功能系统具有十分重要的意义。在今天，科学的发展已经越来越显示，机体的功能活动是以一种超越结构单位的系统质的方式产生存在的，那种以独立的物质结构单位为基础来认识和理解机体功能活动的方法具有无法克服的局限性；而要克服这种局限性，就必须确立以功能程序系统为中心的研究方法。这也显示养生学的形气神理论、脏腑理论、经络理论以及养生原理和方法理论等是认识和把握人体各种功能活动的实质和规律的十分有价值的理论。如果考虑到养生的目的是增强人体的健康机能，功能主导方法强调对各种功能的调整训练及各功能活动间的协调训练，比之结构修补更有利于人体健康能力的增强，由此也更能看出这种方法的优越性。这是因为要保持人体功能的正常，就必须对人体的各种功能活动进行演练训练，并对功能活动中存在的问题和不足进行调整，以避免在实际解决问题的功能活动中出现各种问题。如果平时缺乏必要的训练和调整演练，到解决实际问题的时候，就很难保证不出现问题。

第四节　整体统一性

养生学中的整体统一性是指养生学在面对其对象时强调对象是

第八章 养生学的方法论特点

一个完整统一的整体,虽然对象是由各个方面或部分组成的,但这各个方面或部分是不可分割的,一旦各个方面或部分从整体中分离出去,作为整体的对象就不复存在,部分也不再是作为对象有机构成的部分。养生学对对象存在的整体统一性的重视,必然使其在研究方法上强调从整体上来认识和把握事物的各个方面。比如在对人体的认识和研究中,养生学就始终把人体看成是形气神的统一和五脏六腑的统一。在养生学看来,人体不仅是由形气神组成的,而且形气神三个方面是紧密相连、不可分割的,人体是形气神的有机统一,所以认识人体也必须从形气神及其相互联系中加以认识和把握。同时,人体又是由五脏六腑构成的统一体,认识人体不仅要分别把握各个脏腑,而且还必须从各个脏腑的相互联系、相互作用中来加以考察。事实上,养生学从纵横两个方面真正实现了对人体完整而系统的把握。养生学不仅从纵向的本质结构上揭示了人体存在的根本特性,而且从横向功能系统——脏腑的角度阐明了人体功能活动的特性,从而实现了对整个人体的完整系统认识和把握。

养生学对事物存在整体统一性的强调不仅表现在对一个事物自身各方面的认识上,而且还体现在一个事物与其环境关系的认识上。根据养生学的认识,事物不仅自身存在是一个有机的整体,而且其与环境各种事物之间也是一个有机的整体。比如对人体来说,不仅人体内部的形气神和脏腑是一个有机的整体,而且人体与外部环境也是一个有机的整体,人体与他所处的外部环境是不可分割的,人体与外部环境的各种事物之间是相互影响、相互作用的,天与人是相互感应的。一方面,人体的产生存在离不开环境的各种事物;另一方面,环境的各种事物也时刻影响着人体。人体要获得健康长寿,就必须和顺自然,与环境达到协调统一。所以养生学认为要真正把养生做好,还必须把握人体与环境的关系,从人体与环境的相互作用去把握人体的各种养生规律。

养生学方法论上的整体统一性与西方科学思想中重视局部分析是有明显区别的。根据现代科学的理念，事物最根本的性质决定于构成它的各种物质元素的组成与结构，所以研究事物的根本方法就是去探寻构成事物的各种物质元素及其组成方式，而且越是微观元素构成越能反映事物的根本性质，科学研究的任务就是揭示研究对象的物质元素构成，并以揭示研究对象的最微小或最基本的元素构成为最终的目标。很显然，西方科学重视的是结构的微观分析，在人体研究中则强调以解剖学为基础，以局部的结构解剖分析为基本的研究方法，所以它在方法上必然会出现忽视整体的倾向。而养生学重视的是功能分析，在人体研究中的着眼点是作为功能表现的形气神和脏腑经络，因而其在方法上也就自然会倾向于整体的相互影响。在今天来看，重视功能整体在人体研究中应该是更科学、更有实际意义的研究方法。

第五节 主客一体性

所谓主客一体性是指主观意识与客观存在的一体性或同一性、一致性。在主客一体中，主观离不开客观，客观离不开主观，主观影响客观，客观影响主观，主观即客观，客观即主观。养生学在方法论上的主客一体性主要反映在养生学对人体的认识和研究上所强调的形（精）、气、神或命与性的同一性、一体性或一致性。养生学认为，在人体的存在中，作为客观存在的形、气或命与作为主观存在的神或性是同一的、一体的，形、气或命是神产生存在的基础，但神或性对形、气或命有主导作用，所以客观的形、气或命可以通过主观的神或性的意愿和作用去加以改变，主观的神或性也会因客观的形气或命的影响而变化。在某种程度上，人体的精神意识产生什么样的意愿和作用，就能引导其生命活动发生什么样的改变，或

第八章　养生学的方法论特点

向某个目标进行，这是主观对客观的统一；反过来，人体的生命活动的某种状态也会影响精神意识的状态，健康的体格往往使人的精神意识保持健康，这又是客观对主观的统一。所以在养生学的人体观上，必须看到形气神或命与性的统一性和一致性，充分意识到神即形气也，形气即神也，命即性也，性即命也，并从形气神或命与性的一体性关系来看待人体的各种问题。很显然，在养生学看来，养生的目标也需要通过人的精神意识的主观意愿和努力才能加以实现。养生学主张"我命在我不在天"也正是这一主客一体性思想的反映。养生学的主客一体性最突出的表现是在内丹学中。在内丹修炼中，养生学主张以主观的精神意识修炼为核心，以神领气，以气领形，最终达到神对气和形的绝对统一，实现神对精和气的扬弃而精气神合一的金丹目标。整个内丹修炼都集中体现了神（性）的核心地位和对形气（命）的主导作用，而其修炼过程中的种种效验则是主客一体性的根本体现。

养生学的主客一体性与当代自然科学的客观实证性要求是完全不同的。在当今科学研究中，对象的客观性是其一个基本的要求，也是一个基本的信念，即凡是作为研究的对象必须具有不依赖于研究者的客观存在性。这一点既是科学研究避免研究者人为主观影响的基本保障，同时也是研究成果能给予客观检验的基本要求。这一观念应该说在人体之外的科学研究中是必要的，也是可能的；然而当科学发展到对人本身的研究的时候，这样的观念就很难在科学研究中彻底贯彻下去。更进一步说，要求在对人的研究时将对象完全客观化也必然导致将作为研究对象的人的非人性化，这种非人性化的人体科学研究也必然走向科学的反面。事实上，如果说对人体之外的存在物可以而且应该坚持对象的客观性，那么当科学走向对人体的研究的时候，则应该坚持主观与客观的统一性。这是因为，人体存在既包括物质和信息或者生命，而且还包括意识，其中物质和信息或生命的存在具有客观性，所以对其研究也应认定其存在的客观性；而意识的存在则具有主观性，对其研究自然也不能仅从客观角度来加以认定，而必须考虑其主观的因素。同时，人体的生命活动也会受到意识的影响，而意识活动也必须以生命活动为基础，二者紧密相关，相互影响，所以在人体的整体研究中，不可能有所谓的绝对客观和绝对主观，而必然是客观与主观的统一。由此我们也可以看出，养生学的主客一体性恰恰反映了当今科学在由非生命科学和生命科学向人体科学发展、演进时的一个重要的方法论转变趋势。

第六节 自然顺道性

养生学在养生上主张道法自然，顺其自然，反对人为造作，认为自然是道的本性的体现，所以对事物来说，按自然的本性和进程产生存在的东西就是合道的东西，而人为造作的东西、想当然妄作妄为的东西则是不自然、不合道的东西，也是应该避免的东西。在技术方法上，养生学主要采用天然食物和药物、针灸、按摩、调摄、导引、调神、房中、内丹、禅定等进行养生。其技术方法首先要强调自然性，所运用的各种方法大多是基于自然存在物和事物的自然属性来加以运用的。尤其是食物和药物，不管是植物材料、动物材料还是矿物材料，都是自然界本身存在的东西，而不是人工的东西，对它们不过是做一些加工炮制，并没有从根本上改变药物的基本性质。即使是内丹修炼，养生学也是强调运用人体自身所具有的精气神。运用自然方法进行养生修道的一个最大优越性就是它的不良反应较小，因为人体在长期的进化过程中已经对它们具有了较大的适应性和耐受性，不会对人体产生大的伤害。同时，包括自然食物和药物在内的各种养生方法能提供多方面的成分和作用，能在调养过

第八章　养生学的方法论特点

程中产生综合性的效果，可以避免出现人体结构和功能活动上的偏向和失调。

与养生学相比，现代科学技术解决各种问题时在思想理论和技术方法上都更倾向于采用非自然的人工途径和人工手段。西医学在解决人体疾病时常用的手术方法和化学合成药物及人工提纯生物药物的使用就是一个突出的表现。尤其是在药物的使用方法上，西医更是从过去的口服发展到了针管注射和静脉输注，静脉输注甚至已经成为一种常规方法。很显然，西医学所采用的非自然技术方法对人体来说其适应性是较低的，因而其负面作用也更为明显。同时，其药物和方法的单一作用虽然具有发挥快速的优点，但也更容易导致人体结构与功能的失调、失衡，引起一系列新的问题。而在这一点上养生学自然合道的思想理论和技术方法不仅更为安全，也更有利于人体功能的调理及疾病的自然消除。而且在处理其他各种自然界的环境和生态问题及社会的发展和治理问题上，养生学的自然顺道思想和方法也更合理更有效。

第九章　形气神与性命——人体的本质结构

养生学是关于人体的身心与生活调养的学问，所以要真正从理论和方法上找到科学的养生规律，就必须对人体有根本的认识，也就是要从根本上把握人体的本质特性。中国古人之所以能确立起一套完整的养生学体系，就在于它对人体的本质有其独特的科学把握，并在此基础上提出了完整的养生原理和方法。

本章将首先讨论养生学对人体本质的认识，并通过对构成人体的形、气、神和命与性的基本内容及其在人体中的作用以及它们的相互关系的分析，从根本上认识和把握养生学的人体本质观，并为对养生原理和方法的认识和把握提供理论基础和方法论指导。同时本章还将进一步阐述养生学对人体本质构成的现代研究，并揭示传统认识与现代研究的高度一致性，由此展示传统养生学对人体本质认识的科学性和合理性。

第一节　人体在本质上是形气神或命与性的统一

在中国，人们探索人体自身的历史可以追溯到两千多年以前。古代先哲们对此还提出了许多深刻的认识和见解，例如战国时期的稷下道家学派就认为："凡人之生也，天出其精，地出其形，合此以为人。和则生，不和则不生。"[1] 在这里，"精"是指精神，"形"是

---

[1] 管子：内业 [M]// 缩印浙江书局汇刻本．二十二子．上海：上海古籍出版社，1986：155.

第九章 形气神与性命——人体的本质结构

指形体，可见对稷下道家学派来说，人体的产生是精神与形体结合的结果，而人体的本质则是精神与形体的统一。精神与形体相和合，人体就产生；精神与形体不相和合，人体则死亡。

道家的另一位杰出人物庄子又提出："人之生也，气之聚也。聚则为生，散则为死。"[1] 在他看来，人体是由气这种万物本原的微小物质构成的，气聚合就产生出人体及其生命，而气消散则人体及其生命也就随之死亡。可见庄子是把人体及其生命活动看成是一种气的聚合运动。

同一时期的荀况还考察了非生命、生命和人体的区别。他指出："水火有气而无生，草木有生而无知，禽兽有知而无义；人有气、有生、有知，亦且有义，故最为天下贵也。"[2] 根据他的认识，水火这些非生命物体中只有气这种微小物质存在，因而它们没有生命；草木植物虽然有了生命，但还没有知觉，不能感知；禽兽动物尽管有了感知，但还没有像人那样具有"义"这种高级的社会性思想价值意识活动；只有人体，不但在其活动中表现出有气、有生、有知，而且有义，所以人是最可宝贵的。在这里，荀子不仅揭示了人体的本质特征，而且还指出了人体与非生命和生命（植物和动物）的本质区别。

关于人体本质的最完整说明首先出现于汉初具有浓厚道家色彩的《淮南子》一书中，该书明确地提出了人是形气神的统一体的思想。它说："夫形者生之舍也，气者生之充也，神者生之制也。一失位则三者伤矣。是故圣人使人各处其位守其职，而不得相干也。故夫形者，非其所安也而处之则废；气不当其所充而用之则泄；神非其所宜而

---

[1] 庄子：知北游 [M]// 缩印浙江书局汇刻本．二十二子．上海：上海古籍出版社，1986：61．
[2] 荀子：王制 [M]// 缩印浙江书局汇刻本．二十二子．上海：上海古籍出版社，1986：306．

行之则昧。此三者，不可不慎守也。"[1] 显然，根据《淮南子》的认识，形体是人产生存在的物质基础，气是人体生命活动的动力和源泉，神则是人体生命活动的控制和主宰，人离不开形气神的任何一个，人是形气神的统一体。在人体中，形气神三者各处其位，各司其职，缺一不可；如果三者缺其位，乱其职，失去其和谐统一的关系，人的正常存在就会受到影响，如果三者分离，就导致人的死亡。

中国最早的医经《黄帝内经》则从医学的角度更具体地阐述了人是形气神的统一体的观点。它说："黄帝曰：何者为神？岐伯曰：血气已和，营卫已通，五藏已成，神气舍心，魂魄毕具，乃成为人……百岁，五藏皆虚，神气皆去，形骸独居而终矣。"[2] 在《黄帝内经》看来，作为人，不仅要具备脏腑血脉之形体，而且还要具备营卫之气和魂魄之神，只有形、气、神三者的有机统一，才能成为活生生的人。否则，没有脏腑血脉之形体，人就会失去其形态和结构基础，人自然就无以存在；如果没有气和神，没有生命活动的动力和精神意识对人的控制和支配，人不过是徒具其形的死尸，亦谈不上真正的人的存在。所以对人来说，形、气、神三者合而为一，人就产生存在；形、气、神三者一旦不能维持其统一关系而走向分离，人就死亡。同时，《黄帝内经》不仅认为在纵向的本质结构方面人是由形气神组成的，还认为人体在横向的功能系统方面具有五脏六腑等不同的功能系统，而且形气神及五脏六腑之间又是通过经络联系起来，从而使人成为一个有机的整体。

之后，历代养生家对人的本质的认识又进行了许多深入的探讨。如晋代葛洪在《抱朴子内篇》中就进一步指出："故一人之身，一国之象也。胸腹之位，犹宫室也。四肢之列，犹郊境也。骨节之分，犹百官也。神犹君也，血犹臣也，气犹民也。故知治身，则能治国

---

[1] 淮南子：原道训 [M]// 道藏：第 28 册．北京：文物出版社，1988：9.
[2] 灵枢：天年 [M]// 道藏：第 21 册．北京：文物出版社，1988：435.

第九章 形气神与性命——人体的本质结构

也。夫爱其民所以安其国,养其气所以全其身。民散则国亡,气竭则身死,死者不可生也,亡者不可存也。"又云:"夫有因无而生焉,形须神而立焉。有者,无之宫也。形者,神之宅也。故譬之于堤,堤坏则水不留矣。方之于烛,烛糜则火不居矣。形劳则神散,气竭则命终。"[1]南北朝时期的著名养生家陶弘景亦指出:"夫神者生之本,形者生之具也。神大用则竭,形大劳则毙。神形早衰,欲与天地长久,非所闻也。故人所以生者,神也,神之所托者形也,形神离别则死。死者不可复生,离者不可复返。故乃圣人重之。"[2]二人从形气神及其关系的角度对人体的本质存在进行了进一步的说明。宋代陈楠亦有类似的分析:"精者,神之本;气者,神之主;形者,神之宅也。故神太用则歇,精太用则竭,气太劳则绝。是以人之生者,神也;形之托者,气也。若气衰则形耗,而欲长生者未之闻也。夫有者,因无而生焉,形须神而立焉。有者无之馆,形者神之宅也。倘不全宅以安生,修身以养神,则不免于气散归空,游魂为变。方之于烛,烛尽则火不居;譬之于堤,堤坏则水不存矣。身劳则神散,气劳则命终。形瘦则神毙,神毙则精灵游矣。已游者无返期;既朽者无生理。故神者魂也,魄者阴也;神能服气,形能食味;气清则神爽,形劳则气浊……夫神明者,生化之本;精气者,万物之体。全其形则生,养其精气则性命长存矣。"[3]《心印经》则从养生修炼的角度第一次明确提出:"上药三品,神与气精。"[4]元代陈致虚在《金丹大要》从内丹学的角度对人体的本质进行了阐述:"是以三物相顺则成人……何谓顺?一生二,二生三,三生万物。故虚化神,神

---

[1] 王明. 抱朴子内篇校释:增订本 [M]. 北京:中华书局,1985:326,110.
[2] 养性延命录:序 [M]// 道藏:第18册. 北京:文物出版社,1988:476.
[3] 杂著捷径:保精神 [M]// 道藏:第4册. 北京:文物出版社,1988:707.
[4] 高上玉皇心印妙经 [M]// 道藏:第1册. 北京:文物出版社,1988:478.

化气,气化精,精化形,形乃成人。"[1]强调了人体由形(精)气神化生而成的本质特性。《内观经》又从对人的各个方面的认识揭示了人是形气神的统一体的特性,并对人的各个方面尤其是神的方面进行更具体的说明。它说:"从道受分谓之命,自一禀形谓之性,所以任物谓之心,心有所忆谓之意,意之所出谓之志,事无不知谓之智,智周万物谓之慧,动而营身谓之魂,静而镇形谓之魄,流行骨肉谓之血,保神养炁谓之精,炁清而驶谓之荣,炁浊而迟谓之卫,总括百神谓之身,万象备见谓之形,块然有阂谓之质,状貌可则谓之体,大小有分谓之躯,众思不测谓之神,邈然应化谓之灵,气来入身谓之生,神去于身谓之死。"[2]

总之,根据历代养生家们的认识,人体既离不开形,也离不开气,更离不开神,是形气神的统一。

值得指出的是,在历代养生家对人体的认识中,与人体本质构成有关的除了形气神之外,还有性命。在养生家们看来,人不仅是形气神的统一体,而且也是命与性的统一体。不过在唐代以前,养生家们对人体性命的讨论并不多,其养生修炼多以"炼形""保精""食气""行气""存神""静神"等概念来加以讨论。直到唐、宋、元时期心性学和内丹学的兴起和发展,性命一说才逐渐受到重视,人是命与性的统一的思想也才开始被养生家们普遍接受,性命双修则逐渐成为一种重要的养生原则,一致持续到今天。

在这里,养生学对人的本质得出了两个结论,似乎使养生学在人的本质的认识上产生了矛盾和不一致,但实际上人是命与性的统一与人是形气神的统一这两种观点之间并不存在矛盾,而且这两者之间在本质上还具有高度的一致性,它们实际上是对同一

---

[1] 上阳子金丹大要:精气神说下[M]//道藏:第24册.北京:文物出版社,1988:16.

[2] 太上老君内观经[M]//道藏:第11册.北京:文物出版社,1988:396-397.

第九章 形气神与性命——人体的本质结构

问题的两种不同表述方式。因为命实际上是形气的统一，而性就是神，所以命与性的统一也就是形气神的统一。事实上，唐宋以后，养生家们在人的本质认识上的这两种观点已经具有了同等重要的地位，其运用也同样普遍。如果就人体的本质构成或本原成分来说，其表述就是"人是形气神的统一体"；如果是就人体的现实存在物来说，"人是命与性的统一体"的表述就更清晰明白，更容易让人把握。

除了中国本土养生家们提出的人体是"形气神的统一体"和"命与性的统一体"这两种关于人体本质的认识外，在中国古代，来自印度的佛家也提出了自己对于人体本质的认识。佛家认为，人都具有色、受、想、行、识五个方面的因素，即五蕴（也叫五阴），所以，人在本质上是一个五蕴和合存在体。《大明三藏法数》说："五蕴，色、受、想、行、识也。蕴以积聚为义，谓一切众生皆由此五法积聚而成身。"[1]《圆觉经》曰："我今此身，四大和合，所谓发毛爪齿、皮肉筋骨、髓脑垢色，皆归于地；唾涕脓血、津液涎沫、痰泪精气、大小便利，皆归于水；暖气归火，动转归风。四大各离，今者妄身，当在何处？"[2]《华严原人论》谓："复有怖此苦者，或性善者行施戒等心神，乘此善业，运于中阴入母胎中，禀气受质，气则顿具四大，渐成诸根；心则顿具四蕴，渐成诸识。十月满足，生来名人，即我等今者身心是也。故知身心各有其本，二类和合方成一人。"[3]《东医宝鉴》则引佛经和道经观点对佛家的人体本质观做了进一步的阐释："释氏论曰：地水火风，和合成人。筋骨肌肉，皆属乎地；精血津液，皆属乎水；呼吸、温暖，皆属乎火；灵明、活动，皆属乎风。是以风止则气绝，火去则身冷，水竭则无血，土散则身裂。上阳子曰：

---

[1] 释一如.大明三藏法数：卷十六 [M]//永乐北藏：第182册：55.
[2] 南怀瑾.圆觉经略说：普眼菩萨 [M].北京：北京师范大学出版社，1993：67.
[3] 任继愈.佛教经籍选编 [M].北京：中国社会科学出版社，1985：208-209.

发齿骨甲，假之于地；涕精血液，假之于水；温暖燥热，假之于火；灵明、活动，假之于风。四大假合而生也。地之盛也，骨如金；水之盛也，精如玉；火之盛也，气如云；风之盛也，智如神。"[1]事实上，佛家正是把色、受、想、行、识这五蕴看成是构成人的五个基本成分。其中，"色"相当于今天所说的物质实物，它具有质碍、变坏、显现等性质，具体来说，色又由地、水、火、风四种基本元素构成。对人而言，色的范畴囊括了人的身体的各方面内容，包括眼、耳、鼻、舌、身五种感觉器官和身体构成，即"五根"，与五根相应的色、声、香、味、触"五境"，以及由身口作业而生于身内的一种无形的、不能表现于外的"无表色"现象等。如果从"四大"来看，皮肉筋骨属于地大，精血口沫属于水大，体温暖气属于火大，呼吸运动属于风大。"四大"和合，就组成人的身体。"受"是受纳、感受，指由外界因素作用于眼、耳、鼻、舌、身五种感官所获得的各种感觉和感受。"想"谓取像，指表象、想象、联想、概念、思维等活动。"行"即有目的的活动，或曰造作，它包括身口意三业在内的各种心理与意志活动。"识"则是指心识，也就是认识、知识，反映人的意识的了别作用；"了"谓觉了，"别"谓分别，能够对境界觉了分别就达到了"识"，所以"识"也就是认识的功能和结果。

由此可见，在五蕴中，"色"实际上是指构成人的身体和客观世界的物质因素；"受""想""行""识"则是对人的各种精神意识活动的概括。所以，由"色""受""想""行""识"五蕴构成的人，也就可以被看成是肉体与心理的统一体或物质与精神的统一体。佛家也把人的这种肉体与心理、物质与精神的统一称之为名与色的统一。在这里，"名"相当于广义的"识"，即一切精神现象，也即是"心"；"色"就是物质，在人即是"身"，所以从佛家来看，人也是身与心的统一。很显然，佛家将人看作是五蕴和合

---

[1] 东医宝鉴：内景[M]// 东医宝鉴校释. 北京：人民卫生出版社，2001：6.

第九章　形气神与性命——人体的本质结构

统一的观点与以道家和医家为代表的中国本土各家对人体本质的认识也是一致的。

第二节　人体的形气神及其相互关系

按照古代养生家的认识，人体在本质上是形、气、神的统一体，那么根据这种认识，人体的形、气、神究竟又是由哪些具体的内容构成的呢？形、气、神各自的特性又是什么呢？它们在人体中又各起什么样的作用呢？它们之间的相互关系又是怎样的呢？本节就来讨论这些问题。

一、人体的形

（一）何谓形

什么是形？《周易·系辞上》有谓："形而上者谓之道，形而下者谓之器。"[1]孔颖达疏曰："是故'形而上者谓之道，形而下者谓之器'者，道是无体之名，形是有质之称。凡有从无而生，形由道而立，是先道而后形，是道在形之上，形在道之下。故形外已上者谓之道也，自形内而下者谓之器也。形虽处道器两畔之际，形在器，不在道也。既有形质，可为器用，故云'形而下者谓之器'也。"[2]宋代张载进一步注释道："'形而上'是无形体者也，故形而上者谓之道也；'形而下'是有形体者，故形而下者谓之器。无形迹者即道也……有形迹者即器也。"[3]在这里，《周易》是把有形有状的物体称之为"器"，也就是器物；而在有形有状的器物之上的那种无形无状的存在，则被称之为"道"。这一对形上形下或有形无形的道器划分一直得到

---

[1] 周易 [M]// 黄侃.黄侃手批白文十三经.上海：上海古籍出版社，1983：44.

[2] 周易正义 [M]// 上海古籍出版社.十三经注疏：上.上海：上海古籍出版社，1997：83.

[3] 易说：系辞上 [M]// 张载.张载集.北京：中华书局，1978：207.

后世各家的遵循，古人对"道""形"等概念的运用也一直是基于形的有无进行的。从以上对道器的分析表明，很显然，在一般的意义上，"形"是指形体、形质、形器、形象，也就是看得见、摸得着、有形有状的物体。所以在中国古代，凡是看得见、摸得着、实实在在的东西，都可以归入形的范畴。

从现代的观点来看，形可以归入物质的范畴，相当于物质的实物形式。根据现代科学的研究，物质是具有客观具体实在性的存在。物质具有两种基本的存在形式，即实物和场。实物是物质表现为具体形态的存在形式，是低速运动下相对静止的物质形态，是物质的显态存在形式。很明显，从物质的存在形式来看，古人所说的"形"更倾向于物质的实物形态；而场则可能更多地与气联系起来。但站在今天的角度来看，形的对应范畴更应是物质，而不仅是实物，而气的范畴则对应于信息。

（二）人体形的基本构成

对人来说，"形"就是指人的有形的身体。在人体中，形的范畴又是与"气"和"神"相对的，形是有形有状，看得见、摸得着的；与之完全相反的神则是无形无状，看不见、摸不着的；至于气则是介于二者之间，是一种介于有形与无形之间的存在，气聚则成形，气散则无形。虽然气本身无形无状，如云如雾，变动不居，但在许多情况下又可以感觉到它的存在。

对人体来说，形的内容包括了许多方面，大体而言则主要是五脏六腑、骨骼肌肉、皮肤毛发、脑髓筋脉、精血津液等，总之，凡人体有形有状、有形可见之器官、组织、成分都可归入人体形的范畴。

很显然，对人体来说，形从古人的认识来看，就是指构成人体的各种实物成分，既包括组织器官等固体部分，也包括血液、淋巴液、组织液、细胞液等液体部分，还包括体内的氧气、二氧化碳等气体部分，总之构成人体的各种有形的物质成分都可以归入形的范

第九章 形气神与性命——人体的本质结构

畴。但如果从现代科学物质的角度来看，古人有关气的一些内容也应该属于形的范畴，如构成人体结构成分的气，及呼吸之气、营养之气等，都应该归入形的范畴。当然，从今天的观点来看古人对形的认识，它主要是指物质的实物存在，因此不能将形与物质完全等同。但从现代科学的研究来看，物质存在不仅包括了有形的实物部分，还包括了无形的能量或场的部分，而且二者之间是可以相互转化的，不能把它们割裂开来。然而无形的能量和场作为物质存在显然又是古人所无法认识到的，所以他们把能量和场作为气来看待的也是可以理解的，而我们今天则不能完全按古人的观点来理解问题。所以对于古人有关形气神的内涵分析，我们必须根据具体情况加以仔细的辨别。

（三）形在人体中的地位和作用

古人认为，作为构成人体的有机组成部分，形在人体中具有十分重要的地位和作用。葛洪说："一人之身，一国之象也。胸腹之位，犹宫室也；四肢之列，犹郊境也；骨节之分，犹百官也。神犹君也，血犹臣也，气犹民也。故知治身，则能治国也。夫爱其民所以安其国，养其气所以全其身。"[1] 他把人的身体比喻为一个国家的有机组成部分，身体的各种物质结构对人的产生存在分别具有各自的重要作用，并强调治理身体以保健康就像爱护人民以安国家一样重要。对于形之于人的重要性，明代著名医家张景岳说得更明白："吾所以有大乐者，为吾有形，使吾无形，吾有何乐？是可见人之所有者惟吾，吾之所赖者惟形耳。无形则无吾矣，谓非人之首务哉？"[2] 概括起来，形在人体中的作用主要是以下几个方面：

第一，构成人体的形态结构，为人的各种活动奠定物质基础。

---

[1] 抱朴子内篇：地真 [M]// 王明.抱朴子内篇校释：增订本.北京：中华书局，1985：326.

[2] 景岳全书：治形论 [M]// 李志庸.医学全书：张景岳.中国中医药出版社，1999：897.

没有形体，人体的存在就失去了它的物质基础，组织器官无以架构，各种生命活动也无以承载，人体的现实生活也无以依托，现实的人体也不可能存在。

第二，形是气化生的物质源泉。人的各种气都来源于相应的精微物质，是由相应的精微物质所化生，如维持人体生命的元气就是由元精所化生，营养人体各种组织器官的营气就是由饮食水谷之物所化生；没有形，人体生命活动所需要的各种气就无以化生，人体生命也就难以维持，人体也不可能存在下去。

第三，为神的产生存在提供物质基础。神虽然为人一身之主宰，但其产生和存在则又必须依赖于人的形体。从大处而言，精神意识的产生存在依赖于整个人体的形体健全；从小处而言，精神意识的产生存在又依赖于人体的大脑（心）的健全。没有健全的身体尤其是健全的大脑，就不可能有健全的精神意识，甚至精神意识的产生存在本身都会成为问题。所以，形体的健康存在，尤其是大脑的健康存在是神产生存在的一个基本条件。

（四）形之精华——精

在古代，"精"的基本意义是指精华物质，《字汇·米部》："凡物之纯至者皆曰精。"一般而言，古人所谓的精就指人体的精微物质，认为它是人体生命的根本，对人的繁衍、发育成长乃至整个人体生命的维持都有不可缺少的重要作用。这正如《黄帝内经》所指出的："夫精者，身之本也。"[1]《金丹大要》说得更明白："是知精实一身之根本。未有木无根，而能久乎？象川翁曰：精为生气，气能生神，荣卫一身，莫大于此。养生之士，先宝其精，精满则气壮，气壮则神旺，神旺则身健，身健则少病。内则五藏敷华，外则皮肤润泽，

---

[1] 素问:金匮真言论篇[M]//王琦，李炳文，邱德文，王庆其，彭荣琛.素问今释.贵阳：贵州人民出版社，1981：20.

第九章 形气神与性命——人体的本质结构

颜容光彩，耳目聪明，老当益壮，神气坚强。"[1]

不过在人体中，精又有广义和狭义之分。广义的精是指人体中的一切精微物质，狭义的精则是指与人的发育生长有直接关系的精微物质，如男子的精液等。《黄帝内经》所谓"生之来谓之精""人始生，先成精，精成而脑髓生""两神相搏，合而成形，常先身生，是谓精"[2]主要指的就是狭义的精。

在古代道家，精还有"先天之精"和"后天之精"的划分。"先天之精"又称之为元精，它来源于先天，无形无象，至精至微，是人体得以产生存在的基本物质，同时也是元气化生的物质基础。《武术汇宗》说："何谓先天之精？元精是也。元精发于肾之元气，从虚极静笃中来，则精乃清。"[3]

"后天之精"则是指人们在性活动中排泄的精液，所以也把它称之为"交感之精"或"淫佚之精"[4]。古人认为，后天之精产生于后天，为先天之精所化，其作用主要是繁衍后代，而其过多的排泄则会使人精血耗伤。正因为如此，所以古人强调修炼应以炼先天之元精为本，反对把修炼的着眼点放在后天之精上。张伯端说："炼精者，炼元精，非淫佚所感之精。"[5]

关于先天之精与后天之精的关系以及它们在修炼中的地位，《养生秘旨》和《听心斋客问》给予了更进一步的说明："或曰：炼精者，

---

[1] 金丹大要[M]// 道藏：第24册．北京：文物出版社，1988：11．

[2] 二十二子[M]．缩印浙江书局汇刻本．上海：上海古籍出版社，1986：1004-1005，1016．

[3] 万籁声．武术汇宗[M]．北京：中国书店，1989：300．

[4] 在中医学中，精也有先天与后天之分，但其先后天之分与道家则有很大的不同。中医学的"先天之精"主要是指来自先天父母遗传的肾精，包括男子的精液等，其作用主要是维系人的生命活动和生殖繁衍；而"后天之精"则是指来自后天水谷饮食所化生的精微物质，其作用则是为人的各种活动提供物质基础和动力。所以中医学有肾为先天、脾为后天的说法。

[5] 金丹四百字序[M]// 道藏：第24册．北京：文物出版社，1988：161．

炼元精,非交感之精,岂在淫欲之断乎?不知元精与淫佚之精本非二物,凡人未交感时,身中无处有精。《黄帝内经》云:'肾为精府。'又云:'五藏各有藏精,并无停泊之所。'盖此时精皆涵于元气之中,未成形质,惟男女交感,此气化而为精,自泥丸顺脊而下,至膀胱外肾而施泄,则此精即为渣滓之物,而曰交感之精矣。是其生于真一之中,则为元精;漏于交感之中,则为淫欲……是以修仙家只留得精住,则根本壮盛,生气日茂。若欲心不息,灵根不固,此精日耗,元气日少,渐渐竭尽而死矣。"[1] "客问:元精与交感之精何以异?曰:非有二物。未交之时,身中五脏六腑之精,并无停泊处,却在元炁中,未成形质,此为元精。及男女交媾,精自泥丸顺脊而下,至膀胱外肾施泄,遂成渣滓,则为交感之精矣。故炼精化炁,养此元精,须从一阳初动处,逆行入丹田,不令至于成质也。"[2]

（五）人体形的现代考察

从现代的观点来看,形即物质形体,即物质的实物部分,它是一种客观具体实在的东西。但如果要对人体基本构成的形、气、神三个方面做全面考察的话,形、气、神分别对应的现代科学范畴则应是物质、信息和意识。形作为人体的物质存在,现代科学已经给予了充分的揭示。根据现代科学学术的研究,物质是具有客观具体实在性的存在。首先,物质是一种具有客观具体实在性的东西,这种东西既不同于主观抽象不实在的意识,也不同于客观具体实在与主观抽象不实在统一的信息;其次,物质具有独立于人的主观意识的特性,它是一种客观存在,而不是主观的观念;第三,物质是一种具体的存在,是一种可以表现为某种具体的形象或与某种具体形象有直接联系的存在;第四,物质是一种可以给人以实实在在感觉

---

[1] 汪茂和.中国养生宝典:上[M].北京:中国医药科技出版社,1998:358.

[2] 李道纯,王沐.道教五派丹法精选:第四集[M].北京:中医古籍出版社,1989:527.

第九章 形气神与性命——人体的本质结构

的存在，人们可以通过各种感官在一定程度上直接或间接地感觉到物质存在的作用。

根据现代科学的研究，物质有两种基本的存在形式，即实物和场。实物是物质表现为具体形态的存在形式，是低速运动下相对静止的物质形态，是物质的显态存在形式。实物的特性是：占据一定的空间，互不可入，具有间断性，有固定的质量等。实物是看得见、摸得着、实实在在的。与实物不同，场是高速运动的物质形态，是物质的能量存在形式，是物质的隐态存在。场的特性是：没有具体的形态，弥散于整个空间，没有间断性，没有静止质量，可以互相叠加。场由于其场量子的速度等于光速，所以它几乎只具有运动质量和运动能量，其静止质量和静止能量等于零。虽然场是看不见、摸不着的，但它却是客观存在的，而且在物质的存在和运动变化中具有重要的作用。物质的实物与场是相互影响、相互作用的。物质的场的产生与实物的构成是分不开的。如，实物的存在必然使它对周围实物产生引力，从而在它的周围也就相应地出现一个引力场；实物的运动变化离不开电，有电必然会出现电场和磁场。而能量场的产生则又会反过来影响实物的运动变化。实物的不同结构和不同运动状态都可以影响场使其发生变化；同时，场的不同结构和变化也会影响实物的结构和运动变化。实物与场不仅相互作用，而且还可以相互转化。如在一定条件下，电子和正电子可以发生"湮灭"而转化为光子，电子和正电子的质量、动量和能量也转变为光子的质量、动量和能量，这是实物转化为场；反过来，具有一定能量的光子也可以转化为电子与正电子，这又是场转化为实物。

物质具有以下几个基本的特性：①客观性。任何物质都具有独立于人的主观意识，不以人的意志为转移而存在和运动变化的性质。这种性质就是物质的客观性。物质的客观性决定了不管人意识没有意识到，也不管人们喜不喜欢、愿意不愿意，物质都会以它自身的规律存在和运动变化；人们只能对物质的存在和运动变化的规律进行认识和把握，并根据物质存在和运动变化的规律去加以利用，但决不能想当然地臆造出所谓的物质存在和运动变化的规律，更不能用意识去改变物质的存在和运动变化规律。②具体性。物质的具体性表现在物质的存在和运动变化都是以某种具体的形式出现的。某一物质的存在总是体现为某一具体的空间形态，有它的形状、大小、颜色、质地等具体性质；其运动变化也总会体现出速度、方位等具体的特性。③实在性。物质作为一种客观具体的存在，它是可以通过感官感知的，物质的这种可感知性就是物质的实在性所在。任何一种物质，只要它存在，就可以被人和动物的感官所感知，这种感知可以是直接的感知，如眼睛看见它存在的形状，耳朵听到它运动发出的声音，鼻子嗅到它散发的气味，皮肤感受到它构成的质地等；同时也可以是一种间接的感知，如通过各种仪器去感知物质的各种性质等。④理化性。任何物质的存在、运动以及它们的相互联系和相互作用都与某种物理的和化学的规律有关，受物理规律和化学规律的支配和制约。所以物质的存在以及它们的联系和作用具有更多的决定论性质，遵循严格的因果关系。⑤时空局限性。任何物质的存在和运动变化受着时间和空间的限制，其相互联系和相互作用也受着时空的限制。首先，任何物质都只能存在于一定的空间和时间之中，而不能存在于所有的全部空间和时间之中，也就是说，每一具体的物质只能存在于一个地方的有限空间，同时也只能存在于一定的有限时间内。其次，每一物质形体的运动总是遵循时间和空间的连续性，可以在时空中找到它运动的连续轨迹。不管是什么物体，作超越时空连续性的跳跃运动是不可能的。第三，物质之间的相互联系和相互作用也不能超越时空，这种联系和作用一方面受着空间距离的限制，超出一定的距离就会使它降低或消失；另一方面这种联系和作用也受着时间条件的限制，任何联系和作用都遵循时间同

第九章 形气神与性命——人体的本质结构

一性原则,现在的此物只能与现在的彼物发生联系和作用,而不能与过去的彼物或未来的彼物发生联系和作用。⑥单向性。物质的运动、联系和作用都是在力的作用下出现的,力的作用具有方向性,而且任何力的作用都是单向的,可以用力的作用线标出。因此物质在其运动、联系和作用中也必然表现出与力一样的单向性。⑦被动性。任何物质都有保持自身状态的惯性,这种性质决定了物质的存在、运动以及相互联系和相互作用的被动特征。任何物体自身既不能有意识地主动保持自身的存在和主动进行运动,也不能有意识地主动对其他物质发生联系和作用,或者主动接受其他物质的联系和作用。各种物质的变化和相互作用的发生,主要取决于这些物质之外的因素的作用,物质本身只能被动地承受其他物质或其他因素的作用和影响。

二、人体的气

(一)何谓气

什么是气?在古代,"气"最初的意义是指空气、大气和呼吸之气,后来则把它引申为指构成各种物质形体的元素。古人认为,世界上的各种物体都是由气构成的,气聚则物生,气散则物亡。庄子说:"察其始而本无生,非徒无生也而本无形,非徒无形也而本无气。杂乎芒芴之间,变而有气,气变而有形,形变而有生,今又变而之死,是相与为春秋冬夏四时行也。"[1]《列子》亦云:"夫有形者生于无形,则天地安从生?故曰:有太易,有太初,有太始,有太素。太易者,未见气也。太初者,气之始也。太始者,形之始也。太素者,质之始也。气形质具而未相离,故曰浑沦。浑沦者,言万物相浑沦而未相离也。视之不见,听之不闻,循之不得,故曰易也。易无形埒,易变而为一,一变而为七,七变而为九。九变者,究也,

---

[1] 庄子:至乐[M]//陈鼓应.庄子今注今译.北京:中华书局,1983:450.

乃复变而为一。一者,形变之始也,清轻者上为天,浊重者下为地,冲和气者为人。故天地含精,万物化生。"[1]后汉何休则明确指出:"元者,气也。无形以起,有形以分,造起天地,天地之始也。"[2]宋代思想家张载亦指出:"气聚,则离明得施而有形;气不聚,则离明不得施而无形。"[3]可见,气的本来意义是指介于有形与无形之间的构成天地万物本原的东西。因为气是一种微小的存在,具有流动性,可以促使各种事物运动变化,所以气又具有事物动力的性质,而这种性质在生命体中则构成了生命活动的动力和源泉,所谓"有气则生,无气则死"是也,故气对生命体来说又具有机能、功能的含义。

以现代的观点来分析,古人有关气的概念是一个非常复杂的概念。从气的原初的意义来看,它显然有气体、空气的含义,所以各种气体成分都可以归入气的范畴。同时,从气聚可以成形,气为构成形的要素的角度来看,它显然又有物质元素的意义,即气是构成各种物质形体的那种微小的、肉眼看不见的基本元素。但很清楚,从养生学的角度来看,"气"显然不只是物质元素的含义,它还有一种更重要的含义,这种含义包含在所谓的"气机"的作用中,也就是气的功能中。而从气的这一含义来看,气则相当于现在的"信息"概念,即在机体的各种功能程序过程中作为主体存在的那种"东西"及其作用。从本质上来说,信息是一种介于物质和意识之间的存在形式,它是客观具体实在与主观抽象不实在的统一。信息作为一种存在,与程序是分不开的。事实上,程序就是由一种或多种信息构成的包括启动、运行和终止等一系列环节在内的并具有一定功能意义的信息过程。对人体来说,包括神经信息、体液信息、遗

---

[1] 列子:天瑞第一[M]//道藏:第11册.北京:文物出版社,1988:526.
[2] 春秋公羊传注[M]//上海古籍出版社.十三经注疏:下.上海:上海古籍出版社,1997:2196.
[3] 正蒙:太和[M]//张载.张载集.北京:中华书局,1978:8.

第九章 形气神与性命——人体的本质结构

传信息和经络信息在内的各种信息就是以各种神经程序、体液程序、遗传程序和经络程序的形式存在的，并在特定的启动因子的作用下使各种程序启动运行从而发挥各种信息的作用。以今天的观点来看，人体和生命体的各种功能活动都是以各种程序运作的形式进行的，所以人体和生命体的各种功能活动也都离不开信息，都是信息作用的结果[1]。从这个意义上来说，气的作用与信息的作用是完全一致的。而且从信息是介于物质与意识之间的存在形式来看，气作为界于形与神之间的存在形式，它与信息也是完全一致的。

（二）人体气的存在和表现形式

在中国古代，人们广泛运用气的概念来说明人体的各种现象和功能活动，并创造了一系列气的概念，如真气、元气、营气、卫气、宗气、经气、脏腑之气等，并由此来阐述人体的各种生理和病理机制和规律。在古代养生学文献中，气的概念运用除了用"气"这个具有普遍性的词之外，还常常使用一个特殊的词"炁"，内丹学文献中"炁"的使用尤为常见。

在人体，气的内涵主要有以下几个方面：

第一，气是构成天地万物和人体的基本元素。吴筠谓："元气者，无中之有，有中之无，旷不可量，微不可察，氤氲渐著，混茫无倪，万象之端兆联于此，于是清通澄朗之气浮而为天，浊滞烦昧之气积而为地，平和柔顺之气结而为人伦，错谬刚戾之气散而为杂类。自一气之所育播，万殊而种分，既涉化机迁变罔穷，然则生天地人物之形者，元气也，授天地人物之灵者，神明也。"[2]《元气论》云："元气濛鸿，萌芽兹始，遂分天地，肇立乾坤，启阴感阳，分布元气，

---

[1] 关于信息和程序的本质及其在人体中的作用，请参阅拙著《现代科学技术哲学》（人民出版社2010年版）和《人体科学研究》(科学技术文献出版社重庆分社,1990年版）的有关内容。

[2] 宗玄先生玄纲论：元气章第二 [M]// 道藏：第23册.北京：文物出版社，1988：674.

乃孕中和，是为人矣。首生盘古，垂死化身，气成风云，声为雷霆，左眼为日，右眼为月，四肢、五体为四极、五岳，血液为江河，筋脉为地里，肌肉为田土，发髭为星辰，皮毛为草木，齿骨为金石，精髓为珠玉，汗流为雨泽。"[1] 这里的元气就是指构成天地万物和整个人体的元素，人体也是由各种不同的元气组合而成，气聚则生，气散则亡。各种相同或不同的气聚合在一起就形成人体的完整形体并产生生命；当构成人体的气相互分离，气之间的聚合关系无法维持下去的时候，人体就趋向解体，走向消亡。

第二，气具有如烟如雾的性质。刘一明说："元气如烟如雾，贯穿百脉。"[2] 人的呼吸之气其实就是这样一种存在。在古人的认识中，气是一种肉眼看不见的微小存在，并处在不断的运动变化之中，而且正是气的这种运动变化，使人体产生千姿百态的生命活力。

第三，气是人体生命产生和存在的基本表现。《类经》曰："盖以天地万物皆由气化，气存数亦存，气尽数亦尽，所以生者由乎此，所以死者亦由乎此，此气之不可不宝，能宝其气，则延年之道也。"[3] 根据古人的认识，生命的产生和维持都是依赖气而实现的，气是所有生命活动的动力和源泉所在，如果没有气，生命活动就无法维持，而气的存在正是生命活力的基本表现。所谓"有气则生，无气则死"反映的正是气的这种内涵。正因为如此，所以古人也说"气即是命"。在这种情况下，气常常又是指人体生命的各种功能活动，即所谓的"气机"。

（三）人体气的先天与后天之别

在古代，人体的气与精一样有先天与后天之分，"先天之气"

---

[1] 云笈七签 [M]// 道藏：第22册. 北京：文物出版社，1988：382.
[2] 修真后辨 [M]// 胡道静. 藏外道书：第8册. 成都：巴蜀书社，1994：495.
[3] 张介宾. 类经：下册 [M]. 北京：人民卫生出版社，1980：1006.

第九章 形气神与性命——人体的本质结构

是指元气,"后天之气"则是指呼吸之气[1]。"先天之气"之所以称为"元气",主要是强调它的原始和本原意义,认为元气是生命产生的源泉和本原,是生命产生和存在的基础和根本动力,它不是在生命产生之后才出现的,而是在生命产生之前就已经存在,且正是因为它的存在才使生命得以产生。王道渊《入药镜注》谓:"先天炁者,乃元始祖炁也。此祖炁在人身天地之正中,生门密户,悬中高处,天心是也。神仙修炼,止是采取先天一炁以为丹母。"[2]李涵虚曰:"天元者,天地以阴阳五行化生人物,气以成形,而理亦赋焉。生人之气,元气也。父母未交以前,此气存于于穆。父母施受之际,此气降于厥初……此气甚灵,灵则有神,神即为元神。此气甚清,清则至精,精即为元精。胚胎未生之前,其中止有元气,而无后天呼吸之气。"[3]《武术汇宗》云:"何以谓之先天气,元气是也。此气从无极判来,伏于肾阴中,杳杳冥冥,静而不动,长生之灵药,超劫之至宝,而为后天呼吸之根蒂也。"[4]《医学源流论》谓:"所谓元气者,何所寄耶?五脏有五脏之真精,此元气之分体者也……阴阳阖辟存乎此,呼吸出入系乎此,无火能令百体皆温,无水能令五脏皆润。此中一线未绝,则生气一线未亡,皆赖此也。"[5]《医宗金鉴》说:"元

---

[1] 在中医学中,气也分先天和后天,但与道家的划分则有所不同。其"先天之气"主要是指由先天肾精化生的真气或元气;而"后天之气"则除了指呼吸之气外,更主要是指由水谷精微化生的气,如营气、卫气等,即凡是产生于后天的各种气都属于后天之气的范畴。正如明张介宾所指出的:"气义有二:曰先天气,后天气。先天气者,真一之气,气化于虚,因气化形,此气自虚无中来;后天气者,血气之气,气化于谷,因形化气,此气自调摄中来。"(《类经·摄生类》,人民卫生出版社,1980年,第5页。)可见,道家与中医学在对先天之气的认识上是基本相同的,而它们对后天之气的认识则有很大的不同。这也是我们在阅读道家和中医学文献时需要特别注意的。

[2] 崔公入药镜注解 [M]// 道藏:第2册. 北京:文物出版社,1988:881.

[3] 道窍谈·神气精论 [M]// 涵虚秘旨. 北京:中国人民大学出版社,1990:21.

[4] 万籁声. 武术汇宗 [M]. 北京:中国书店,1989:301.

[5] 李聪甫. 传统老年医学 [M]. 长沙:湖南科学技术出版社,1986:151.

气者,太虚之气也。人得之则藏乎肾,为先天之气,即所谓生气之原,肾间动气者是也。"[1]

呼吸之气之所以被称之为"后天之气",是因为它是在人出生之后才产生的,是后天产生的气,所以是后天之气。王道渊《入药镜注》云:"后天炁者,乃一呼一吸,一往一来内运之炁也。呼则接天根,吸则接地根,呼则龙吟而云起,吸则虎啸而风生,绵绵若存,归于祖炁。内外混合,结成还丹。"[2] 在古人看来,呼吸之气的产生依赖于元气,并通过与元气的结合使人的现实生命得以产生。人的现实生命虽然是元气与呼吸之气结合而产生的,但后天的呼吸之气与生命并无本质的联系,如胎儿就可以不用呼吸而生存。

关于先天之气与后天之气及其相互关系,清代著名道士刘一明有一个简要的说明:"精气神而曰元,是本来之物。人未有此身,先有此物,而后无形生形,无质生质,乃从父母未交之时而来者。方交之时,父精未施,母血未包,情合意投,其中杳冥有物,隔碍潜通,混而为一。氤氲不散,既而精泄血受,精血相融,包此一点之真,变化成形,已有精气神寓于形内。"又云:"后天之气,呼吸之气……生身以后之物。男女交媾,精血融和,结为胚胎。胎中只有元气,并无呼吸之气。及其十月胎完,脱出其胎,落地之时,哇的一声,纳受天地有形之气,入于丹田,与元气相合,从此气自口鼻出入,外接天地之气以为气,此呼吸气之根也。"[3]

(四)气在人体中的作用

作为人体的有机组成部分,养生学认为气在人体中具有十分重要的作用。上阳子曰:"夫气者,天地万物,莫不由之。在天地之外,包覆天地;在天地之内,运行天地。日月星辰得以明,风云雷雨得

---

[1] 医宗金鉴:第二分册 [M]. 北京:人民卫生出版社,1980:10.
[2] 崔公入药镜注解 [M]// 道藏:第2册. 北京:文物出版社,1988:881.
[3] 修真后辨 [M]// 胡道静. 藏外道书:第8册. 成都:巴蜀书社,1994:495-496.

第九章　形气神与性命——人体的本质结构

以动,四时品物得以生长收藏。此天地间阴阳造化之气尔!"[1]《西山群仙会真记》云:"《太上隐书》曰:天地以清浊为质,非炁不足以运阴阳;日月以明暗分形,非炁不足以交魂魄。以橐籥之用,呼吸之理,是炁使之然也。"[2]至游子谓:"万形之中,所保者莫先乎元气。元气住则神住矣,神住则形住矣。三者住则命在于我,岂在于天耶?是知人由气生,气由神住。人之有气,如鱼之有水,失水则死矣。"[3]概括起来,气在人体中的作用主要是以下三个方面:

第一,气是人体形体产生和存在的基本要素。在养生学看来,气是构成万事万物的基本元素,人作为一种有形的存在,也是由气构成的。庄子说:"人之生,气之聚也;聚则为生,散则为死。"[4]《元气论》云:"人与物类,皆禀一元之气而得生成。生成长养最尊最贵者,莫过人之气也。"[5]说明人实际上就是一种气的聚合体,人因气而存在,离开了气,人体就会解体,人的生命也就消亡。

第二,气是人体生命的根本动力和源泉。人不仅是由气构成的,而且人的生命活动还是由气来维持的,人的呼吸、心跳、体温以及其他一切生命活动,都是由气来维持的,气是人生命活动的根本动力。人有气则生,无气则死;气盛则命旺,气微则命弱。正因为人的一切生命活动都是由气来维持的,所以养生家才有"气即命也"的说法。这正如《梅华问答》所说:"夫所谓命者,气之宗也。凡人之生,须藉乎气;有气则生,无气则死,故人死曰断气,气断则命绝。"[6]

第三,气是人体神即精神意识产生存在及其作用发挥的基础。在人体,虽然神居于一种主导地位,但神却离不开气,气是神产生

---

[1] 金丹大要 [M]// 道藏:第 24 册. 北京:文物出版社, 1988:12.
[2] 西山群仙会真记 [M]// 道藏:第 4 册. 北京:文物出版社, 1988:428.
[3] 道枢 [M]// 道藏:第 20 册. 北京:文物出版社, 1988:762.
[4] 陈鼓应. 庄子今注今译 [M]// 庄子:知北游. 北京:中华书局, 1983:559.
[5] 云笈七签 [M]// 道藏:第 22 册. 北京:文物出版社, 1988:383.
[6] 薛阳桂. 梅华问答 [M]// 道藏男女性命双修秘功. 沈阳:辽宁古籍出版社, 1994:480.

存在及其作用发挥的基础。人必须先有气,有生命的存在,然后才能产生神,神是在人的生命活动基础上产生并发挥作用的。有气才有神,无气则无神。

(五)人体气的现代考察

从现代的观点来看,气在人体中的作用主要是发挥各种功能活动的动力和控制调节机制的作用,这种机制又集中地体现为功能活动的程序机制。人体正是通过各种功能程序的建立和运作来完成其各种包括生命维持和意识与行为活动功能的。而这些功能活动站在古人的立场来看则都是气的作用。

从现代的观点来看,气更多体现的是信息的存在和作用,而信息存在和作用发挥的基本形式是程序。通过现代科学的程序研究,我们可以对信息有更进一步的认识和理解。

1. 程序及其本质特性

程序,就字面意义来说,可以理解为过程的次序。当然程序过程与一般的过程不同,它是具有确定次序的过程。根据这种理解,凡是具有某种确定次序的过程都可称之为程序。这也可以看作是对程序概念的最广泛理解。人们在日常生活中和某些社会科学中对程序概念的使用就是基于这样一种广义理解的运用,对计算机科学中程序概念的把握也是以这样一种理解为基础的。但以上对程序的把握还只是触及了它的一个方面,而且还不是最根本的方面。根据我们的研究,作为自然科学中的程序,已不仅是指一般的具有确定次序的过程,而且是特指在生命体内和某些机器内(主要是计算机)按确定次序自动进行程序。就是由一种或多种信息构成的、具有一定功能意义的信息过程,并且是具有某种特殊功能作用的过程。程序过程的特殊性不仅在于它只存在于生命体内和某些机器内,而且也在于它不同于纯粹的物质过程,它是一种在物质过程基础之上的信息过程。对自然科学来说,程序之所以值得研究,不仅

第九章　形气神与性命——人体的本质结构

在于程序过程本身的特殊性,而且也是因为程序作用也具有它的特殊性。程序的这种特殊性质既是计算机得以制造并发挥其功用的根据,更是生命和意识得以产生和存在的先决条件。

程序究竟是一种什么样的特殊过程呢?对程序的分析和研究不难发现,程序过程既不同于以纯粹的实物运动和场运动构成的物质过程,也不同于以概念运动构成的意识过程,而是一种迥然有别于物质过程和意识过程的以信息运动为主体的信息过程。尽管程序过程必须以物质过程为基础,但物质过程只是程序过程的负载形式和表现形式,在本质上,程序过程是一种在物质过程基础上的信息过程,程序过程的主体是信息而非物质,程序过程正是由信息的产生、传输、处理、变换并发挥其控制作用等一系列过程而组成。如果要对程序下一个定义,可以这样描述:程序就是由一种或多种信息构成的具有一定功能意义的信息过程。程序的一个基本特征就在于它是一种既成的信息控制过程。在程序的构成上,一个程序可以是一种信息在一个信息通道中的流动和作用过程,也可以是多种信息在多个信息通道中的流动、变换并发挥作用的过程,但它们必然有一个统一的程序启动和共同的控制目标。

程序作为一种信息过程,一方面信息是程序过程的主体,没有信息就不可能有程序;但另一方面信息也只有在程序系统中才能存在并发挥作用,离开了程序,信息也就不成其为信息。事实上,程序也是信息存在并发挥作用的基本形式,一个程序也就是一个特定的信息系统,特定的信息也就是在这样的程序信息系统中存在并发挥作用。一种信息一旦离开了程序系统,其信息存在和信息作用也就消失。例如胰岛素在机体内的有关程序机制中是作为一种调节机体糖代谢的信息存在的,假如我们把它从体内提取出来,这时它就不再是一种信息,而是一种特殊的物质罢了,如果此时它还能起什么作用的话,那也只能是一种物质作用,要使它恢复一种信息作用,除非我们再把它注入体内。又如神经电冲动，在神经系统中它通常是作为整个神经程序的一个信息环节，具有特定的生理意义和生理作用。所以在完整的神经程序中，神经电流是作为一种特殊的信息存在的。然而一旦把某一段神经纤维从整个神经系统中分离出来，此时施以特定的刺激也可在这段神经纤维中产生电流，但此时的电流已不再是整个神经程序的一个环节了，因而它也不再是神经信息了，自然也不会有什么生理意义和生理作用，它不过是纯粹的电流而已。计算机中的电流也是如此。在计算机中，电流要作为一种信息形式，必然是与计算机中特定的输入和输出联系在一起才有可能，而这种特定的联系则正是计算机特定程序得以建立的结构基础。在现在的计算机科学中，人们普遍把计算机程序看作是使计算机执行特定任务的指令序列，认为它在计算机中是以数据的形式存放，并在适当的时刻被解释成为一条条的指令，使得计算机产生一系列的动作。我认为这种仅从操作指令来理解计算机程序是不全面的。事实上对计算机来说，一种程序也就是一种特定的输入和输出及其中间连接以一种特定方式持续进行的过程。虽然计算机程序的整个过程形式上就是一种电过程，但离开了整个程序的局部电流却并不具有信息的意义。

从本质上说，信息之所以不同于物质，是因为信息的作用和意义不完全是由负载信息的物质来决定，而是由特定的程序机制来决定，即由程序信息系统中与信息有关的各个部分的相互联系及整个程序的特殊作用来决定。作为一种程序联系，各信息之间的相互关系是确定的，而且这种确定关系是与程序一起建立起来的。一个程序就是一系列的信息控制过程，这个过程自成体系，每个环节都起一定的作用，但所有的环节都为达成某种共同的目标服务。在这样一个体系中，信息就是表达某种意义或起某种作用的东西。更确切地说，信息是在程序系统中以某种形式来反映程序系统之外的情况

第九章 形气神与性命——人体的本质结构

并引起程序系统发生某种特殊变化的东西。当有关的环境刺激作用于程序系统并启动程序的时候，信息就随之产生并按固有的传输路线和变换模式运动，在这过程中，程序完成它的运行，实现程序作用，达到程序目标。

作为一种特殊的信息过程，程序具有以下基本特性：①确定性。任何程序都具有确定的结构、确定的运行模式和确定的功能作用。程序一旦建立，它的各个环节就被确定，其运行和作用发挥就按照这种确定的模式进行。除非整个程序发生变化，否则其运行和作用不会发生变化。当然，程序内部各种确定关系的建立需要一个过程，而这个过程也就是程序的建构过程，当这个过程完成的时候，程序也就随之建立。程序内部各个环节相互关系的确定性是程序能完成各种确定功能的根本保证。②结构动态性。任何程序都具有确定的结构，但程序的结构与纯粹物质的结构是不同的，物质的结构主要体现为一种静态空间结构，而程序的结构则是动态的时间结构。程序都是在活动状态下即运作状态下完成其功能的，在静止状态下程序是无从表现的，因为静止状态时人们只能见到程序的物质结构基础而不能见到真正的程序，所以程序是一种动态的存在或功能的存在，其结构也是一种动态结构而非静态结构。从大的方面来说，程序的结构是由启动、运行和终止三方面的内容组成的，因此，对程序的认识和把握也只有从程序的这三方面结构入手才能真正实现。③持续进行性。程序过程的一个最突出特点就是它的持续进行性。任何程序都是作为一个完整的过程连续进行的，一个程序一旦启动，其信息流动就会按其固有的顺序持续进行直到整个程序进行完毕。除非遇到外界干扰，否则不会中途停止。正是程序的这种特性，使我们看到所有的程序运行都显示出一种自动化的特征。由于程序过程都是自动进行的，所以利用程序完成某种功能并不需要从外部去维持程序的持续运行，而只需对有关的程序进行启动就行了。④不可逆性。程序过程与物质过程的一个很大的区别就是它的不可逆性。物质过程在很大程度上是可逆的,它既可以沿着一个方向进行,同时也可以沿着相反的方向进行;而程序过程则是不可逆的,对一个特定的信息来说,它只能在程序中沿着一个确定的路线和方向运行,而不能沿着相反的路线和方向运行。而且程序一旦运行起来,或运行到一定环节,它就不能再回到先前的状态。⑤目的性。程序过程与纯粹的物质过程的一个根本性区别就在于它的目的性。程序并不是一种随机的无目的的过程,而是一种有明确目的或方向的过程,程序的完成总是指向某种确定的状态或目标。从起源的角度来看,程序的出现总是与某种目的的实现联系在一起的,程序似乎就是为达到某种确定的目标而建立或设计的一系列过程。一个程序往往有一个特定的目标,在程序未发生变化时这个目标一般是不变的,程序的每一次启动运行都是使结果指向这一目标。⑥整体性。任何程序都是一个有机的整体。程序的每个部分的作用都围绕着一个共同的目标,各部分之间有着密切的联系,都是整个机能的一部分,程序的各个部分是一个在功能上不可分割的有机整体。如果将程序的任何一个部分从整个程序中分离出去,或程序的某一部分受到破坏,程序就无法正常运行,它所具有的功能也就难以完成。简言之,任何程序都是功能上的完整统一体,在这个统一体中,各部分在结构上可以是不同的或不相干的,但在功能上则必然是紧密联系、相互协调的,一旦程序的各个部分在功能上被分割开来,这种功能上的完整性受到破坏,作为完整功能活动的程序也就随之消失。⑦信息意义的对应性。程序的各个环节的信息载体虽然不同,但它们之间却具有信息意义上的同一性和对应性。作为一种有目的的程序控制过程,任何程序都具有特定的功能作用,而这种特定的功能作用正是与某种特定的情况和问题相对应的。事实上,不仅每个程序总是与特定的环境状况相对应,而且一个程序内部相互联系的各种信息

第九章 形气神与性命——人体的本质结构

环节之间也具有一种对应关系。当环境出现一种特殊的情况变化的时候，它就启动相应的程序，在这一程序的运行过程中，各种信息由于其确定的相互关系，所以尽管信息的负载物不同，表现形式也不同，但它们都反映着环境的同一状况。而且在程序中，信息过程同时也包含着一种特定的对这种环境变化的反应和处理方式。实际上，程序中各种信息的意义和信息的抽象性就是通过程序过程的这种对应关系表现出来的。

2. 程序的结构

程序在结构上不同于物质的空间构成结构，而表现为一种时间上的功能活动过程结构。任何程序在结构上都是由启动、运行和终止三个部分构成的。

（1）程序的启动

任何程序都必须在某种外部因素的驱动下才能运行起来并最终发挥它的控制作用。这种在一定因素作用下而产生的驱动程序运行的过程就是程序的启动过程。由于程序启动都是由外部因素的作用实现的，所以许多人也把程序的启动过程看成是外部因素对程序系统的输入过程。程序运行之所以需要外部因素的作用来启动而不是自我启动，这是由程序运行所产生的功能作用决定的。作为一种功能活动，程序过程都是具有针对性的，它总是为解决某种环境问题而进行的活动，所以最有效最经济的程序运作是在问题出现的时候所进行的程序运作。让问题因子来启动程序运行，即由问题出现所产生的变化来启动程序运行，以使问题得到解决，这无疑是最好的选择。相反，假若程序运行是由程序内部因素自我启动，那不仅会影响程序运行的针对性，而且会导致程序的无效运行和资源浪费。正是基于这样一个原因，所以生物体内各种生理调节过程都普遍采用由问题因子来启动生理调节程序的方法。

虽然程序的启动都是由外部因素促成的，但不同的程序在具体的启动方式上则有很大的区别。在生命有机体中,各种生理调节程序如代谢活动程序、机能调节程序和机体反射程序等,其程序启动一般都是由环境变化所产生的刺激作用促成。机体的各种感受器和受体是生理程序的启动装置,内外环境的各种物理、化学和生物因素作用于相应的感受器和受体,从而引起感受器和受体的反应,这种反应也就激活相应的生理程序。人的意识活动也是由脑的各种程序过程构成的,其程序启动除了内外环境各种客观事物的刺激外,更主要的程序启动则是语言文字的阅读,人也正是通过不断的语言文字的阅读来使意识程序得以自主启动并连续进行。对于计算机程序的启动来说,虽然其方式不止一种,但至少在目前主要还是依赖于人的操作,其中最为普遍的则是键盘、鼠标和触摸屏操作,各种计算机程序的运行都依赖于与其相应的特殊的键盘、鼠标和触摸屏操作所产生的启动作用。计算机程序的运行虽然也是在机内自动进行的,但离开了人相应的启动操作,它无论如何也是运行不起来的,从这一点看,计算机程序系统又是一个人机统一的系统。

程序启动除了由于程序的不同在启动因素和启动方式上的不同之外,还存在着一次性操作启动和多次性操作启动的差别。所谓一次性操作启动是指程序的启动运行只需一种因素的一次作用就可实现;而多次性操作启动则是指程序的启动运行需要多种因素的多次作用才能达到,且不同的启动因素之间还存在严格的顺序和时间关系。一般来说,能够一次性操作启动的程序都是那些结构简单作用单一的程序;结构和作用复杂的程序则往往需要多次性操作启动才能完成。如某些简单的生理反应程序(比如腱反射程序)只需一次性操作启动就会运行起来,而意识活动程序和复杂的计算机程序则需要多次性操作启动才能正常运行,否则程序就可能启动不起来或中途停止。当然,在这里我们应该把一个复杂的需要多次启动的程序和具有较密切关系的程序系列区别开来。一般来说,作为一个完

第九章 形气神与性命——人体的本质结构

整的程序，不管其启动需要多少因素、多少次作用，它们都是一个具有统一性的不可分割的整体；在程序的运行和作用上，不管其有多少信息、在多少条通道中运行和发挥作用，它们必然指向一个共同的目标，而程序系列则不具有启动因素的统一性和作用的同一性。

（2）程序的运行

当程序完成启动后随之就转入运行阶段。所谓程序运行，就是构成程序的信息按某种确定的规律所进行的信息传递、变换、分析、综合以及控制作用的发挥等一系列过程。程序运行阶段是构成程序过程的主要部分。简单的程序其程序运行也比较简单，而复杂的程序在程序运行上也比较复杂。简单的程序因其程序的启动结构比较简单，所以很容易把程序的启动阶段与运行阶段区别开来；但复杂的程序特别是那些需要在程序的不同阶段连续启动的程序，则很难甚至根本就不能在这两个阶段之间做出严格的区分。

不管是简单程序还是复杂程序，其程序运行都是在自身的程序信息系统中进行的。当然，有些程序信息系统的信息运行具有特定的通道和运行路线，而另外一些则没有。在生命有机体，所有的程序信息系统都存在于机体内部，从程序的角度来看，由于整个程序的各种信息之间具有确定的关系，所以每一个程序都具有固定的运行模式；而且整个运行是按其自然规律自动进行的，无须外部因素来促动。简单的程序运行只有一种信息沿着一定的信息通道传递直至到达它相应的作用部位并引发相应的效应；复杂的程序运行则可能包含多种信息，多种信息之间还可能存在并行、串行、分析、综合等多种传递、加工和处理、变换模式，而且其所产生的控制作用也可能不止一个，而是产生围绕一个目标的由多种控制作用组成的综合效应。在程序运行的具体模式上，简单的程序多是开环模式，复杂的程序则通常是有反馈机制的闭环模式。程序运行在构成上的复杂与否除了受程序系统自身的结构与功能影响外，主要决定于程序所要解决的问题的简单性与复杂性。一般来说,越是简单的问题,解决起来就越容易,其解决问题的程序就越简单;相反,越是复杂的问题,解决起来就越困难,所以针对问题的程序也就越复杂。这是因为程序在解决问题时都是依据问题的性质和变化来做出不同的反应和处置,从而使问题得以解决。自然,简单的问题可以采用简单程序的简单反应和处置来解决;而复杂的问题则必须根据问题的复杂多变性,而采用能满足各种情况及其变化需要的复杂程序来处理和解决。满足各种情况及其变化需要就是要在程序中设定各种条件,其中每一种条件都代表了一种特殊的情况及相应的处理方法,所以越是复杂的包含多种条件的程序也就越能够解决复杂的特殊问题,当然它也就越具有针对性。

每个生命个体都是自成体系的,信息的运行一般不能超出个体。其中,神经程序的信息运行是在神经组织和感受器、效应器这些特定的组织结构和特定的线路中运行的;而遗传程序和体液程序的信息运行则是在体液中进行的,它们没有特定的信息通道和信息运行路线。对于计算机程序来说,其信息运行则是按照电路特性在计算机中或计算机网络中进行。

(3)程序的终止

程序的终止即程序运行的停止和结束。程序终止有三种情况,这就是自然终止、条件终止和干扰终止。自然终止是程序在启动后能按照自身预定的目标将整个程序进行完毕所出现的程序运行的结束。自然终止是程序的最正常的终止,是程序在产生其正常功能效应后的结束。通常情况下自然终止都意味着程序作用的完成和程序目标的实现,所以程序的自然终止往往对应着程序作用结果的输出。不管是在生命有机体还是在计算机,大多数程序都是在完成其功能作用后自然终止。条件终止即是在程序运行中由于程序自身设定的条件未能在运行中得到满足而使程序运行停止。这种情况往往在解

第九章　形气神与性命——人体的本质结构

决某些复杂的特殊问题的程序中出现。干扰终止则是在程序运行中由于外部因素的干扰而导致的程序运行的停止。干扰终止往往会破坏程序的正常运行和功能作用的发挥。如内外环境因素对机体生理程序的干扰会导致疾病；对意识程序的干扰会影响正常意识过程的进行。又如计算机病毒等因素的干扰则会使正常的程序运行无法进行，使计算机无法完成其功能。

3. 程序的作用

程序作为一种具有功能意义的过程，具体来说，它所起的作用就是一种有目的的控制作用，即通过程序运行所产生的效应使系统产生或维持某种确定的状态。程序之所以能对系统起到一个控制系统状态的作用，这是由程序本身的性质决定的。程序最根本的性质表现在它可以在某种因素的启动下持续进行，而且各个环节具有确定关系能产生确定结果。这种特定的输入（启动）和输出（终止）之间的必然联系是程序的价值所在，程序作用的发挥也就是依赖程序的这种性质。对于一个系统来说，程序的作用取决于程序的启动因素与程序运行的效应之间的特定联系。作为一种功能活动，程序运行所产生的效应是其功能的直接表现，而程序的整个运行过程则是作为整个功能活动的最重要组成部分。启动因素则起到启动程序的作用，它对功能活动的进行产生必不可少的开启作用。事实上，由于程序过程及其效应的特殊性，所以通过程序的运行就可以将系统的状态控制在某种确定的状态和范围，从而满足系统的需要。

程序作用的发挥都是在某种既定过程中进行的。对于某种系统状态来说，最简单的控制过程是由一个程序来完成的。但这种控制只能处理某些简单的问题，复杂问题的处理则需要由多个程序组成的程序系统来进行。实际上生物体和计算机处理的大多数问题都是由程序系统来进行的，反馈系统就是最普遍的程序控制系统。单个程序的控制活动是没有反馈的，它是一种开环结构，其控制活动往往是从程序的启动开始,即从环境的某些因素的变化对程序启动结构的刺激开始,当环境变化达到一定程度后就会通过其激活作用启动程序,程序启动后就按照其固有的模式运行,最后产生相应的效应,使环境从变化状态走向目标状态。反馈控制则不同,在反馈控制系统中,除了具有直接产生目标效应的控制程序外,还有对控制程序进行控制的反馈程序,最简单的反馈控制系统是由一个控制程序加一个反馈程序构成的。不过大多数的反馈控制系统都不是这样简单,而是由多个控制程序和多个反馈程序通过不同的连接方式组合而成。如果反馈程序对控制程序的作用是促使其效应增强,这就是正反馈;如果反馈程序的作用是抑制程序的效应,则是负反馈。在反馈控制中,控制程序是由最初的环境变化因素启动的,控制程序的运行产生相应的效应,而反馈程序则是由控制程序的作用效应来启动。在反馈过程中,如果效应处于一种较低水平状态,则是启动正反馈程序,正反馈程序作用的结果是使控制程序的作用进一步加强;如果效应处于一种较高水平状态,其刺激就会启动负反馈程序以抑制控制程序的作用。这样,通过不断的反馈调节,就可以使控制活动的作用始终保持在一个适度的范围内。由多个程序构成的反馈控制系统甚至可以使整个控制活动具有很高的精确性,从而满足系统维持其稳态的各种需要。

三、人体的神

(一)何谓神

什么是神?在中国古代,"神"的意义首先是指天神,即天地万物的创造者和主宰者。《说文·示部》:"神,天神,引出万物者也。""神"的另一种意义是指那种神奇玄妙、变化莫测的东西。《易经》云:"阴阳不测之谓神。"[1] 韩康伯注曰:"神也者,变化之

---

[1] 周易 [M]// 黄侃. 黄侃手批白文十三经. 上海:上海古籍出版社,1983:40.

第九章　形气神与性命——人体的本质结构

极，妙万物而为言，不可以形诘者也。"[1]《太平经》谓："夫神，乃无形象变化无穷极之物也。"[2] 慧远亦谓："夫神者何耶？精极而为灵者也……神也者，圆应无生，妙尽无名，感物而动，假数而行。感物而非物，故物化而不减；假数而非数，故数尽而不穷。有情则可以物感，有识则可以数求。数有精粗，故其性各异；智有明暗，故其照不同。推次而论，则知化以情感，神以化传，情为化之母，神为情之根，情有会物之道，神有冥移之功。"[3] 事实上，在中国古代，神主要有两方面的含义：一是指天上神灵，包括天神、神仙、佛、菩萨等，因其上天入地，来去无踪，变化无穷，神通广大，故称神；二是指人的精神意识，因其具有抽象性，无形无象，不能直接显现，琢磨不定，在头脑中来去无影，对其存在只可意会，不可言传，故谓之"神"。在对人体的认识中，"神"的意义更多的也是这后一种。

从现代的观点来看，人的神就是人的精神意识，包括人们所谓心理、观念、意念、思想等都属于这个范畴。根据作者的研究，人的精神意识是一种以概念为基本单元的、具有主观抽象性的存在。在人的精神意识的产生和发展过程中，人先是学习掌握一个又一个的概念，然后将这些概念组合起来形成命题，最后，再把这些命题组合起来形成命题系统。这个过程也就是由单词到句子，再由句子到文章的过程。人的意识就是由各种各样的概念、命题和命题系统构成，人也是通过各种各样的概念、命题和命题系统从而完成对各种事物的认识和把握的。人类对各种知识的学习和掌握过程也就是这样一个由概念到命题再到命题系统的过程。现实中，人类也正是通过对各种概念、命题和命题系统的掌握和各种技能的学习训练，

---

[1] 周易正义：卷七 [M]// 上海古籍出版社. 十三经注疏：上. 上海：上海古籍出版社，1997：78.
[2] 王明. 太平经合校 [M]. 北京：中华书局，1960：439.
[3] 弘明集 [M]// 苏渊雷，高振农. 佛藏要籍选刊：三. 上海：上海古籍出版社，1994：787.

从而实现精神意识及其功能的把握的。从大脑的具体机制来看，精神意识的建立则是通过在脑内构建一个一个的概念程序、命题程序和命题系统程序实现的[1]。

（二）人体神的存在和表现形式

在人体中，神主要是指人的精神意识思维活动及其所产生的思想情感意识。在古代，与神处于同一范畴的另一个常用概念是"心"。"心"这一概念在古代有两层含义，一是指肉体的心脏，二是指人的精神意识功能。由于古人发现人的精神意识活动与人的心脏有着密切的联系，所以认为精神意识活动是由心控制主宰的。孟子最早提出了心为"思想之官"的观点。他说："心之官则思，思则得之，不思则不得也。"[2] 荀子则明确指出："人何以知道？曰心……心者形之君也，而神明之主也，出令而无所受令。自禁也，自使也，自夺也，自取也，自行也，自止也。"[3]《黄帝内经》亦谓："心者，君主之官，神明出焉。"[4]《太平经》亦说："凡事居人腹中，自名为心。心则五脏之王，神之本根，一身之至也……心则王也，相见必为延命，举事理矣；不得见王者，皆邪也；不复与王者相通，举事皆失矣，而复早终。"[5] 张伯端亦云："心者，神之舍也。心者，众妙之理，而宰万物也。"[6]

作为人的精神意识，神又有许多不同的存在形式。《黄帝内经》说："黄帝问于岐伯曰：……何谓德气生精、神、魂、魄、心、意、志、思、智、虑？请问其故？岐伯曰：……故生之来谓之精，两精相搏谓之神，随神往来者谓之魂，并精而出入者谓之魄，所以任物者谓之心，心

---

[1] 关于精神意识的内容及其脑机制的详细阐释请参考拙著《揭开大脑和意识的奥秘——脑的工作原理与意识的脑机制》的相关章节，西南师范大学出版社，1996年版。

[2] 孟子 [M]// 黄侃. 黄侃手批白文十三经. 上海：上海古籍出版社，1983：69.

[3] 荀子 [M]// 缩印浙江书局汇刻本. 二十二子. 上海：上海古籍出版社，1986：340.

[4] 素问. 灵兰秘典论篇 [M]// 道藏：第21册. 北京：文物出版社，1988：42.

[5] 王明. 太平经合校 [M]. 北京：中华书局，1960：688.

[6] 青华秘文. 心为君论 [M]// 道藏：第4册. 北京：文物出版社，1988：363.

有所忆谓之意，意之所存谓之志，因志而存变谓之思，因思而远慕谓之虑，因虑而处物谓之智。"[1]《内观经》亦云："所以任物谓之心，心有所忆谓之意，意之所出谓之志，事无不知谓之智，智周万物谓之慧，动而营身谓之魂，静而镇形谓之魄。"[2]《道枢》亦谓："五藏有七神，而各有所藏。所藏者何也？人之神气也。肝藏魂，肺藏魄，心藏神，脾藏意与智，肾藏精与志。"[3] 可见，神、魂、魄、心、意、志、思、虑、智等都属于神的范畴，其他如喜、怒、忧、思、悲、恐、惊等情绪表现亦属于神的范围。

《玄宗直指万法同归》不仅指出了五脏与神的关系，而且还进一步说明了各种精神意识活动产生的机理。它说："魂出肝，应于眼；魄出肺，应于鼻；精出肾，应于耳；神出心，应于舌；意出脾，应于四肢。心神魂魄之见闻知觉者，眼根意，则能辨色；耳根意，则能听声；鼻根意，则能觉香；舌根意，则能知味。四者非意，则不能自灵其用也。故意不思则魂不扬，意不虑则精不动，意不想则魄不散，意不念则神不摇。内则精神魂魄敛于意，外则眼耳鼻舌伏于脾，象则金木水火和于土，理五炁，混百神，莫不由脾之意也。"[4]

（三）人体神的先天与后天之别

根据养生学的认识，神也有先天与后天之分。

什么是先天之神？张伯端谓："夫神者，有元神焉，有欲神焉。元神者，乃先天以来一点灵光也；欲神者，气禀之性也。"[5] "炼神者，炼元神，非心意念虑之神。"[6] 根据古人的认识，先天之神是指人的元神、本性。《武术汇宗》说："何以谓之先天神？元神是也。此神

---

[1] 灵枢：本神 [M]// 道藏：第21册．北京：文物出版社，1988：398．
[2] 太上老君内观经 [M]// 道藏：第11册．北京：文物出版社，1988：396-397．
[3] 道枢：七神篇 [M]// 道藏：第20册．北京：文物出版社，1988：764．
[4] 道藏：第23册 [M]．北京：文物出版社，1988：926．
[5] 青华秘文：神为主论 [M]// 道藏：第4册．北京：文物出版社，1988：364．
[6] 金丹四百字序 [M]// 道藏：第24册．北京：文物出版社，1988：161．

亦谓之本性，亦谓之真意，其心必要清清朗朗，浑浑沦沦，无一毫念虑，无一毫觉知，则空洞之中，恍惚似见元神，悬照于内。斯时殊觉五蕴皆空，四体皆假，而我有真我也。"[1]《道法清微》云："先天之神，太极之祖也。虚无自然，包含万象，视之不见，听之不闻，变化无方，来去无碍，清净则存，浊躁则亡。"[2]可见元神实际上可以被理解为与人自身的控制支配能力有关的人心理最深层次的那种本能意识，是人体真正的"自我"。

什么是后天之神？古人所谓后天之神是指人的识神、欲神，或思虑之神。后天之神是人在后天的发育成长过程中通过学习而逐渐形成的，其作用主要是反映人对外部世界和人自身的认知以及人的需求和欲望等。

先天之神和后天之神有时也被称之为阳神和阴神。《玄宗直指万法同归》谓："或问：神一也，有曰阳神、阴神，愿闻其义。答云：阳神者，非思虑妄念之神。此神清净圆明，周遍法界，靡所不通，故虽出之，不离根本智……阴神，存思想化之神。此神随用殊致，触处滞碍，故出之必离根本智，多与鬼神为邻。阳神天之道也，阴神鬼之道也；阳为灵觉虚玄，阴为梦想颠倒。学士不可不辨之。"[3]

根据古人的认识，后天之神是派生的，其影响人所导致的行为对人的生存是不利的，因此强调修炼应保元神而消识神。

（四）神在人体中的作用和功能

关于神在人体中的功能，《金丹大要》明确指出："夫神者，妙万物而言，依形而生……心王乃一身之君，万神为之听命焉。故能虚灵知觉，作止任灭，随机应境，千变万化，瞬息千里，梦寝百般。又能逆料未来，推测祸福，大而天下国家，小而僻陋罅隙，无所不

---

[1] 万籁声.武术汇宗[M].北京：中国书店，1989：301.
[2] 胡孚琛.中华道教大辞典[M].北京：中国社会科学出版社，1995：1214.
[3] 道藏：第23册[M].北京：文物出版社，1988：934.

第九章 形气神与性命——人体的本质结构

至。善藏喜怒、哀乐、慈爱、恶欲，又能随人。"[1] 概括起来，人体神的功能主要表现在两个方面：一是对自身和外部世界的认识功能，即"虚灵知觉""逆料未来""推测祸福"的功能；二是对身体控制支配功能，即"作止任灭""千变万化""随机应境"的功能。

神的上述两种功能在今天看来就是意识的认识功能和对身体的控制支配功能。意识的认识功能是通过建立有关认识对象的概念、命题和命题系统实现的；而意识对身体的控制支配功能则是通过建立有关的行为和动作程序实现的。意识的这两种功能事实上也是意识的基本功能。人类之所以有优越于动物的生存能力，就是因为具有了意识的这两种功能。人类意识的认识功能可以使个人和群体超越人自身存在在空间和时间上的有限性，实现对自身和外部世界的存在状况及其运动变化规律的科学把握，从而为其采取有效的应对措施提供条件。而意识对自身的控制支配功能则为人体适应和改造外部环境提供了条件。而且人类意识的这两种功能也是意识功能的完整体现，它们之间是密切联系、不可分割的。认识功能是控制支配功能得以进行的前提，没有对自身和外部环境的把握，就无从采取行动；而对身体的控制和支配又是认识自身和外部环境的目的，如果不能控制支配自己的身体，不能采取行动，任何认识都是没有意义的，反而徒增烦恼和痛苦。事实上，正是精神意识的这两种功能的结合保证了人在现实世界中的正常生活，所以古人把精神意识看成人生的主宰，认为有神则生，无神则死。正如《指玄篇》所说："神存则生，神去则死。日则接于物，夜则接于梦，神不能安其居也。黄粱未熟，南柯未寤，一生之荣辱富贵，百岁之悲忧悦乐，倍尝于一梦之间。使其去而不还，游而不返，则生死路隔，幽明之途绝矣。由是观之，人不能自生而神生之，人不

---

[1] 金丹大要：精气神说下 [M]// 道藏：第 24 册．北京：文物出版社，1988：15.

能自死而神死之。若神居其谷而不死，人安得而死乎？"[1]

从精神意识的功能来看，古人所谓的"元神"和"识神"正好对应着精神意识的控制支配功能和认识功能。当然，如果具体分析，古人的元神和识神与意识的控制支配功能和认识功能虽然可以相互对应，但它们之间并不是完全相同的，尤其是元神与控制支配功能更是有不小的差异，这也是需要加以注意的。

（五）人体神的现代考察

1. 意识及其基本内容

从现代的角度来看，人体的神就是人的意识。究竟人的意识是什么，至今仍存在许多疑问，学者们的认识也是各不相同。就作者的研究来看，意识是对人的大脑中进行的那种有别于物质过程和信息过程的更高层次的概念过程及其内容的概括。如果要对意识下一个定义的话，那么我认为可以这样来定义：意识是存在于人的头脑中由各种概念构成的具有认识事物和控制身体的行为能力的观念形式。在这里，意识一词与我们经常使用的精神、思维、心理、观念等范畴具有基本相同的含义。当然它们也存在某些具体运用上的不同，意识偏重于概念的过程及其性质，精神偏重于指这一过程的主体内容，思维又偏重于其过程和状态的理解，心理则是把它看成是一种与物理和生理不同的东西，至于观念很显然又是强调它作为一种观点和念头的特点。

人体意识是由三个层次的内容构成的，这就是概念、命题和命题系统。一个人头脑中的意识就是他所掌握的概念、命题和命题系统的总和。其中，概念是构成意识的基本单位。概念在本质上是由简单抽象的符号去表示复杂具体的对象所形成的观念。概念在结构上都是由两部分构成的，这就是它的形式和内容两个方面，一个完整的概念是形式和内容的统一。在形式上，任何概念都表现为简单

---

[1] 修真十书：卷四 [M]// 道藏：第4册．北京：文物出版社，1988：618．

第九章　形气神与性命——人体的本质结构

抽象的符号，都是由简单抽象的符号构成。人类概念表达形式的符号可以采用任意一种东西，但最普遍的则是语言文字符号。每个概念都具有其特殊的符号形式和具体内涵，离开了符号表达或缺乏具体内涵，概念就不可能产生和存在。概念的语法形式就是词汇，一个单词就是一个（单义）或多个（多义）概念。命题是具有明确而完整意思的意识形式，它是由一系列的概念组合起来的反映对象的状态、特点、属性的意识形式。从语法结构来看，命题的表现形式就是句子。命题的构成有一定的规律，包含不同的命题成分，基本的命题成分包括主语、谓语、宾语、定语、状语和补语。其中主语和谓语是构成命题的两个最基本的成分，一个最简单的命题就是由一个充当主语的概念和一个充当谓语的概念构成。任何命题都是对意识和思维对象存在状况的反映和表达，所以命题的主语就是陈述意识和思维对象的概念；命题的谓语则是陈述意识和思维对象的存在状况的概念，也就是对意识和思维对象进行说明的概念。用来做主语的概念大多是指称人和事物的名词和代词；做谓语的概念大多是表示动作、行为或存在变化等意义的动词和表示人和事物的形状、性质或动作、行为的性质状态的形容词。宾语和补语是谓语的两个后续成分。宾语是谓语动词的后置成分或连带成分，它受谓语动词支配，表示对象运动和行为动作所涉及的对象。补语是谓语动词或形容词的后置成分或连带成分，它是对谓语动词或形容词的补充和说明。定语是命题中主语和宾语的中心语的修饰限制成分，它用于修饰和限制主语和宾语中心语。状语是谓语中心语的修饰限制成分，它的作用是修饰和限制谓语中心语。从命题的结构可以看出，一个命题至少应由两个概念组成，大多数的命题都是由两个以上的概念组成，而且越是复杂的命题所包含的概念也越多。命题系统则是由一系列命题组合起来的完整系统地反映对象认知的意识形式。命题系统往往反映的是对一个对象的完整而系统的意识把握。在构成上，命题系统可以是由少数几个命题组合而成,如小学生、中学生所写的一篇短小的作文;也可以是由较多的命题组成的一篇文章,如一篇几千字的小说、学术论文等;还可以是由许多命题组成的一部大部头著作,如几十或百万字的长篇小说、学术著作等。就具体的内容来说,命题系统可以是对具体的某一对象的全面而系统的描述和说明,也可以是对某一抽象对象的理论阐述和说明。

就人的意识三个层次成分的作用来说,单个概念只能完成对对象的简单表征,单个命题也只能反映对象的某一个特征或方面,而只有命题系统才能全面而系统地反映对象的各个方面,实现对对象的完整把握。所以人要真正达到对某个对象的完整把握,就必须使自己的意识活动走向这个对象的命题系统。

至于人体意识在头脑中建立的机制,与其他脑的功能一样,都是通过构建相应的神经程序来完成的,具体来说就是建立相应的概念程序、命题程序和命题系统程序来完成。相关的机制比较复杂,这里就不讨论了,希望了解有关意识程序建立机制问题的读者可参阅拙著《揭开大脑和意识的奥秘——脑的工作原理与意识的脑机制》一书的相关内容。

2. 意识的基本特性

人体精神意识具有以下几个基本特性:①主观性。所谓主观性也就是主体的观念性。意识的主观性是指任何意识都是作为主体的人的观念,是人根据自己的需要以一种主观设定的方式建立起来的概念形式,其存在依赖于人的主观需要和主观能力。从这一点上看,意识是一种人为的东西,作为一种观念,意识必须依赖于人的主观思维过程才能产生存在,离开了人的各种主观活动,意识就不可能产生和存在。②抽象性。抽象即抽去具体形象,也就是把具体形象抽去后剩下的东西。意识的抽象性首先表现在意识是由一个又一个的概念构成的,而概念就是用一个简单抽象的事物去表征和概括一

第九章 形气神与性命——人体的本质结构

个复杂具体的事物的结果。一个概念虽然概括了一个复杂具体的事物，但在概念表现形式的语言文字符号本身却找不到丝毫具体事物的影子，因为在语言文字符号中已经完全抽去了具体形象，仅仅剩下纯粹的抽象符号。意识的抽象性反映的正是概念的简单化和符号化特征。正是借助这种抽象的符号化特征才能够形成有意义的概念，意识过程也才能以一种简洁的方式进行。所以抽象性既是意识的本质特征，同时也是意识得以产生和发挥作用的基本条件。③不实在性。意识的不实在性并非指意识是一种虚幻不实的东西，而是意味着意识不像物质那样看得见、摸得着，它是看不见、摸不着的，只能靠人的意识和思维活动去把握它。因为意识是由概念构成的，作为观念形态，它不能像物质一样直接作用于人的身体和其他物体，因而对于它也不能像物质那样通过感官来直接感知，而只能通过思维活动来认识它、理解它、把握它。意识的不实在性可以从两个方面来理解和把握，一是它不具有物质那样的实体性，二是它不能直接引起人体实在的感觉反应。④超越时空性。意识的超越时空性是指意识活动可以超越其意识对象存在的时间和空间限制，也就是说，不管对象存在于什么时间、什么地点，人们都可以对它进行意识和思维活动。首先，意识是由概念构成的，概念具有超越所表征事物的时间与空间限制的特征。一方面，概念可以表征现在的事物，也可以表征过去和未来的事物，这样就可以使概念在人的头脑中的存在超越它所表征的事物存在的时间限制；另一方面，概念不仅可以表征人们身边的事物，也可以表征其他地方的事物，这又使概念的存在超越了所表征事物的空间限制。同时，在意识由概念走向判断和推理的过程中，意识活动亦可以实现对所涉及对象的时空超越。通过意识的推演活动，人们不仅可以认识事物的现在，也可以认识事物的过去和未来；不仅可以认识事物在此地的情况，也可以了解它在彼地的情况；不仅可以看到事物的表，也可以深入到事物的里。

这样，意识活动也就实现了在认识上对事物存在的时空超越，认识活动也就不再受认识对象存在的时间和空间限制。⑤意向性。意识的意向性是指意识活动总是指向某个对象，具有某种方向性特点。任何概念都有所指征，不表征或不反映某种事物的概念是不存在的。这也就是概念的意向性。⑥自由性。与物质的决定论性质不同，意识的存在、运动和作用发挥都是自由的，既不存在某种外在的或内在的必然性的决定力量来支配它，也不受严格的必然性因果规律的制约。意识的自由性更明显的还是表现在意识活动的超越时空性上，由于可以超越对象时间和空间限制，意识活动就可以不受时空限制地自由进行。⑦自觉性。物质和信息的存在和运动都是无意识的，当然也谈不上物质和信息对自身存在和运动的觉察；而意识活动则是有意识进行的，是可以自我觉察的。人不仅可以觉察到某种概念在自己头脑中的出现和消失，而且也可以意识到自己的头脑中正在进行哪种思维活动。正因为意识活动都是可以意识和可以觉察的，这才为人进行有意识地选择和控制意识活动提供了可能。⑧主动性。意识的主动性首先表现在意识具有支配身体自主活动的能力，它可以自由地支配和控制肢体、头眼等的运动，使它们根据人的需要运动，这与物质性的东西只能在某种规律的支配下自然地运动是完全不同的。由于意识能支配身体自主运动，这就为人自主地选择意识程序的启动因子提供了条件，因此人又可以通过自主地选择意识程序启动因子从而使意识过程按自己的选择主动地进行。另外，意识过程也可以通过正在进行的意识程序与其他意识程序的紧密联系而自主地启动它们，使意识过程主动地进行。⑨个体性。人的意识不仅存在是以人的个体为基本单位，而且其作用也是在人的个体基础上产生的。一方面，意识的产生和存在总是依赖于个体，意识总是产生和存在于不同个体头脑中，个体具有建立意识的基本条件，各种意识也正是以个体为单位在头脑中建立，人的意识就是以个体的形式相互区别的。另一方面,意识的作用也总是通过其对个体的作用表现出来的,如意识对身体和物质的影响只能通过它对个体活动的控制和支配作用来实现。⑩目的性。意识的目的性是指任何意识的产生、存在和作用都是服务于某种目的的,而不是自然的、偶然的、无目的的。从总体来看,意识的产生、存在和作用都服务于一个基本的目的——人的生活,都是为了给人创造更好的生活条件。进而言之,意识的目的则又表现在两个方面,一是为了更准确、更充分地认识和了解外部世界及自身的各种情况,以使人能根据具体情况来采取行动,克服行动的盲目性;二是为了更好地控制和支配人的行动,以提高行动的准确性和有效性。组成人的意识的各种概念和命题总是服务于某种认识的目的或行为的目的,毫无目的的概念和命题是没有的。

3. 意识的功能作用

人的意识其作用主要表现在以下两个方面,一是认识自身和周围环境,二是控制和支配自身行为。

(1)认识自身和周围环境

人的意识认识人自身及其周围环境的作用就是意识的认识作用或认知作用。人生活在环境之中,人与环境有密切的关系,人不仅可以影响环境,环境更时刻影响着人。人要维持其在环境中的生存,尤其是还要希望在环境中生活得更好的话,他就必须根据环境情况及其变化不断地调整自身与环境的关系,以利于自身的生存和发展。而要更好地做到这一点,首先就必须对自身和环境有一个把握,这就需要意识通过其认识作用来完成,同时也只有意识能够完成对人自身和环境的认识和把握。人对自身和环境的了解和把握可以在两种水平上进行,这就是感觉水平和意识水平。但在感觉水平层面的了解始终是有限的,而且只限于此时、此地的了解,依赖纯粹的感觉也只能产生有限意义的反射活动,所以人更多的还是依赖意识水平的了解。因为意识对人自身和环境的了解可以达到一种完整的了解,同时这种了解还可以超越人和环境事物存在的时间和空间限制,使对人和环境的把握由此地走向彼地,由现在走向过去和未来,这就可以大大提高人在环境中的生存和发展能力。意识对人自身和环境的认识和把握是通过建立有关人自身和环境事物的概念、命题和命题系统实现的。在这过程中,人们先是在意识中确立有关人自身和环境各种事物的名称,然后形成有关这些事物的命题和判断,最后把一个又一个的命题和判断组织起来构成命题系统,从而完成对人自身和环境的完整而系统的认识和把握。

在意识认识作用的两个方面,相对说来对人自身的认识比较简单,主要是确定自身的一些基本状态,而对环境的认识则比较复杂,所以认识的重点也是放在环境方面。

(2)控制和支配人的行为

意识对人的作用的第二方面就是控制和支配人的行为。人在环境中生活,显然仅仅认识和了解人与环境的各种情况是不够的,还必须根据人的需要对自身的状况进行不断的调整以应付环境的变化,这就得依赖意识对人的行为的控制和支配作用。意识对人的行为的控制和支配作用是通过概念过程对生理程序的影响实现的。正是有了意识的这种作用,人才能在意识支配下主动地进行各种活动,人也才有自主适应和改造环境的能力。意识对行为的控制和支配具体又体现为对人的各种活动的控制和支配。一般情况下意识的这种作用是有限的,只能直接控制和支配肢体的肌肉活动和呼吸活动,其他大多数组织器官的活动都是不受意识支配的。但意识对整个人体的各种组织器官有一种潜在的控制支配能力,这种能力可以在某种特殊状态下激发出来,而且它也是人的某些潜能所在。意识对人的行为控制和调节作用的根本意义在于处理与环境的相互关系,它为人在处理这种关系中处于有利的主导地位提供了条件。在这一点上我们也可以看出意识两种作用的密切关系。因为意识产生的目的就是为了更好地处理人与环境的关系，要处理好这种关系首先就必须了解人和环境的状况，这就必然需要认识作用，但如果只有认识能力而无支配身体运动的能力，这种认识能力也是没有意义的，所以又必然要求有对人的行为的控制和支配能力；另一方面，如果只有对身体的控制和支配能力而无认识能力，就会不知道该怎么控制和支配人的行为，甚至会导致盲目的、无意义的行为出现。总之，对于处理人与环境的相互关系来说，意识的这两种作用都是不可缺少的，它们共同构成了意识对人的作用的完整性。

四、人体形、气、神的相互关系

作为人体的本质构成，形气神不仅在人体中各自发挥着重要的作用，而且它们之间还存在密切的联系，它们相互依赖、相互作用、相互制约，共同完成人体的各种机能。《内观经》曰："气来入身，谓之生。神去于身，谓之死。"[1]《道枢》谓："故万形之中，所保者莫先乎元气。元气住则神住矣，神住则形住矣。三者住则命在于我，岂在于天耶？是知人由气生，气由神住。人之有气，如鱼之有水，失水则死矣。然则神者，气之子也。气者，神之母也。形者，神之舍也。是修身之大端，保形之根源也。"[2]宋代高似孙说："神者，气之子；气者，神之母；形者，神之室。气清则神畅，气浊则神昏，气乱则神去，室空则形腐。人以神为道，以道为生，生道两存，故长生久视。欲养神，先须养气，养气先须养脑，养脑先须养精，养精先须养血，养血先须养唾，养唾先须养水。"[3]《析疑指迷论》云：

---

[1] 道藏：第 11 册 [M]. 北京：文物出版社，1988：397.
[2] 道枢：三住 [M]// 道藏：第 20 册. 北京：文物出版社，1988：762.
[3] 纬略：卷十 [M]// 汪茂和. 中国养生宝典. 北京：中国医药科技出版社，1998：351.

"夫人以精为根，以命为本，以性为宗。命者气也，性者神也。夫神气精三者咸原于一而未尝离也。而离之者皆越于分也。"[1]《类经》亦谓："虽神由精气而生，然所以统驭精气而为运用之主者，则又在吾心之神。"[2]《类证治裁》亦云："一身所宝，惟精、气、神。神生于气，气生于精；精化气，气化神。故精者身之本，气者神之主，形者神之宅也。"[3]总之，人体形、气、神之间既存在密切的关系，同时其关系也是一种非常复杂的关系，概括起来它们之间的关系又主要表现在基础作用和主导作用两个方面。以下分别加以讨论。

（一）形与气的相互关系

关于人体形与气的关系，《长生胎元神用经》说："炁结为形，形是受炁之本宗，炁是形之根元。"又云："夫形之所恃者，炁也；炁之所依者，形也。炁全形全，炁竭形毙。是以摄养之士，莫不炼形炁而保其生。未有有形而无炁、有炁而无形者也。即形之与炁，相须而成，岂不皎然哉！"[4]《道枢》云："形无气则不变，气无形则不立，故知神形者，受气之本也；气者，养形之根也。"[5]《云笈七签》谓："形者，气之聚也，气虚则形羸。"[6]《医门法律》曰："天积气耳，地积形耳，人气以成形耳。惟气以成形，气聚则形存，气散则形亡，气之关于形也，岂不巨哉！"[7]概括起来说，人体形与气的关系主要表现在两个方面：一方面，形是气的基础。气的产生离不开形，人体的各种气，如元气、真气、营气、卫气、经

---

[1] 道藏：第4册[M]. 北京：文物出版社，1988：951.
[2] 张介宾. 类经[M]. 北京：人民卫生出版社，1980：5.
[3] 类证治裁：内景综要[M]// 孙广仁. 中医藏象生理学. 北京：中国医药科技出版社，2002：11.
[4] 道藏：第34册[M]. 北京：文物出版社，1988：309，312.
[5] 道枢：胎息[M]// 道藏：第20册. 北京：文物出版社，1988：680.
[6] 道藏：第22册[M]. 北京：文物出版社，1988：625.
[7] 医门法律[M]. 北京：人民卫生出版社，1959：6.

第九章　形气神与性命——人体的本质结构

气等,都是由精或其他精微物质化生而来的。没有这些物质基础,各种气的产生是不可能的,它们的化生就成了无源之水,无本之木。同时,气的作用的发挥,也必须以形为基础,在形体结构的基础上进行。没有形,气既无以产生,其作用也无以发挥。另一方面,气对形有主导作用。对人来说,一切生命活动都是由气来推动的,形体为完成生命活动所进行的各种运动,形体结构的维持,形体结构的新陈代谢等,都是依赖于气的推动作用和气的功能完成的。所以没有气,没有气的各种功能活动,形体就无法运动、形体结构就难以维持、形体的新陈代谢就难以进行,自然,形体也就不可能作为活人的形体存在。

从现代的观点来看,[1]人体形与气的关系主要就是物质与信息的关系,这种关系一方面表现为物质是信息产生、存在和作用发挥的基础,另一方面又表现为信息对物质运动的主导作用。任何信息都是以物质为载体的,所以人体各种信息的产生、贮存及其作用的发挥都是以特定的物质结构为基础的。更确切地说,人体任何信息的产生、存在都是在特定的物质结构基础上所建立的信息程序系统中实现的,其作用的发挥又是依赖于特定信息程序系统的启动运行完成的。所以人体离开了物质以及各种特定具体的物理、化学形式的话,信息的产生和存在是不可能的,其作用发挥更无从谈起。同时,人体的组织器官的运动又受着信息的控制,人体的各种组织器官只有在各种信息程序系统启动运行的条件下才能进行各种功能活动,没有信息,没有程序系统的控制作用,人体的物质形体就不可能有真正的生命活动。所以在人体的生命运动中,物质只是生命的基础,而信息才是各种生命活动的主导因素。可见,养生家说"气即是命"是有它的道理的。

---

[1] 关于从现代的物质,信息,意识的角度来认识人体形气神的相互关系的问题,可以参阅拙著《现代科学技术哲学》(人民出版社,2010年版)一书的相关内容。

（二）气与神的相互关系

关于气与神的关系，《洞玄灵宝斋说光烛戒罚灯祝愿仪》说："夫万物以人为贵，人以生为宝。生之所赖唯神与气，神气之在人身为四体之命。人不可须臾无气，不可俯仰失神，失神则五脏溃坏，失气则颠蹶而亡。气之与神，常相随而行；神之与气，常相宗为强。神去则气亡，气绝则身丧。一切皆知畏死而乐生，不知生活之功在于神气，而数凶其心而犯其气，屡淫其神而凋其命，不爱其静存守其真，故致于枉残也。"[1]《胎息经》谓："气入身来谓之生，神去离形谓之死。知神气可以长生，故守虚无以养神气。神行即气行，神住即气住，若欲长生，神气相注。"[2]《晋真人语录》云："炁是神之母，神是气之子。常使子母相守，不离自然，日久神定，仙道成矣。"[3]《黄帝内经》则从人体病理的角度指出了神与气的密切联系："百病皆生于气也，怒则气上，喜则气缓，悲则气消，恐则气下……惊则气乱……思则气结……怒则气逆，甚则呕血及飧泄，故气上矣。喜则气和志达，荣卫通利，故气缓矣。悲则心系急，肺布叶举，而上焦不通，荣卫不散，热气在中，故气消矣。恐则精却，却则上焦闭，闭则气还，还则下焦胀，故气不行矣……惊则心无所倚，神无所归，虑无所定，故气乱矣……思则心有所存，神有所归，正气留而不行，故气结矣。"[4]概括起来，气与神的相互关系也是表现在基础作用和主导作用两个方面。一方面，气是神的基础。首先，神必须在气产生存在的基础上才能产生存在，更明确地说，精神意识的产生存在必须是在生命的产生存在基础上才有可能。而且每一种精神意识活动的产生还必须在一系列特定的神经生理过程的基础上才能完成。没有气，没有人的生命，没

---

[1] 道藏：第9册 [M]. 北京：文物出版社，1988：822.

[2] 高上玉皇胎息经 [M]// 道藏：第1册. 北京：文物出版社，1988：748.

[3] 道藏：第23册 [M]. 北京：文物出版社，1988：697.

[4] 素问：举痛论篇 [M]// 道藏：第21册. 北京：文物出版社，1988：149-150.

第九章 形气神与性命——人体的本质结构

有人的神经生理过程，精神意识的产生存在是不可想象的。其次，神的产生存在及其作用发挥还需要气为其提供动力，精神意识的产生需要脑神经系统进行一系列的功能活动，这就需要消耗能量，消耗气。没有气，精神意识活动就无法进行。正所谓"有气则有神，无气则无神"是也。另一方面，神对气有主导作用。气虽然是神的基础，但气的运行、作用等又受神的控制和支配。在人体，由气所完成的各种功能活动，如肢体运动、进食等，都是由精神意识来控制的。事实上，人的精神意识也正是通过对气的控制和支配来实现对整个人体的控制和支配作用的。

从现代的观点来看，气与神的关系也大致可以看作是一种信息与意识的关系。信息和意识的关系也表现为一种基础和主导的关系。一方面，信息是意识产生存在和作用发挥的基础。人的意识都是在特定的神经程序的基础上建立起来的。以意识的基本单元概念来说，一个概念的建立就需要在大脑中构建符号程序、对象感觉程序和联系程序这三种程序才能完成，而命题和命题系统的建立则还需要在相应的概念程序和命题程序之间建立一系列程序连接才能实现。总之，人的任何意识内容的确立都是以大脑的神经程序的构建为基础的，而意识过程的进行则又是以相应概念程序、命题程序和命题系统程序的启动运行为基础的。离开了神经信息程序的构建和启动运行，人的意识既不可能产生存在，也不可能发挥它的作用。但另一方面，意识一旦产生，其对整个人体的活动就具有控制支配作用，同时它对整个神经信息系统更是有直接的控制能力。意识对脑神经程序的控制是通过它对神经程序的启动的控制实现的。在意识的影响下人可以有选择地启动需要的神经程序使其运行，而对不需要的神经程序过程则可以不去启动它，或用其他程序去阻止它的启动运行。这样人的意识就可以实现对整个人的活动的控制。所以在人的大脑内部，神经信息程序的启动运行尤其是与人的意识活动有直接关系的程序的启动运行是受到意识的直接控制的，意识在整个人的活动中始终处于主导地位，大脑的神经信息过程只是为意识的产生存在和作用发挥提供一个基本的条件。意识既通过程序机制直接控制神经信息过程，又通过神经程序与体内其他程序的联系而实现对整个身体活动的控制和影响。

（三）形与神的相互关系

关于形与神的关系，司马谈《论六家要旨》云："夫神大用则竭，形大劳则敝。形神骚动，欲与天地长久，非所闻也……凡人所生者，神也；所托者，形也。神大用则竭，形大劳则敝，形神离则死。死者不可复生，离者不可复反，故圣人重之。由是观之，神者，生之本也；形者，生之具也。不先定其神形，而曰我有以治天下，何由哉？"[1] 吴筠谓："人之所生者神，所托者形。方寸之中，实曰灵府，静则神生而形和，躁则神劳而形毙。"[2]《无上秘要》曰："神生形，形成神。形不得神而不能自生，神不得形而不能自成。故形神合同，更相生，更相成。"[3]《七部语要·连珠》说："形者，生之具；神者，生之本。形不得神不能自生，神不得形不能自成。形神更相生，更相成。形神合同，可以长久。形者，神之舍也，神之主也；主人安静，神即居之；主人躁动，神即去之。神之无形，难以自固；形之无神，难以自驻。若是形神相亲，则表里俱济。夫人只知养形不知养神，不知爱神，只知爱身。殊不知形者载神之车也，神去即人死，车败则马奔，自然之至理也。"[4]《杂著捷径》亦云："精者，神之本；气者，神之主；形者，神之宅也。故神太用则歇，精太用则竭，气太劳则绝。是以人之生者，神也；形之托者，气也。若气衰则形耗，而欲长生者，未之闻也。形须神而立焉。有者，无之馆；形者，神之宅也。倘不

---

[1] 史记：太史公自序第七十 [M]. 长沙：岳麓书社，2001：740.

[2] 宗玄先生文集：心目论 [M]// 道藏：第23册. 北京：文物出版社，1988：661.

[3] 无上秘要：卷五 [M]// 道藏：第25册. 北京：文物出版社，1988：15.

[4] 云笈七签：卷九十 [M]// 道藏：第22册. 北京：文物出版社，1988：625.

第九章 形气神与性命——人体的本质结构

全宅以安生,修身以养神,则不免于气散归空,游魂为变。仿之于烛,烛尽则火不居。譬之于堤,堤坏则水不存矣。身劳则神散,气劳则命终,形瘦则神毙,神毙则精灵游矣。"[1] 至游子《道枢》亦云:"神者,生形者也;形者,成神者也。故形不得其神,斯不能自生矣;神不得其形,斯不能自成矣。形神合同,更相生,更相和成,斯可矣。""夫长生者,神与形俱全者也……形器者,性之府也,形器败,则性无所存矣。养神不养形,犹毁宅而露居者欤!"又云:"夫人所恃以生者,气也。气住则神住矣,神住则形住矣。审能如是,则长生久视……丹元子曰:形以神住,神以气集。气者,体之充也。形者,神之舍也。故气实则盛矣,虚则衰矣,住则生矣,耗则绝矣。"[2] 概括起来,人体形神关系实际上是两个方面:一方面,形是神的基础。神的产生存在及其作用发挥,都是以人的形体存在为基础的,没有人的形体,就没有人的存在,自然也谈不上精神意识的产生存在。就像人需要房舍来生存一样,神也需要形体作为它产生和存在的依托。离开了形体,人的神就不可能产生存在。另一方面,神对形有主导作用。人虽然是由形体结构构成,但人的各种活动则是由神来控制和支配的,神才是整个人的主宰。正因为神对整个人体有控制和支配作用,而神又为心所主,所以古人把心看作君主之官,强调了它在人身上的主导地位。

以现代的观点来看,形与神的关系也就是物质与意识的关系。就人本身来说,物质和意识之间的联系并不是直接的,而是间接的,物质与意识是通过信息这个中间环节联系起来的。正因为如此,所以一般情况下人的意念是不能直接作用于物质客体的。虽然人的物质与意识之间没有直接的联系,但通过信息这个中间环节还是把它

---

[1] 修真十书:杂著捷径:保精神 [M]// 道藏:第4册.北京:文物出版社,1988:707.

[2] 道藏:第20册 [M].北京:文物出版社,1988:616,623,796.

们紧密地联系在了一起,并使它们之间形成了一种基础和主导关系。一方面,人的物质形体是意识产生存在并发挥作用的基础。现代科学已经清楚地说明,人的意识是在脑神经系统的基础上产生形成的,离开了人的各种组织结构尤其是脑神经结构,意识的产生是根本不可能的。更具体地说,意识的产生存在首先是因为有了神经细胞和感觉细胞这些物质结构,在此基础上才能建立起相应的概念程序、命题程序和命题系统程序,从而意识才得以产生存在。而意识作用的发挥则又有赖于各种物理化学因素对感觉器官的作用对意识程序的启动和基于神经电化学过程的程序运行以及效应器官的物质活动。总之,离开了机体的物质结构和物质过程,意识的产生存在是不可能的,其作用发挥也是不可想象的。另一方面,意识一旦产生,它又对人的物质活动有巨大的影响。这种影响主要有两种形式,其一是直接控制人体的躯体活动。意识虽然不能完全控制人体的各种活动,但它对人的躯体活动却具有直接的控制能力,人可以用意念控制四肢、躯干和头的运动。其二是间接影响人的内脏活动和各种生理生化过程,尤其是人的情绪变化其产生的积极和消极影响就更为明显。一般来说,轻松愉快的情绪会对这些活动和过程产生积极的影响,而紧张忧郁的情绪则会产生消极的影响。

第三节 人体的命与性及其相互关系

一、人体的命

(一)古人对命的认识

命与性是与形气神有密切联系的一对范畴。《金丹大要》引缘督子云:"何者为性命?人之一身,至精至粹,至尊至贵,莫越精气神三者。"[1] 可见,性命是人体的最基本成分。事实上,命与性也

---

[1] 道藏:第24册[M].北京:文物出版社,1988:12.

第九章　形气神与性命——人体的本质结构

是人体存在的两个重要方面。在这里我们先来讨论人体的命，后面再讨论人体的性。

何谓"命"？按一般的意义来理解，命，就是生命，指那些具有生活特征的存在物。《礼记·祭法》云："大凡生于天地之间者皆曰命。"[1] 说明命是指生长于天地之间也就是大地上的各种有生命的存在物。庄子则进一步指出："死生，命也，其有夜旦之常，天也……夫大块载我以形，劳我以生，佚我以老，息我以死。故善吾生者，乃所以善吾死也。"[2] 强调了命与生死现象的必然联系。《太上老君内观经》则又从道家的角度明确了命就是生命："从道受生谓之命。"[3]

在古人看来，由于生命的产生和存在离不开精（形）和气，精是生命的物质基础，气是生命的动力，所以命又与精、气有必然的联系。它们之间具有同一性，故道家有"命是精与气"的说法。而且考虑到气与命所表现出来的生命活力的内在联系，故有时亦直接说"命即是气"或"气即是命"。对于什么是命及命与精气的关系，道书中有许多论述，略举几例："性则神也，命则精与气也。"[4] "性者是元神，命者是元气，名曰性命也。"[5] "夫性者，先天至神一灵之谓也；命者，先天至精一气之谓也。"[6] "气是形中命，心为性内神。能知神气穴，即是得仙人。"[7] "何谓命？先天至精，一气氤氲是

---

[1] 礼记 [M]// 黄侃. 黄侃手批白文十三经. 北京：中华书局，1983：165.

[2] 庄子：大宗师 [M]// 陈鼓应. 庄子今注今译. 北京：中华书局 1983：177-178.

[3] 道藏：第 22 册 [M]. 北京：文物出版社，1988：128.

[4] 玄肤论：性命论 [M]// 李道纯，王沐. 道教五派丹法精选：第三集. 北京：中医古籍出版社，1989：250.

[5] 重阳授丹阳二十四诀 [M]// 道藏：第 25 册. 北京：文物出版社，1988：807.

[6] 李道纯. 中和集：性命论 [M]// 道藏：第 4 册. 北京：文物出版社，1988：503.

[7] 石泰. 还源篇 [M]// 道藏：第 24 册. 北京：文物出版社，1988：213.

也。"[1] "气者,命也。在天为气,受之于人为命。"[2] "夫所谓命者,气之宗也。凡人之生,须藉乎气;有气则生,无气则死,故人死曰断气,气断则命绝。"[3]

(二)命的现代研究

1. 生命的本质

现在来看,命就是生命。那么什么是生命?生命的本质是什么?虽然现代科学对生命已经有了许多了解,但这个问题事实上并没有获得根本的解决。长期以来,人们把生命仅仅看成是一种物质现象,把生命过程等同于物质过程。不用否认,用物质观点确能对生命现象做出某些解释,然而它存在一个无法克服的困难,就是不能把生命与非生命从本质上区别开来。更重要的是,许多生命现象根本无法从纯粹物质的角度加以说明,所以这种机械的生命观理所当然地受到人们的怀疑。

根据我们对生命和自然界其他存在形式的研究发现,生命在本质上是与信息联系在一起的,是物质与信息的统一体。现代信息理论独立于以往各门自然科学的重要特征,就是把信息从具体的物理运动和化学运动中抽出来单独加以研究,它不是研究具体的物理运动和化学运动的过程与规律,而是专门研究在这之上的信息变化过程与规律,更确切地说是研究以信息为主体的程序过程及其规律。我们说生命的本质在于它与信息的联系,就是说它的本质和规律更多地不在于作为载体的生物体的机械、物理、化学规律,而在于生命的信息和程序规律。关于这一点,正如《新自然观》一书所指出的:"场、能量和物质都是守恒的,所以没有自复制能力。唯有信息不守恒,所以有自复制能力。生命系统最根本的特点是自复制,所以,

---

[1] 性命主旨:性命说 [M]// 天元丹法. 北京:中国人民大学出版社,1990:79.
[2] 刘一明. 百字碑注 [M]// 胡道静. 藏外道书:第 8 册. 成都:巴蜀书社,1994:438.
[3] 薛阳桂. 梅华问答编 [M]// 道藏男女性命双修秘功. 沈阳:辽宁古籍出版社,1994:480.

第九章 形气神与性命——人体的本质结构

信息就同生命紧紧联系在一起。生命的起点就是信息的起点，信息的起点就是生命的起点。事实上，就我们所知，已获实证的最原始、最简单的通讯正是生物细胞内的生物遗传信息的传递过程，它同时就是细胞的自复制过程。换句话说，笔者认为，无机界无信息，因为无机界无完整的通讯过程。"[1] 可见，构成生命的最本质的因素并非是固定在特定物质结构之上的那些因素，而是存在于载体之间的那些可以转移、复制并产生控制作用的因素。分子生物学及生物工程所揭示的DNA承载的基因信息的可转移性、可复制性，已经表明了这一事实。

毫无疑问，任何生命都离不开物质，但仅有物质并不能产生生命。对生命来说，仅有物质是不够的，还必须有信息。地球上的各种生命，它们都具有遗传繁殖、新陈代谢和自我控制等特征。这些特征是每个个体生命都具备的，它们也是生命的本质表现。然而对这些生命的本质特征，仅从纯粹物质角度则是无法加以科学的解释和说明的。就遗传来说，任何生命体都不可能通过物质原形传递的形式来实现遗传，而只能通过信息传递的形式实现遗传。当然遗传也有它的物质基础，但物质仅仅是作为遗传信息的载体出现的，在整个遗传过程中，信息始终居于主导地位，是这一过程的主角。再看生命的自我控制，它几乎就是信息及其程序控制的作用。整个控制过程先是构建有关控制功能的信息程序系统，然后在环境有关刺激的作用下启动相应的控制程序，并通过程序运行所产生的效应来实现对机体的控制。从纯粹的物质角度是不可能说明机体的控制活动的。至于生命体的新陈代谢，似乎可以把它看成是一种纯粹的物质过程，但这种过程却是受信息和程序控制，纯粹自发的物质代谢在机体是没有的，如果真有所谓纯粹的物质代谢的话，那么其过程就必然如热力学第二定律所揭示的那样是让整个生命体走向一种无

---

[1] 童天湘，林夏水. 新自然观[M]. 北京：中共中央党校出版社，1998：319.

序的、无组织的热平衡状态，这种状态只能是导致生命的死亡而不是生命的存在。可见，生命体新陈代谢的产生也不可能仅仅是物质方面的原因。因为生命体作为一种物质系统，按照热力学第二定律，它的自发过程必然是走向无序混乱的熵最大状态，不可能出现生命的有序结构，所以要维持生命体高度的组织性必须有物质以外的因素，事实上生命体也正是在物质以外的信息和程序因素的作用下来维持其组织性的。信息和程序通过其控制作用，一方面排除生命体内的熵，另一方面吸收负熵使生命体维持其组织性。一旦生命体不能利用信息和程序来实现控制，生命体就会失去其组织性而解体，生命也就宣告死亡。不难看出，生命体新陈代谢这种活动（生命）的本质表现正是热力学第二定律揭示的熵增加过程与信息程序控制的有序化过程的矛盾统一。没有熵的增加，生命体永远处在高度有序化状态，信息和程序的控制作用就没有意义；相反，没有信息和程序的控制作用，生命体就无法维持其组织性，就会走向热平衡的死寂状态，生命自然也就无法维持。所以熵的增加过程和信息程序控制的有序化过程是生命的两个必不可少的过程，正是它们构成了生命体的新陈代谢过程，构成了生命活动，离开了其中的任何一个方面，生命都不可能产生存在。总的说来，不管是遗传过程、自我控制过程，还是新陈代谢过程，信息都是其中的主导因素，离开了信息，离开了程序控制，生命过程都不可能实现；但生命也离不开物质，物质不仅是信息存在的基础，也是整个生命存在的一个基本条件。总而言之，生命既离不开信息也离不开物质，它是以物质为基础以信息为主导的存在形式，是物质与信息的统一。这就是生命的真正本质。

就生命有机体内的各种功能活动来说，如果考察其具体的机制，则不难发现，它们实际上都是由程序机制来完成的。在生命体中，任何一个功能都对应着一个相应的程序，一个遗传性状的实现是由

第九章　形气神与性命——人体的本质结构

一个或一组遗传程序来实现的，一个生理或生化功能是由一个或一组体液程序来实现的，一个反应功能是由一个或一组神经程序来实现的。没有相应的程序或没有建立起相应的程序，机体就不可能具有相应的功能；而当完成这种功能的程序机制被破坏时，这种功能也就会产生障碍。所以研究机体的各种功能活动及其规律，实质上也就是去研究完成这种功能的程序机制，只有把它们的程序机制搞清楚了，对机体的相关功能也就把握了。这也是今天生命科学研究的核心内容。

在这里，当代信息科学和生命科学的发展已经将生命的纯粹物质本质观推进到了物质与信息统一的本质观，进而也将物质的"生物学"提升到了物质与信息统一的"生命科学"。同时也使人们对生命的认识发生了革命性的变化，即从狭隘的机械生命观念走向了外延更加广阔、内涵更加深刻的信息与程序生命观念或物质与信息统一的生命观念。可以说，从把生命本质看作特定物质结构的传统生命观或物质生命观，上升为把生命本质看作是物质与信息的统一体，以程序过程为特点的信息与程序生命观，这是辩证系统观在生命本质认识上的重大变革，也是当代辩证自然观的重要组成部分。

2. 生命的特性

根据现代科学的研究，包括人的生命在内的一切生命都具有11个方面的特性，包括：①物质和信息的同一性。所有的生命形式在基本的物质构成成分和信息程序要素上都具有同一性。从物质角度看，生命体物质成分的同一性主要体现在它们都具有大致相同的元素构成。从信息的角度来看，生命信息的同一性则集中体现在遗传信息及遗传程序的高度一致性上。各种生命体都是以脱氧核糖核酸（或核糖核酸）为其遗传信息的物质表现形式，由脱氧核糖核酸组成的遗传密码信息在所有生命体中是一致的。各种生命体就是用这统一的遗传密码编制自己的基因信息，并按照这一基因信息决定的程序过程来实现生长、发育、生殖、遗传等生命活动。②结构和功能的有序性。任何生命体都是一个复杂的物质和信息体系，但生命体的各种物质和信息构成在体内不是随机堆砌在一起，而是严整有序地排列，是一个具有有序物质结构和程序运作功能的系统。如果失去结构与功能的有序性，生命体的组织结构和功能活动的固有秩序遭到破坏，生命也就完结。③新陈代谢。生命体是一个由一系列程序控制的表现为同化和异化的新陈代谢的功能活动过程。如果代谢过程被破坏，生命就会受到威胁，甚至导致死亡。④遗传和繁殖。生命体的一个突出特征就是个体能遗传和繁殖，能复制出与其相同的下一代。⑤生长发育。生命体都具有由较小的幼稚个体变为较大的成熟个体的生长发育特性。⑥反应性和适应性。生命体特别是动物都具有在外界刺激作用下发生反应的特性，以及根据环境变化而改变身体结构和功能的适应特性。⑦自我控制。生命体都有高度复杂的结构和有序的功能活动，而这种有序的结构和功能活动的维持并不是由外部因素来完成的，而是由它自身的各种程序机制来实现的。这就是生命体的自我控制能力。⑧稳态。生命体都具有根据环境变化而调节自己的结构与功能从而保持自身整体状态稳定的自我控制能力，所以它能够保持机体内环境的相对稳定性，这也就是生命有机体的稳定，这种稳定状态就是稳态。稳态既是机体自我控制能力的体现，同时也是机体维持其生命活动的必需条件。至于稳态的维持机制，则是一种负反馈程序控制机制。⑨不可逆性。生命过程与非生命过程不同，它具有不可逆性。对一个个体来说，生命过程一旦启动，它就沿着既定的方向进行，直到生命活动的结束。对个体的特定生命时期来说，既不可能让生命活动停止下来，也不可能让它再回到先前某一个时期的状态，整个过程是不可逆的。

⑩衰老。所有生命个体都具有随着生命的进行而呈现的结构与功能的衰退老化过程，而且衰老的过程是必然的、不可逆的，外部的作用只能起到加速或减缓的作用。⑪死亡。所有生命个体都会死亡，走向生命的终结。有的死亡是生命衰老的自然终结，也有的死亡是由于疾病导致，还有些死亡是意外事故导致，但不管是什么原因，生命个体都不能逃脱死亡。

在这里，我们看到了养生学对命的认识虽然还不是那么深入，但在许多方面的认识都体现了其科学性和合理性，整体上完全符合生命的本质规律。从现代的角度来看，古人把命看成是形（精）与气的统一的观点是非常合理的，也是非常科学的。事实上，根据作者对生命本质的研究和考察，生命与非生命和人体的区别就在于生命的存在是物质与信息相统一的存在，生命既不是单纯的物质存在，也不是单纯的信息存在，在本质上它是物质与信息的统一体。与之相对，非生命的存在则是一种纯粹物质的存在，而人体的存在则又是一种物质、信息和意识相统一的存在。就生命而言，物质不仅是生命得以产生的实在基础，它构成生命的形态结构，使生命有它具体的存在和表现形式，同时它也是生命活动的承载者。但生命只有物质还不足以产生，它还需要信息，只有当信息程序系统建立起来以后，机体才能完成各种生理功能，并适应环境的变化而生存，此时，生命也才得以真正产生存在。所以生命既离不开物质，也离不开信息，是物质与信息的统一体，从养生学的角度来说，也就是形与气的统一体。而信息对物质的主导作用，也就是气对形的主导作用，也决定了气在生命中具有更重要的地位。

二、人体的性

明确了命的概念，我们再来看性的概念。何谓"性"？"性"的本来意义是指与生俱来的东西。告子说："生之谓性……食色，性也。"[1]荀子则更明确地指出："生之所以然者谓之性。""凡性者天之就也，不可学，不可事……不可学、不可事而在人者谓之性。"[2]正因为性是指与生俱来的东西，所以性也用来指谓人的生命。故在古代，"养生"也常称作"养性"。陶弘景有《养性延命录》一书，它实际上就是一本讨论养生的专著。后来，性的概念逐渐转向指人特有的那些东西，比如人的心性。儒家所谓的性主要是指人的道德心性；而古人所谓的性则倾向于指人的一般心性，也就是整个人的精神意识，即神。至游子说："夫道者，性之本也。性者，心之源也。心性同体，应化无边，是乃所谓自然者也。"[3]王道渊曰："性者，人身一点元灵之神也。"[4]薛阳桂《梅华问答编》亦指出："心之与性，原不可分。以其主宰而言，谓之心；以其具生生之理而言，谓之性。心必能明而后可见，性须悟而后可以复。言心而性在其中，明得心而后见得性，悟其性而后知其心，尽其心而后知其性也。"[5]既然性是指人的神，人的精神意识，那么其基本内容也就是精神意识的那些内容，这些内容我们已经在上一节中做了阐述，不再赘述。

与精气神要分先天后天一样，性命也被分为先天和后天。王道渊曰："性也者，先天一点至灵，人身中元神是也……人之生也，性无有不善，而于气质不同，禀受自异。故有本然之性，有气质之性。本然之性者，知觉运动是也；气质之性者，贪嗔痴爱是也。"[6]张三丰《大道论》云："气脉静而内蕴元神，则曰真性；神思静而中长元气，则曰真命。"[7]刘一明《修真辨难》谓："性有气质之性，有天赋之性；

---

[1] 孟子 [M]// 黄侃. 黄侃手批白文十三经. 上海：上海古籍出版社，1983：64.
[2] 北京大学哲学系中国哲学史教研室选注. 中国哲学史教学资料选辑：上册 [M]. 北京：中华书局，1981：229，238.
[3] 道枢：虚白问 [M]// 道藏：第20册. 北京：文物出版社，1988：638.
[4] 还真集：性命混融论 [M]// 道藏：第24册. 北京：文物出版社，1988：103.
[5] 道藏男女性命双修秘功 [M]. 沈阳：辽宁古籍出版社，1994：472.
[6] 还真集：性说 [M]// 道藏：第24册. 北京：文物出版社，1988：105.
[7] 方春阳. 张三丰全集 [M]. 杭州：浙江古籍出版社，1990：1.

第九章 形气神与性命——人体的本质结构

命有分定之命，有道气之命。气质之性，分定之命，后天有形之性命；天赋之性，道气之命，先天无形之性命。"[1] 可见，由先天元神、元气产生的性命是先天性命，也是真性命；由后天神气产生的性命则是后天性命，是假性命。当然这里的真假性命是相对的，假性命并非完全是指这种性命是虚假的，而是相对于真性命来说，它们是不确定的，是有害的，是要消失的。

三、人体命与性的相互关系

（一）人体命与性的基础与主导关系

既然命是指人的生命，性是指人的精神意识，那么很显然，对人的生存来说，两个方面都是不可缺少的，人是命与性的统一体，而且也只有命与性的统一体才能构成真正现实的人。在这一点上，《脉望》就是从性命的角度阐述了人与其他事物的本质区别："鬼神有性无命，草木有命无性，禽兽性少命多，惟人能全之。性者属知觉；命者属形质。"[2]

就人体中命与性的相互关系来说，二者主要表现为一种基础和主导关系。一方面，人必须以生命的存在为基础，一旦没有了生命，人就变成一具死尸，人也就随之死亡；另一方面，人也不能离开精神意识，没有精神意识，人就变成一种纯粹的生命存在，其生活最多像动物一样，当然也谈不上作为人的存在。而且人的生命和精神意识之间还存在着密切的联系，它们互相依存、互相影响、互相作用，是一个矛盾的统一体。关于命与性之间的这种密切联系，历代养生家进行了许多阐述，在此略举几例："夫形气者为性之府，形气败则性无所存。"[3] "性者，命之本也。神者，气之子也。气者，神

---

[1] 胡道静．藏外道书：第8册[M]．成都：巴蜀书社，1994：472．

[2] 胡道静．藏外道书：第9册[M]．成都：巴蜀书社，1994：619．

[3] 吴筠．宗玄先生文集：神仙可学论[M]//道藏：第23册．北京：文物出版社，1988：660．

之母也。子母者，不可斯须而离也。"[1] "问曰性命一乎二乎？师曰：不可谓之一，亦不可谓之二。一点灵明无昧，性也；一点元气常调，命也；性无命则无依倚，亦不能安止；命无性则不冲融，亦不能固密，二物混融一真玉莹。性也，命也，俱强名尔。"[2] "夫性者，先天至神一灵之谓也。命者，先天至精一气之谓也。精神，性命之根也。性之造化系乎心，命之造化系乎身。见解智识，出于心也；思虑念想，心役性也；举动应酬，出于身也；语默视听，身累命也。命有身累，则有生有死。性受心役，则有往有来，是知身心两字，精神之舍也，精神乃性命之本也。性无命不立，命无性不存，其名虽二，其理一也。"[3] "自古修性命者，莫不由大药而获度世也。然知性而不知命，则执空而无变化。故锺离先生云：祇修真性不修丹，久后多应变化难。知命而不知性，则形夭无宰。故茅真君曰：但明行气主，便是得仙人。则知性与命独修则不成。欲修性者，必以道全其神；欲修命者，必以术延其形。道术相符，则性命会合矣！故《太平经》云：神以道全，形以术延，以可证也。"[4] "性者，人身一点元灵之神也；命者，人身一点元阳真气也。命非性不生，性非命不立……性乃为人一身之主宰，命乃为人一身之根本。日用之间，应万事者系乎性，为百事者属乎身。性所以能发机变，命所以能化阴阳。性应物时，命乃为体，性乃为用；命运化时，性乃为体，命乃为用。体用一源，显微无间，方可谓之道，缺一不可行也。"[5] "何谓之性？原始真如，一灵炯炯是也。何谓之命？先天至精，一气氤氲是也。然有性便有命，有命便有性。性命原不可分，但以其在天

---

[1] 道枢：虚白问 [M]// 道藏：第20册. 北京：文物出版社，1988：638.

[2] 纯阳帝君神化妙通纪 [M]// 道藏：第5册. 北京：文物出版社，1988：709.

[3] 李道纯. 中和集：性命论 [M]// 道藏：第4册. 北京：文物出版社，1988：503.

[4] 存神固气论：形神俱妙法 [M]// 道藏：第10册. 北京：文物出版社，1988：706.

[5] 王道渊. 还真集：性命混融论 [M]// 道藏：第24册. 北京：文物出版社，1988：103.

第九章　形气神与性命——人体的本质结构

则谓之命，在人则谓之性。性命实非有两，况性无命不立，命无性不存，而性命之理，又浑然合一者哉。"[1] "天以阴阳五行化生万物，气以成形，而理亦具。气即命，理即性，气不离理，理不离气，即性不离命，命不离性，焉得有性无命。"[2] 总之，在古人看来，作为人，不仅要有生命即命或形气，而且要有意识即性，是生命与意识即命与性的统一体。这就像人不仅要有形、气、神，而且形气神要成为统一体一样。

从现代的角度来说，命与性的关系也就是生命与意识的关系。人不仅要有物质与信息统一的生命，而且要有意识，只有生命与意识的统一才是真正的人。如果只有生命，没有意识，那不过是一种动物存在，不能称作真正的人。现代脑死亡概念的确立已经说明了意识是人存在的一个不可或缺的因素。当然如果没有生命，人的存在也是不可能的。因为如果是这样的话，人的意识也无从产生存在。概括起来说，人的生命和意识的关系是一种基础与主导的关系。一方面，生命是意识产生存在及其作用发挥的基础，生命的生理生化过程是意识过程的基础，人的一切有关意识的程序都是建立在人的各种生命过程的基础之上的。没有脑神经的生理活动及其他各种生理活动，人的意识就不可能产生，也不可能发挥它的作用。另一方面，人的意识又对人的各种生命活动有巨大的影响，包括吃饭、睡觉、性活动等在内的各种整体的生命活动都是受意识的直接控制的；其他的各种生命的物理和化学过程也受到意识的影响。总之，人既离不开生命也离不开意识，是生命与意识的统一，生命与意识之间是紧密联系的，它们相互作用、相互影响，共同构成人体特殊的矛盾运动。

---

[1] 性命圭旨：性命说 [M]// 天元丹法. 北京：中国人民大学出版社，1990：79.
[2] 刘一明. 修真辨难 [M]// 胡道静. 藏外道书：第8册. 成都：巴蜀书社，1994：481.

（二）作为命与性统一的人体本质特性的现代考察

养生家将人体看成是命与性的统一，这与现代研究所揭示的人体是生命与意识的统一或生理与心理的统一、身与心的统一是完全一致的，而根据现代的研究，我们可以更清楚地看出人体所具有的四个基本特性，包括：①生命性。人体存在首先是一种生命存在，他具有生命的一切特征。人体的生命是人体存在的基础，人体的一切活动都是在生命活动的基础上进行的。离开了生命，没有了人体的各种生理活动，人体的肉体存在也无法维持，人体的精神意识活动也不可能进行，自然也谈不上人体的存在。所以人体存在的维持有赖于人体生命的维持。一旦人体生命死亡，人体也就随之死亡，现实的人体存在也就消失。②意识性。人体存在是一种有意识的存在，人体必须在正常意识存在的条件下才能进行各种正常的人体活动，人体的各种活动也是在对自身和环境的有意识的认知条件下进行的，人体的活动不是盲目的、本能的，而是有意识地进行的。人体一旦失去意识，也就失去了理性判断能力，无法像正常人一样进行认知判断和行动，当然也就再也不能作为一个现实的人生存下去，失去了作为正常人存在的意义和价值，人也就不成为人。③身心统一性。人体不仅具有生命性，有生命活动，而且有意识，有情感，有思想，同时这两个方面在人体中还是紧密联系的，它们之间相互作用、相互影响，共同构成一个有机的统一体，即身与心的统一体。人体都是在这种身心统一的条件下生存并进行各种正常的活动的。人体的身心或生理与心理两个方面的任一方面发生变化，都会影响到另一方面；生理的病变可以导致心理的病变，心理的异常也会导致生理的异常。对人体来说，一旦身体死亡，意识也会随着其产生存在基础的消失而消失；另一方面，意识的丧失也会对人体的生命活动带来灾难性的影响。④社会性。人体存在与动物存在的一个显著性区别，就是人体存在是一种社会性存在，而动物存

第九章 形气神与性命——人体的本质结构

在则主要是一种个体或种群存在。人体存在的社会性不仅表现为他是一种有别于自然物的存在，而且更表现为作为个体的存在总是与他人有着密切的联系，纯粹的个体是无法生存的。任何人的生存和发展都离不开他人。尤其是在今天，人体所需要的各种生活和生产资源都必须依赖他人提供，而且其生活和生产要具有效率也必须依赖社会性的组织管理的作用。同时，人体是一种意识性的存在，而以语言文字为基础建立起来的人类意识，其本身就是一种社会性的存在，任何单个的人都不可能创造出完整的人类意识并使之维持下去。

第四节 养生学人体本质观的现代科学内涵

现代科学的发展愈来愈表明，人体并不是单纯物质性的东西，而是物质、信息和意识的统一体。

从人体本身来看，其生存一刻也离不开物质、信息和意识。首先，人体离不开物质。很显然，任何人体都必须有它一定的物质形体，否则就无以存在，那种没有物质形体的无形人在现实中是没有的。同时，人的生活还必须以人体的物质运动为基础，没有人体的各种机械的、物理的、化学的运动，人是不可能作为活生生的现实的人存在的。其次，人体也离不开信息。对人体来说，遗传、发育、控制和调节等基本生命活动都是依赖于信息和程序机制实现的，正是通过人体的各种信息程序系统的作用，才使人体能完成各种生命活动；没有信息，没有遗传、体液和神经等各种信息程序系统，人体的各种功能活动无法完成，生命活动就难以维持。而且，信息还是意识产生存在的基础；没有信息，具有意识的正常的人也是不可能产生存在的。第三，人体亦不能离开意识。对人体来说，意识具有认识环境和自身各种事物并根据环境状况控制支配人体活动的作用。没有意识，人体既不知道怎样在环境中生活，也不能自由地控制和调节自己的生活，更不可能有有理性的社会生活，人就只能像动物一样靠本能生活，人也就不能成其为人。总之，作为现实的人体，既离不开物质，也离不开信息，还离不开意识，物质是人体存在的形态和结构基础，信息是人体功能活动的机制保障，意识是人体活动的主导和控制，三者共同维持现实人体的存在与活动。

当然，人体也不仅仅是物质、信息和意识的简单相加，事实上它们之间还存在着密切的联系。在人体中，物质是信息的基础，信息是意识的基础，反过来，意识对信息有主导作用，信息对物质有主导作用。人体也正是通过这种基础与主导作用将物质、信息和意识联系在一起，从而使人体成为三者的统一体。

从自然界的进化来看，非生命和生命进化的基础上产生了意识能力并构成了物质、信息和意识的统一体，以后才产生出来人体。

自然界最先产生出来的是物质，物质的产生和发展形成了各种各样的非生命物体。在非生命进化发展的基础上又产生出了信息和程序，由于信息和程序的出现导致了生命的产生和发展。在生命的进化过程中，为了更好地解决与环境的矛盾，原始人开始创造并运用概念和命题去认识外部世界和自身，由此就导致了意识能力的产生，进而导致了真正的人的出现。自然界由非生命到生命再到人体的进化发展过程可以从图9-1中清楚地展示出来。

第九章 形气神与性命——人体的本质结构

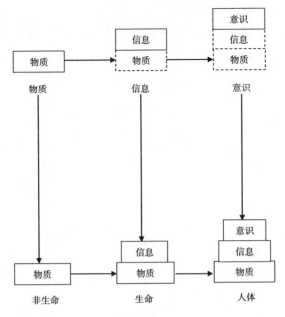

图 9-1 自然界的各种事物及其相互关系

从图 9-1 可以看出,非生命是以物质为主体的存在形式;生命是以物质为基础、以信息为主导的存在形式,是物质与信息的统一;而人体则是以生命为基础、以意识为主导的存在形式,是物质、信息和意识的统一。人体物质、信息和意识的相互关系也反映为一种基础和主导关系。在人体中,虽然意识与物质和信息有密切的联系,但意识已把物质和信息完全扬弃了,所以不能把它看作是三者的统一,更不能把它归结为信息或物质;同样,信息也不能被看成物质与信息的统一,不能把信息归结为物质。总之,作为人体的存在,物质、信息和意识三者缺一不可,如果仅有物质,只能构成非生命;仅有物质和信息,也只能形成生命;只有物质、信息和意识三者具备,并且它们之间产生了基础与主导的相互联系和相互作用,形成了有机的统一,人体才能够产生存在。这也就是人体与非生命、其他生命的区别和联系所在。

总之,不管是从人体本身来考察,还是从进化的角度来分析,都说明了人体在本质上是物质、信息和意识的统一体(图9-2)。

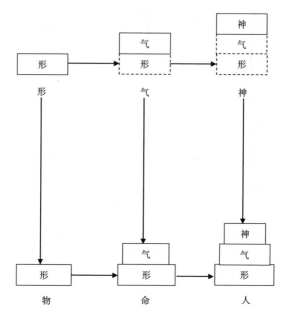

图9-2 养生学所认识的自然界各种事物及其相互关系示意图

在这里,如果把中国古代养生家对人的本质的认识与我们用现代科学观点所获得的认识做一个比较的话,可以发现其中存在着惊人的一致性。根据我们用现代科学观点对人体的考察发现,非生命是纯粹的物质存在,生命是物质与信息的统一,人体则是物质、信息和意识的统一体。对人体来说,物质、信息和意识之间是紧密联系、不可分割的,它们相互作用、相互影响,共同构成一个完整的人体。在人体中,物质、信息和意识的关系主要表现为基础和主导关系,其中,物质是信息的基础,信息又是意识的基础;反过来,意识对信息有主导作用,信息又对物质有主导作用。物质、信息和

第九章 形气神与性命——人体的本质结构

意识通过这种基础与主导关系紧密地联系在一起而构成一个完整的人体。而根据养生学对整个自然界的认识,自然界的万事万物无非三种基本的类型,这就是物、命、人。其中,物是指各种非生命的物体,命是指包括植物和动物在内的各种生命体,人即人体。而自然界的这三类事物又都是由形、气、神三种基本的存在构成的。其中,物是由形体事物构成的,命是形和气的统一体,人则是形气神的统一体。在各种事物的形气神之间也存在基础与主导的关系。从本书的阐述中可以发现,不仅养生学所揭示的构成人体本质结构的形、气、神与现代的物质、信息、意识存在高度的一致性,而且养生学对人体形、气、神相互关系的认识也与现代所揭示的人体物质、信息、意识的相互关系也是基本一致的。

第十章 脏腑——人体的功能系统

在养生学对人体的基本认识中,除了形气神理论和性命理论之外,还有两个重要的理论,那就是脏腑理论和经络理论,这两种理论也是今天中医学最为重视的内容。在中国古代,人们一方面通过形气神理论和性命理论纵向把握人体的本质结构,另一方面又通过脏腑理论横向把握人体的功能系统,再通过经络理论来把握人体各部分的相互联系,这样就形成了一套完整的有关人体基本构成的理论。本章将对脏腑理论的内容进行系统讨论,而经络理论的内容则放在下一章讨论。

第一节 脏腑与脏腑理论

一、脏腑的含义

什么是脏腑?脏腑在古代并不叫脏腑而叫"藏象",《素问·六节藏象论篇》一节就是专门讨论人体脏腑的。何谓"藏象"?唐代医学家王冰认为:"象谓见于外,可阅者也。"[1]明代医学家张景岳说得更明确:"象,形象也。藏居于内,形见于外,故曰藏象。"[2]可见,脏腑并不是对人体内部脏器的直接描述,而是对内部脏器表现在外的征象的反映和概括。当然,这些征象也不可能是内部器官的直接显现,而是内部器官的生理活动及其病理变化的外在反映。事实上

---

[1] 素问:六节藏象论篇[M]//道藏:第21册.北京:文物出版社,1988:49.
[2] 张介宾.类经:上册[M].北京:人民卫生出版社,1965:33.

脏腑概念也正是通过分析和概括人体内部脏器的生理活动及其病理变化的外部征象形成的。而这样得到的概念也只能是对脏腑的功能活动及其变化的认识，不可能是对内脏器官形态结构的直接描述，所以我们说脏腑理论是有关脏腑功能系统的理论，而非实体内脏器官的理论。

值得指出的是，古代医家和养生家在描述和说明人体脏腑时也常常指出脏腑的形状结构和解剖位置，这是否意味着脏腑就是指实在的解剖学组织器官呢？恐怕并非如此。古人们一方面看到了人体各种内脏器官是各种功能活动的结构基础，甚至发现了一些器官与特定功能活动的明确直接联系，另一方面又难以从具体的解剖结构来说明功能活动的机制，而某些明显的功能活动又难以找到明确的组织器官承担者，所以古人只好在基于对某些组织器官的解剖认识基础上，通过对功能的概括和推导来建立对人体脏腑的认识。很显然，结构解剖并不是脏腑理论的根本，功能活动才是其主要依据，仅仅从解剖学来认识脏腑理论是错误的。

二、脏腑的实质

实际上，古人对脏腑的认识是在中国古代阴阳五行理论的指导下通过对人体的生理和病理的观察研究形成的，其中五行理论又是脏腑理论的最基本框架。按照古人的认识，人体的脏腑主要包括五脏和六腑，人体的五脏是肝、心、脾、肺、肾，六腑是胆、胃、小肠、大肠、膀胱、三焦，此外还有奇恒之腑（脑、髓、骨、脉、胆、女子胞）。不过所有腑都是从属于脏的，其功能也都可以归入五脏的范畴之中。因此，脏腑理论主要就是有关五脏功能系统的理论。

其实，古人在对人体功能结构的认识上，是将整个人体的功能系统概括为以五脏为核心的脏腑系统，并提出了独具特色的脏腑理论。古人认为，人体是由脏腑组成的，脏腑是人体功能的承担者，人体在功能结构上就是由五脏六腑系统尤其是五脏系统构成的有机整体。具体来说，按照五脏理论，人体的各种功能活动就是由心、肝、脾、肺、肾五脏来承担的，它们各司其职，共同完成人体的各种功能活动，以保证人体的健康生活。以今天的观点来看，虽然五脏也有它的结构基础，但在实质上五脏并不是一种以独立的形体结构为单元的存在，而是以功能活动为单元的存在，心、肝、脾、肺、肾实质上是人体五个大的功能系统，这种系统已经远远超越了某个单一的形体结构单位，而是多个形体结构单位相互协作的结果。正因为如此，所以五脏的心、肝、脾、肺、肾不能等同于解剖学上的结构独立的心脏、肝脏、脾脏、肺脏和肾脏。事实上，养生学和中医学的心应该看成是具有完成精神意识功能和血液供应功能等的功能系统，同样，肝、脾、肺、肾也应该被看成是完成特定功能活动的功能系统。

在这里，如果我们将中国古代对人体脏腑的认识与现代科学对人体组织结构的认识加以比较，就可以看出它们之间是完全不同的。按照现代科学的认识，人体共有八大系统，即消化系统、神经系统、呼吸系统、心血管系统、运动系统、内分泌系统、泌尿系统、生殖系统。其中，消化系统由消化管和消化腺两部分组成，负责食物的摄取和消化，使人体获得糖类、脂肪、蛋白质、维生素等营养。神经系统由神经细胞（神经元）和神经胶质所组成，分为中枢神经系统和周围神经系统两大部分，中枢神经系统由大脑和脊髓组成，周围神经系统则指脑和脊髓以外的脑神经、脊神经和自主神经，包括神经节、神经干、神经丛及神经终末装置。神经系统是人体内起主导作用的系统，内、外环境的各种刺激由感受器接受后，启动神经程序，神经信息通过周围神经传递到脑和脊髓的各级中枢进行分析处理，再经周围神经引起效应器反应，以完成控制和调节人体各个系统器官的活动，从而维持人体内外环境的协调平衡关系。呼吸系

第十章 脏腑——人体的功能系统

统包括呼吸道（鼻、咽、喉、气管、支气管）和肺。人体在新陈代谢过程中要不断消耗氧气，产生二氧化碳，人体与外界环境进行气体交换的过程称为呼吸。气体交换场所有两处，一是外界与呼吸器官的气体交换，如肺呼吸（即外呼吸），另一处由血液和组织液与机体组织、细胞之间进行气体交换，称内呼吸。呼吸系统的主要功能是维持外呼吸。心血管系统由心脏和血管两大部分组成，是人体内的运输系统，将消化道吸收的营养物质和由肺吸进的氧输送到各组织器官，并将各组织器官的代谢产物通过同样的途径输入血液经肺、肾排出。运动系统通常由骨、骨连接和骨骼肌组成，在神经系统的支配下，骨骼肌能够收缩，牵引所附着的骨骼而产生杠杆运动，使人体产生各种动作，以维持人体在环境中的各种活动需要。内分泌系统由内分泌腺和分布于其他器官的内分泌细胞组成。内分泌腺是人体内一些无输出导管的腺体，内分泌细胞的分泌物称激素。激素对整个机体的生长、发育、代谢和生殖起着调节作用。大多数内分泌细胞分泌的激素通过血液循环作用于远处的特定靶细胞，少部分内分泌细胞的分泌物可直接作用于邻近的靶细胞。人体主要的内分泌腺有甲状腺、甲状旁腺、肾上腺、垂体、松果体、胰岛、胸腺和性腺等。泌尿系统由肾、输尿管、膀胱及尿道组成，其主要功能为排泄。排泄是指机体代谢过程中所产生的各种不为机体所利用或者有害的物质向体外输送的生理过程。被排出的物质一部分是营养物质的代谢产物，另一部分是衰老的细胞破坏时所形成的产物。此外，排泄物中还包括一些随食物摄入的多余物质，如多余的水和无机盐类。生殖系统的功能是产生生殖细胞，繁殖后代，分泌性激素和维持副性征。人体生殖系统有男性和女性两类，按生殖器所在部位，又分为内生殖器和外生殖器两部分。从人体的这八大系统来看，现代医学对人体系统器官及其功能的认识主要是基于其解剖结构来加以把握的，与中医脏腑基于其在人体中的宏观功能作用的认识有很大差异。

三、脏腑理论的科学性

值得指出的是,中国古代所说的脏腑与现代西方医学所谓的脏腑或脏器是两个完全不同的概念。现代西方医学的脏器都是指人体内一个个具有明确实体结构的东西,其所谓脏器的功能也是指某一确定实体结构的功能,如心的功能就是指能够有规律地收缩的那个拳头大小的圆形脏器的功能,所以现代西方医学的脏器是以物质结构为基础的东西。而古人所说的脏腑,则是以功能为基础的,虽然脏腑在人体都有其结构基础,而且某些脏腑的结构基础还是非常明确的,但对大多数脏腑来说,其结构基础并不明确,不过这并不意味着它们没有结构基础,而且其结构基础的存在还是确定无疑的。但是在古代,由于人们没有相应的技术条件去研究人体内部的详细物质结构,于是人们选择了详于功能而略于结构的研究方法,这也就是今天人们在控制论中普遍采用的黑箱研究方法。古人在对结构粗略考察的基础上,着重考察了人体的各种功能活动,并对各种功能活动运用阴阳五行理论进行概括归纳,从而提出五脏六腑功能系统的概念,并最终形成有关五脏六腑功能系统的脏腑理论,完成对人体功能系统的科学把握,并成为养生学的一个理论基础。脏腑理论虽然不是以对人体结构的充分研究为基础的,但其科学性则是毋庸置疑的,因为它确实揭示了人体功能活动的科学规律,用它来指导养生和医疗实践能取得预期的效果,而且它反过来也能揭示人体结构上的一些规律性。

根据作者的新近研究,不管是计算机还是生命体或是人体,其功能活动的原理都是一种程序原理,它们都是通过程序运作的方式来完成各种功能活动的。计算机、生命体、人体要具有一种功能或能完成一种功能,首先需要建立具有完成这种功能任务的程序系统;

第十章 脏腑——人体的功能系统

而在具体完成这种功能任务时，则又需要首先启动这一程序，并通过程序的运行过程将任务完成。所以对计算机、生命体和人体来说，其功能并不是由一个又一个具有独立结构的组织元件或单个的器官、组织、细胞等完成的，而是由一个又一个的程序系统来完成的，所以其功能单元或单位也不是单个的元件或组织器官，而是一个又一个的程序系统。事实上，不管是在计算机中，还是在生命体和人体中，程序系统基本上都是超越单一的有形结构组织的。事实很清楚，养生学所谓的五脏六腑并不是指人体中解剖可见的组织器官，而是指人体完成各种功能活动的基本功能单位或功能系统，更确切地说，是指具有特定功能意义的程序系统或程序系统体系。

事实上，从现代科学尤其是信息科学和系统科学的发展来看，以功能为中心来进行研究已经成为生命科学研究的基本方法，而且也只有以程序功能系统为中心来研究各种生命活动，才能真正认识和把握机体生命活动的本质和规律。从现代的观点来看，脏腑正是对人体功能程序系统的科学揭示，而且作为功能系统的脏腑对比作为物质结构单位的组织器官来说也更科学地揭示了人体活动的内在规律。在今天，科学显示机体的功能活动是以一种超越结构单位的系统方式产生存在的，那种以物质结构单位为基础来认识和理解机体的功能活动的方法具有无法克服的局限性，而要克服这种局限性，就必须确立以功能系统为中心的研究方法。在这一点上，中国古代的养生学和中医学不仅对今天的生命科学和人体科学研究具有重要的启迪和方法论意义，而且其理论本身就具有巨大的科学价值。很明显，比之西医学的组织器官理论，养生学和中医学的脏腑理论更科学地揭示了人体横向功能系统的实质。虽然养生学和中医学只是从总体上揭示了人体功能系统——脏腑的实质和基本功能，然而它却在理论上展示了作为一种人体功能系统不同于解剖学实物结构系统的根本特性，这对我们从本质上把握人体功能系统具有十分重要的意义。这也显示脏腑理论是一种在认识和把握机体各种功能活动的实质和规律方面具有很大价值的理论（图10-1，10-2）。

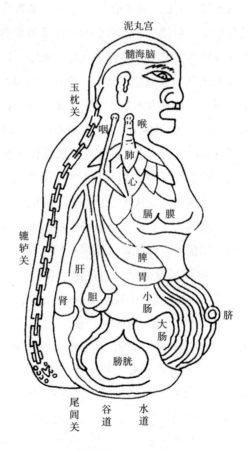

图 10-1　身形脏腑图

第十章 脏腑——人体的功能系统

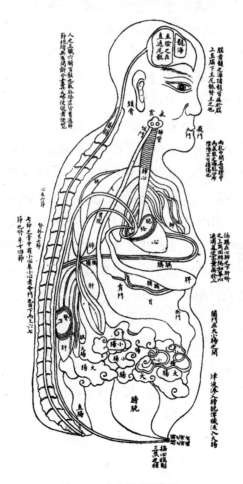

图 10-2 人体脏腑明堂图

第二节 五脏

关于古代中医学和养生学有关脏腑的认识,早在秦汉时期产生的第一部医经《黄帝内经》中就已提出,而且已经形成了一套完整的脏腑理论。如在《黄帝内经》的以下论述中就可以看到有关脏腑理论的一些基本概念:"黄帝问曰:愿闻十二藏之相使,贵贱何如?岐伯对曰:悉乎哉问也!请遂言之。心者,君主之官也,神明出焉。肺者,相傅之官,治节出焉。肝者,将军之官,谋虑出焉。胆者,中正之官,决断出焉。膻中者,臣使之官,喜乐出焉。脾胃者,仓廪之官,五味出焉。大肠者,传道之官,变化出焉。小肠者,受盛之官,化物出焉。肾者,作强之官,伎巧出焉。三焦者,决渎之官,水道出焉。膀胱者,州都之官,津液藏焉,气化则能出矣。凡此十二官者,不得相失也。故主明则下安,以此养生则寿,殁世不殆,以为天下则大昌。主不明则十二官危,使道闭塞而不通,形乃大伤,以此养生则殃,以为天下者,其宗大危,戒之戒之!"[1]"帝曰:藏象何如?岐伯曰:心者,生之本,神之变也,其华在面,其充在血脉,为阳中之太阳,通于夏气。肺者,气之本,魄之处也,其华在毛,其充在皮,为阳中之太阴,通于秋气。肾者,主蛰,封藏之本,精之处也,其华在发,其充在骨,为阴中之少阴,通于冬气。肝者,罢极之本,魂之居也,其华在爪,其充在筋,以生血气,其味酸,其色苍,此为阳中之少阳,通于春气。脾、胃、大肠、小肠、三焦、膀胱者,仓廪之本,营之居也,名曰器,能化糟粕,转味而入出者也,其华在唇四白,其充在肌,其味甘,其色黄,此至阴之类,通于土气。凡十一藏取决于胆也。"[2]后来历代医家和养生家又有一些补充,

---

[1] 素问:灵兰秘典论篇 [M]// 道藏:第21册. 北京:文物出版社,1988:42-43.
[2] 素问:六节藏象论篇 [M]// 道藏:第21册. 北京:文物出版社,1988:49-50.

但基本的思想理论还是源于《黄帝内经》。脏腑理论的核心内容是关于五脏的理论，六腑是从属五脏的，但也有其特殊的内容。本节就对脏腑理论中有关心肺、脾、肝、肾五脏功能系统的内容加以简要的介绍，六腑的内容下节讨论。

一、心

关于"心"的概念主要涉及两个方面，即血肉之心和神明之心，也就是我们今天说的解剖学上的心和心理学上的心。正如《医学入门》所指出的："心者，一身之主，君主之官。有血肉之心，形如未开莲花，居肺下肝上是也。有神明之心，神者，血气所化，生之本也，万物由之盛长，不著色象，谓有何有，谓无复存，主宰万事万物，虚灵不昧者是也。然形神亦恒相因，凡心之病皆因忧愁思虑，而后邪得以入之。"[1] 不过在脏腑理论中，心的概念实则包含了心的两方面内容。关于心的功能，《黄帝内经》说："心者，君主之官也，神明出焉。"[2] "心者，生之本，神之变也，其华在面，其充在血脉，为阳中之太阳，通于夏气。"[3] "心主身之血脉。"[4] "诸血者，皆属于心。"[5]《淮南子·原道训》谓："夫心者，五藏之主也。所以制使四支，流行血气。驰骋于是非之境，而出入于百事之门户者也。是故不得于心而有经天下之气，是犹无耳而欲调钟鼓，无目而欲喜文章也，亦必不胜其任矣。"[6]《道枢》曰："心者，离之卦也。其主神，其通舌，其合小肠，其生血、脉、汗、窍、发，其声言。"[7] 概括起来，心是

---

[1] 李梴.医学入门[M]//汪茂和.中国养生宝典：第二版上.北京：中国医药科技出版社，1998：278-279.

[2] 素问.灵兰秘典论篇[M]//道藏：第21册.北京：文物出版社，1988：42.

[3] 素问.六节藏象论篇[M]//道藏：第21册.北京：文物出版社，1988：49.

[4] 素问.痿论篇[M]//道藏：第21册.北京：文物出版社，1988：166.

[5] 素问.五藏生成篇[M]//道藏：第21册.北京：文物出版社，1988：53.

[6] 淮南子.原道训[M]//道藏：第28册.北京：文物出版社，1988：8.

[7] 道枢.金玄八素[M]//道藏：第20册.北京：文物出版社，1988：720.

人体最重要的功能系统,它的主要功能是主血脉和主神明。

(一)心主血脉

心主血脉是指心具有推动并主持血液在脉管(血管)中运行的作用。在养生学看来,心是主持血液运行的,为人体血液循环的动力所在。脉为血液运行的通道,心推动血液脉管中运行,血液之所以能在全身脉管中循环不已,为人体各部分提供营养,全赖心的作用。心主血脉的功能是通过心气的作用实现的,心气旺盛,则血脉充盈,动力充足,运行畅通,表现为脉搏和缓有力,面色红润;心气衰弱,则血运无力,迟滞阻塞,表现为脉搏无力,供血不足,面无血色,血瘀不行。

从现代的观点来看,心主血脉反映的是人体的血液循环和供血功能,其功能完成在机制上涉及心脏、血管、神经等一系列组织器官。

(二)心主神明

心主神明是指心有主持人体精神意识活动的作用,所以凡是人体的精神意识情志活动都与心有关。《灵枢·邪客》说:"心者,五藏六腑之大主也,精神之所舍也。"[1] 张景岳在《类经》注释中说:"心为君主而属阳,阳主生,万物系之以存亡,故曰生之本;心藏神,神明由之变化,故曰神之变。""脏腑百骸,惟所是命,聪明智慧,莫不由之。"[2] 由此看来,心像君主一样控制主宰着人体,而这种控制主宰能力则来源于心的精神意识能力,心能通过其精神意识功能认识和把握人体内部各部分及人体与环境的各种情况,并做出适当的处置,以维持人体的正常生活。心的精神意识功能正常,人体就能准确把握自身各方面及人体与环境关系的各种情况,并对人体的各种活动给予良好的控制;如果心的精神意识功能出现异常,人体各部分的情况及人体与环境关系的情况就无法准确把握,人体活动

---

[1] 灵枢:邪客 [M]// 道藏:第 21 册.北京:文物出版社,1988:446.
[2] 张介宾.类经:上册 [M].北京:人民卫生出版社,1980:30,33.

第十章 脏腑——人体的功能系统

的控制就会出现问题。

从现代医学角度来看,心主神明的功能实际上是大脑和神经系统的功能,其主要作用一是调节人体的各种生理活动,即生理调节功能;二是认识和把握人体与环境的关系,并做出对身体活动的适当控制,即精神意识功能。其中精神意识功能的完成则有赖于各种知识和技能的学习、训练与运用。

此外,心还关系着小肠的功能,"心合小肠",与小肠为表里,小肠为"受盛之官",其功能是分清别浊,但这一功能的完成又与心的作用有关。

二、肺

关于肺,《黄帝内经》说:"肺者,相傅之官,治节出焉。"[1] "肺者,气之本,魄之处也,其华在毛,其充在皮,为阳中之太阴,通于秋气。"[2] "西方白色,入通于肺,开窍于鼻,藏精于肺,故病在背,其味辛,其类金,……是以知病之在皮毛也。"[3]《沈氏尊生书》更明确地指出:"肺主气,上连喉系,下通心肝之窍,司呼吸出入,居上以镇诸脏,而压糟粕,以行于大肠,出纳清气,以出浊物。所受者太阳之阴,以固阳气;所司者太阳之阳,以行阴物。又与足太阴脾同行气以给众脏,故亦名太阴。其属则位西方金,其配则为秋令。"[4] 归纳起来,肺的主要功能是主气、司呼吸,主宣发、肃降,通调水道。

(一)主气、司呼吸

肺主气、司呼吸,肺是人体内外气体交换的场所,通过肺的呼吸,

---

[1] 素问.灵兰秘典论篇 [M]// 道藏.第 21 册.北京:文物出版社,1988:42.

[2] 素问.六节藏象论篇 [M]// 道藏.第 21 册.北京:文物出版社,1988:49.

[3] 素问.金匮真言论篇 [M]// 道藏.第 21 册.北京:文物出版社,1988:22.

[4] 沈金鳌.沈氏尊生书:卷一 [M]// 汪茂和.中国养生宝典:第二版上.北京:中国医药科技出版社,1998:297.

吸入清气，呼出浊气，吐故纳新。吸入之清气与水谷之精气结合就产生宗气，它积于胸中，并通过心脉而布散全身，以温养四肢百骸，维持它们的正常功能活动。气是人身活动的动力所在，肺主气、司呼吸，从而使它成为人身之气运动的枢纽，并通过呼吸作用起到调节整个人体的气机。由此，肺又起到主持一身之气的作用。所以《素问·五藏生成篇》说："诸气者，皆属于肺。"[1] 总之，由于气在人体中的作用，肺通过主气就可以调节人体的形与神、气与血、气与水、内与外、上与下、开与合等各个方面的功能活动，从而起到对整个人体的调节作用。

从现代医学观点来看，肺的主气功能主要表现为人体全身各种功能活动的梳理协调作用，而司呼吸功能则表现为呼吸系统的气体交换功能。前者很难看作是某一个组织器官的功能，而是整个人体各种信息程序系统作用的综合表现，后者则包括肺、呼吸调节中枢、血液等在内共同完成的功能活动。

（二）主宣发、肃降

从进化的观点来看，肺呼吸是由体呼吸发展而来的，但肺呼吸的产生并没有使体呼吸消失，它甚至是肺呼吸的必要补充。人体随着肺的一呼一吸，皮肤也产生一张一合的变化，其他的部分也产生相应的变化。正是这样，一呼就可以使卫气宣发，津液布散，毛窍开启；一吸又可以使气机肃降，水道通调，毛窍闭合，人体气机也就随着这一呼一吸而得到调顺。如果肺受外邪侵扰，宣发功能出现异常，肌肤闭而不宣，则会出现发热、头痛、鼻塞、咳嗽等症状，必须宣肺发表、祛除外邪，方能恢复正常。

从现代医学的角度来看，肺主宣发、肃降的功能主要表现为呼吸运动对整个身体的肌肤及功能活动趋势的调节作用，而这种调节作用确实有利于身体的代谢及整个功能活动的协调。

---

[1] 素问：五藏生成篇 [M]// 道藏：第 21 册. 北京：文物出版社，1988：53.

（三）通调水道

肺合大肠，与大肠相表里。肺与大肠在功能上的联系主要是通过其通调水道的功能表现的。肺的宣发通过皮肤毛孔，而肃降也需要管道，这个管道就是大肠。肺通过大肠使气机趋下而肃降，可见肺的肃降有助于大肠的传导，而大肠也借助肺的肃降之力使食物残渣得以下行排出体外，二者相辅相成。

三、脾

根据脏腑理论，脾为后天之本，在人体中具有十分重要的作用。《黄帝内经》说："脾胃者，仓廪之官，五味出焉。"[1] "中央黄色，入通于脾，开窍于口，藏精于脾，故病在舌本，其味甘，其类土……是以知病之在肉也。"[2] "四肢皆禀气于胃而不得至经，必因于脾乃得禀也。今脾病不能为胃行其津液，四肢不得禀水谷气。气日以衰，脉道不利，筋骨肌肉，皆无气以生，故不用焉。"[3] "脾主身之肌肉。"[4] 概括起来，脾的功能主要表现在运化和统血两个方面。

（一）脾主运化

脾的运化功能是指脾有主持消化饮食和输运水谷精微的作用。饮食入胃，经过脾与胃的共同消化作用，其中的水谷精微通过脾的运化而输布于全身，以营养五脏六腑和四肢百骸。由于饮食水谷是人出生后所需营养物质的主要来源，它又为脾所运，故脾为"后天之本"。脾的运化功能正常，食欲好，消化好，营养供应充足，人体就健康；如果脾的运化功能出现异常，就会表现出食欲降低、不思饮食、消化不良、便溏等症状。

从现代医学的角度来看，脾的运化功能实际上就是身体对饮食

---

[1] 素问：灵兰秘典论篇 [M]// 道藏：第 21 册. 北京：文物出版社，1988：42.
[2] 素问：金匮真言论篇 [M]// 道藏：第 21 册. 北京：文物出版社，1988：22.
[3] 素问：太阴阳明论篇 [M]// 道藏：第 21 册. 北京：文物出版社，1988：123.
[4] 素问：痿论篇 [M]// 道藏：第 21 册. 北京：文物出版社，1988：166.

物的消化吸收功能，也就是一般所说的消化系统的功能。事实上，饮食物的消化吸收涉及人体一系列的组织器官，包括整个消化道、肝胆以及相关神经组织等，它是体内各组织器官有序参与、共同完成的，很难理解成某一个独立的结构器官的作用，古人把其归结为脾的功能不过是让人能更好地从整体上来对其加以把握而已。

（二）脾主统血

脾的统血功能是说脾有统摄、控制血液运行的作用。古人认为，血液之所以能正常运行于血脉之中而不溢出血脉之外，全赖脾气的统摄。如果脾的统血功能出现了异常，就会出现皮下出血等症状。

（三）脾与胃相表里

在人体脏腑中，脾与胃关系最为密切，脾的运化与胃的功能有密切关系。脾与胃同处中焦，二者以经脉互相络属，脾主运化，胃主受纳、腐熟，共同完成对饮食物的消化、吸收和输运过程。脾气主升，脾升则水谷精微得以吸收、上输；胃气主降，胃降则糟粕得以下行、排出；一升一降，相反相成，从而实现对饮食物的正常消化、吸收，为人体各组织器官提供需要的营养物质，共同构成人体的后天之本。这正如张介宾所指出的："脾胃为水谷之海，得后天之气也。何也？盖人之始生，本乎精血之源；人之既生，由乎水谷之养。非精血无以立形体之基，非水谷无以成形体之壮。精血之司在命门，水谷之司在脾胃，故命门得先天之气，脾胃得后天之气也。是以水谷之海，本赖先天为之主，而精血之海，又必赖后天为之资。故人之自生至老，凡先天之有不足者，但得后天培养之力，则补天之功亦可居其强半，此脾胃之气所关人生者不小。"[1]

---

[1] 张介宾.景岳全书[M].北京：中国中医药出版社，1994：214-215.

四、肝

关于肝,《黄帝内经》说:"肝者,将军之官,谋虑出焉。"[1] "肝者,罢极之本,魂之居也,其华在爪,其充在筋,以生血气。其味酸,其色苍,此为阳中之少阳,通于春气。"[2] "东方青色,入通于肝,开窍于目,藏精于肝,其病发惊骇,其味酸,其类草木……是以知病之在筋也。"[3] 根据以上论述可以看出,肝的主要功能是疏泄和藏血。

(一)肝主疏泄

疏泄即疏通、宣泄的意思。肝主疏泄,是指肝具有疏散宣泄的功能,这一功能表现在三个方面:

第一,肝气有促进饮食物消化的作用。肝不仅可以通过促进胆汁泌泄输注于消化道帮助消化,而且还可以调畅气机,通过协调脾胃的升降而促进消化。所以当人肝气不疏、心情抑郁时,马上就会影响到人的消化,导致食欲减低,不思饮食。

第二,肝气有促进精神情志舒畅的作用。肝气舒畅、条达可以使人精神愉快,心情舒畅平和,不致抑郁;反之,肝气郁结则使人心情抑郁,情绪失调,胸胁闷胀,暴躁易怒。

第三,肝气有疏通气血津液的作用。肝气的这种作用可以促进气血的调畅和水液的疏利,使气血不致瘀滞,水液不致停蓄。

现在来看,肝的疏泄作用主要体现为促进人体信息的畅达和人体功能的协调作用。整个人体各方面都涉及的信息管道的畅通和协调能力的问题,很难归结为人体某一组织器官或局部的功能。

(二)肝主藏血

肝的藏血功能是指肝有贮藏血液和调节血量的作用。古人认为,

---

[1] 素问:灵兰秘典论篇 [M]// 道藏:第 21 册.北京:文物出版社,1988:42.
[2] 素问:六节藏象论篇 [M]// 道藏:第 21 册.北京:文物出版社,1988:49.
[3] 素问:金匮真言论篇 [M]// 道藏:第 21 册.北京:文物出版社,1988:22.

人白天活动时血液运行于血脉之中，晚上休息时血液就贮存于肝脏中，如果肝不藏血，血液就没有办法在白天和黑夜中根据需要来进行调节。

从现代医学角度来看，人体血液量的调节机制涉及肝、肾、血管及其他组织器官，是人体体液的代谢和调节问题，而不仅仅是一个量的调节问题。

此外，肝还开窍于目，与眼目和视觉功能有密切关系。

五、肾

在脏腑理论中，肾为先天之本，对于人的出生和生命维持具有极其重要的作用。《黄帝内经》说："肾者，主蛰，封藏之本，精之处也，其华在发，其充在骨，为阴中之少阴，通于冬气。"[1]"北方黑色，入通于肾，开窍于二阴，藏精于肾，故病在溪，其味咸，其类水……是以知病之在骨也。"[2]《中藏经》谓："肾者，精神之舍，性命之根，外通于耳。男以闭精，女以包血，与膀胱为表里，足少阴、太阳是其经也。"[3]《难经》云："藏各有一耳，肾独有两者，何也？然肾两者非皆肾也，其左者为肾，右者为命门。命门者，诸神精之所舍，原气之所系也。故男子以藏精，女子以系胞。"[4]归结起来，肾的功能主要有：

（一）肾主藏精、发育与生殖

肾主藏精，肾精能化肾气，而肾的精气盛衰则直接关系到人的生长发育和生殖功能。人从幼年开始，肾中精气逐渐充盛，于是有

---

[1] 素问．六节藏象论篇 [M]// 道藏：第21册．北京：文物出版社，1988：49.
[2] 素问．金匮真言论篇 [M]// 道藏：第21册．北京：文物出版社，1988：22.
[3] 华佗．中藏经：论肾脏虚实寒热生死逆顺脉证之法 [M]// 汪茂和．中国养生宝典．第二版上．北京：中国医药科技出版社，1998：307.
[4] 黄帝八十一难经纂图句解：卷五 [M]// 道藏：第21册．北京：文物出版社，1988：637.

第十章 脏腑——人体的功能系统

齿更发长的变化；到青春期，肾的精气充盛，男子产生精子，女子开始月经，生殖功能趋向成熟；待到老年，肾的精气渐衰，生殖功能减退，形体逐渐衰老。可见只有肾气充实，人体发育才能顺利健全，生殖功能也才能正常，而肾气虚衰则会导致发育迟缓、早衰、不孕不育等疾病。

从现代医学角度来看，肾的这种功能涉及的是人体的遗传、发育及生殖等方面的问题，其影响因素主要是先天遗传的，但后天因素也会起一定的作用。一般来说，先天遗传对于发育、生殖等程序是否健全最为关键，后天因素则可以为程序的运作提供良好的条件，但也可能起到阻碍甚至破坏程序运行的作用，从而导致发育和生殖方面的疾病。

（二）肾主水

肾在人体的水液代谢中起着主要的作用，人体水液代谢的进行主要就依赖于肾的气化作用。肾的气化正常，则开关有度，开则代谢的水液得以排除，关则机体需要的水液得以保留，这样也就能够维持人体水液的正常代谢。如果肾的主水功能出现异常，导致该排出的水无法排出而潴留，就会出现水肿等疾病。

从现代医学角度来看，肾主水的功能主要体现在肾在人体水液代谢中的作用。肾是人体水液代谢最重要的器官，它不仅调节身体的水液量，更重要的是它还要通过水液的排泄将身体的各种代谢废物排出体外。一旦代谢废物无法随尿液排出，就会出现尿毒症，并威胁到人体的生命。

（三）肾主纳气

呼吸虽为肺所主，但吸入之气须下及于肾，由肾摄纳。只有肾气充足，摄纳正常，才能使气道通畅，呼吸匀调。

（四）肾合膀胱

膀胱是人体贮尿和排尿的器官。肾与膀胱通过经脉相互络属，膀胱的气化排泄有赖于肾中阳气的蒸腾，而膀胱对津液的贮藏约束又有赖于肾气的固摄。

第三节　六腑

六腑是胆、胃、小肠、大肠、膀胱、三焦的合称，具有受纳、传化、排泄功能，生理特点是传化物而不藏，实而不能满。

一、胆

胆附于肝，内贮胆汁。胆既是六腑之一，又是奇恒之腑之一，其主要功能为贮存和排泄胆汁。胆汁味苦，呈黄绿色，具有促进食物消化吸收的作用。古人认为，胆汁由肝之精气所化，贮存于胆，故称胆为"中精之府""清净之府"。胆汁的排泄依赖于肝的疏泄功能的调节和控制。肝的疏泄功能正常，则胆汁排泄畅达，脾胃运化功能健旺。肝气郁结，胆汁排泄不利，则影响脾胃的消化功能，出现胸胁胀满、食欲不振、大便失调等症；肝的疏泄太过，胆气上逆，则见口苦、呕吐黄绿苦水；若湿热蕴结肝胆，胆汁不循常道，外溢肌肤，则见黄疸；胆汁排泄不畅，日久则导致砂石淤积而成结石。此外，古人还认为胆与人的决断能力有关。胆主决断，具有判断事物、作出决定的作用。胆的这一功能对防御和消除某些精神刺激的不良影响，维持和控制气血的正常运行，确保各脏腑之间的协调关系具有重要的作用。

二、胃

胃位于膈下，其上口贲门接食管，下口幽门通小肠。胃的主要功能为：①主受纳、腐熟水谷。饮食物从口而入，经过食道，容纳于胃，在胃中进行腐熟消磨，进行初步的消化使之变成食糜，然后下传于小肠，故古人将胃称之为"水谷之海"。胃的受纳、腐熟作用为脾的运化功能提供了物质基础，所以古人常把脾胃同称为"后天之本""气血生化之源"。如胃的受纳、腐熟功能失常，则出现胃脘胀痛、纳呆厌食、嗳气呕吐、口气酸腐等症。②主通降。通降，是指胃气以通畅下降为顺。饮食物入胃，经胃的腐熟后下传小肠进一步消化吸收，清者由脾转输吸收，为人体提供营养，浊者下传大肠，化为糟粕排出体外，这整个过程都有赖胃气的"通降"作用来加以完成。实际上，胃主通降就是指胃具有使浊气下降，将食糜下传小肠、大肠，并将食物消化后产生的糟粕排出体外的作用，而且浊气下降将糟粕排出体外又是受纳的前提条件。如果胃气不降，不仅影响食欲，而且还会因浊气上逆而出现脘腹胀满、大便秘结、嗳气、呃逆、恶心、呕吐等症状。

三、小肠

小肠位于腹中，上端接幽门与胃相接，下端接阑门与大肠相连。其主要功能为：①主受盛、化物。受盛是接受、容纳之意，指小肠接受由胃初步消化的食物，起到容器的作用；化物则是指小肠具有进一步对食物进行消化吸收，将水谷化为精微的作用。若小肠受盛、化物的功能失调，则可见腹胀、腹痛，或为腹泻、便溏。②分别清浊。清，指水谷精微；浊，指食物残渣。分别清浊就是将食物进一步消化，对水谷精微加以吸收，并将食物残渣排到大肠。小肠分别清浊的功能失常，可导致食物不化、水走肠道，而见大便溏泄、小便短少等症状。

四、大肠

大肠位于腹腔，其上口通过阑门与小肠相连，下端与肛门相接。大肠的主要功能为传化糟粕，传化，即传导和变化之意。大肠接受小肠下传的食物残渣,并吸收其中多余的水分,使之形成粪便,经肛门排出体外,故称大肠为"传导之官"。大肠传导失司,则可导致排便异常。若大肠湿热,气机阻滞,则腹痛腹泻、里急后重、下痢脓血;若大肠实热,则肠液干枯而便秘;若大肠虚寒,则水谷杂下、肠鸣泄泻。

五、膀胱

膀胱位于小腹部,为中空的囊状器官,上有输尿管与肾相通,下通过尿道开口于前阴。膀胱的主要功能为贮存和排泄尿液。尿液为津液所化,尿液的形成依赖于肾的气化作用,下输于膀胱,并调节膀胱的开合,最后排出体外。《素问·灵兰秘典论篇》说:"膀胱者,州都之官,津液藏焉,气化则能出矣。"[1]如果肾和膀胱的气化功能失常,膀胱开合失司,则会出现小便不利、尿频、尿急、尿痛、尿失禁等症状。

六、三焦

三焦是上、中、下三焦的总称。从部位上来划分,膈肌以上为上焦,包括心、肺;膈肌以下脐以上为中焦,包括脾、胃;脐以下为下焦,包括肝、肾。《类经》说三焦是"藏府之外,躯体之内,包罗诸藏,一腔之大府也"。[2]三焦的具体功能为:①主持诸气,总司人体的气化活动。三焦为人体元气通行的道路。元气发源于肾,必须通过三焦输布全身,以发挥其作为各脏腑组织器官功能活动动力的作用。元气是脏腑气化活动的原动力,而三焦作为通行元气的通路必然影响到全身气化功能的进行,因此古人有三焦"主持诸气,

---

[1] 素问.灵兰秘典论篇 [M]// 缩印浙江书局汇刻本.二十二子.上海:上海古籍出版社,1986:885.

[2] 素问.灵兰秘典论篇 [M]// 张介宾.类经:上册.北京:人民卫生出版社,1965:35.

总司人体的气化活动"之说。②为人体水液运行提供道路。三焦有通调水道的功能，即具有疏通水道、运行水液的作用。人体水液的代谢，虽有赖于各脏腑的共同作用来完成，但也必须以三焦水道的通畅为前提。若三焦水道不利，必然导致水液潴留，流动不顺，引起诸多水液代谢病症。

第十一章 经络——人体的信息联络系统

经络是人体的重要组成部分,中国古代医家对经络有非常系统的认识和研究,养生家们在吸收历代医家的学术成果基础上,对有关经络的问题还进行了一系列独到的探索。如对中黄之脉的认识就是养生家所独有,虽然中黄之脉的存在和作用尚待进一步考证,但其在经络理论上的独特价值确实是毋庸置疑的。在有关任督二脉以及丹田的认识上,养生家也有许多独到之处值得我们重视。此外,关于上中下三丹田的认识也是养生家的独特见解。本章将主要基于养生的角度对人体的经络系统以及它在人体中的功能作用作一个简要的讨论。

第一节 人体的经络与经络系统

一、何谓经络

在对人体的认识中,古人认为,人体在纵向上是由形气神三者构成的,在横向上则是由五脏六腑功能系统组成的,而且这不同部分之间还是紧密联系的,其相互联系的途径就是经络,通过经络中经气活动,人体的各个部分就被联结成一个有机的整体。经络是经脉和络脉的总称。经者,径也;络者,系也,绕也,网络也。在《黄帝内经》看来,经络就是人身气血运行的通道,"谷

第十一章　经络——人体的信息联络系统

入于胃，脉道以通，血气乃行。"[1] 其大者为经，小者为络，"经脉为里，支而横者为络，络之别者为孙"。[2] 由于经络内属于脏腑，外络于肢节，通过其运行气血的作用，营养全身，沟通内外，贯串上下，将人体各部分联系成一个有机的整体，所以它在人体的生命活动中具有十分重要的作用，故《黄帝内经》说："经脉者，所以能决死生，处百病，调虚实，不可不通。"[3]

对于经络的本质，虽然现在还存在着不少的争论，现代科学也还不能从人体特定物质结构的角度对经络的存在做出科学的说明，但有越来越多的证据表明经络是确实存在的，经络理论是科学的，是经得起历史检验的。根据本人的研究，经络实质上是人体中起沟通物质、信息和意识三个层次及各功能系统的信息程序系统。它并不是建立在特定物质结构基础上的有形组织，而是基于人体各种物质结构基础上的具有信息联络和协调控制作用的功能系统。这一功能系统在平时是以一种不易察觉的方式存在并发挥作用的，只有在经过像内炼和内丹这种特定方式的训练后它的存在才能被人明显地感觉或测定到，其某些特定的功能作用也才能明显地表现出来。

二、经络的实质

经络理论是养生学关于人体认识的重要组成部分，对于经络在人体中的客观存在，已经得到越来越多的科学研究和医学实践支持，然而对于其理论上的合理性探讨却仍然一直没有获得根本性的突破。经络理论到底是不是一种科学的理论，这也是今天判断养生学是否具有科学性必须要回答的一个重要问题。很显然，按照现有的科学模式，经络理论的科学性问题是不可能得到解决的，但如果我

---

[1] 灵枢：经脉 [M]// 道藏：第 21 册．北京：文物出版社，1988：401.
[2] 灵枢：脉度 [M]// 道藏：第 21 册．北京：文物出版社，1988：411.
[3] 灵枢：经脉 [M]// 道藏：第 21 册．北京：文物出版社，1988：401.

们走出现在这种狭隘的科学观，从信息科学和程序理论的角度，经络理论的科学性就很容易得到证明。

事实上，人体的经络系统就是人体的一种特殊的信息程序系统。它类似于当今社会的新闻媒体系统，如果说今天社会的新闻媒体系统的功用就是对社会的各种情况进行报道反映的话，那么经络信息系统的功用则是对人体各方面的情况进行沟通反映，并通过这种沟通反映的信息来调节人体各部分的功能活动。由于经络系统是一种信息程序系统而不是物质结构系统，所以它没有特定的形体组成，这就像今天的新闻媒体系统并不需要像铁路、电缆这样的特定结构一样，经络信息系统也不需要像血管、神经这种特定的组织结构。但经络信息系统并非没有物质结构基础，只是它的物质结构基础不是特定的组织器官而已。经络信息系统的物质基础是人体的各种组织细胞，在作者看来，经络信息系统应该是以细胞和组织的膜电位和某些化学分子为信息载体的，并通过各种细胞和组织的电过程和分子运动过程来传递信息，最后通过经络信息对相应组织和细胞的影响发挥其对人体各方面功能活动的调节作用。正因为经络系统没有特定的信息载体和特定的信息运行通道，所以其信息运行可以不受特定组织结构的限制，作为经络信息的气可以运行于人体的每个部分，不过也因为如此，其信息运行也就更可能出现在导电性能更好和分子运行更方便的组织中，从而形成特定的运行路线，而养生学经络理论所揭示的主要经脉正是人体经络特定运行路线的反映。对人体来说，各种经气或经络信息不仅是各部分情况的反映，同时也是具有相应调整作用的信息指令。就某一特定的经气来说，它一方面是对人体某一特定脏腑或形气神部分的生理或病理情况的反映，另一方面又是针对特定脏腑或形气神部分生理活动或病理调整的信息指令，而这种调整也自然可以起到某种程度上的保健调理或治疗作用。

第十一章 经络——人体的信息联络系统

从以上分析不难看出，经络理论对人体经络的认识确实揭示了人体各部分在某些特殊信息上相互联系的基本机制，而这种机制显然不能用传统的解剖学证据来加以评判，必须从信息和程序的理论来加以解释。虽然对经络系统的许多问题还有待进一步的探索，但从信息和程序机制来看，经络理论对经络现象说明的科学性是可以肯定的。

三、人体经络系统的组成

人体的经络主要由十二正经、奇经八脉以及许多较小的络脉和无数微细的孙脉组成。其中正经十二条，即手足三阴经和手足三阳经，它们分别络属一个脏或一个腑，且它们之间有规律地一条一条首尾相连，形成一个大的循环。奇经八脉包括任脉、督脉、冲脉、带脉、阴跷脉、阳跷脉、阴维脉、阳维脉，它们不直属脏腑，其循行也与十二正经的规律有异，是"别道奇行"，故称"奇经"。

经络线路上的重要节点部位被称之为腧穴或穴位，根据古人的认识，腧穴是人体经络气血输注出入的特殊部位。"腧"通"输"，有输运之意，"穴"是空隙的意思，《黄帝内经》解释腧穴是"脉气所发""神气之所游行出入也,非皮肉筋骨也。"[1] 说明腧穴是与人体气的输运流通有密切联系的特殊部位。由于气的流通与人体的各种生理功能的正常进行关系密切，而气的流通受阻必然导致功能活动的障碍，所以古人就通过对穴位的针灸来促进人体经气的流通，消除气机的阻滞，以起到保健治疗的作用。从这个意义上说，经络上的腧穴又是人体生理状况和疾病的反应点及保健治疗的刺激点。所以，在经络理论中，腧穴理论也是其重要的组成部分。

在人体中，最重要的经络就是十二正经和奇经八脉，而在养生学运用最多的又是十二正经和任督二脉。下面我们主要根据《灵

---

[1] 灵枢：九针十二原第一 [M]// 道藏：第 21 册. 北京：文物出版社，1988：388.

枢·经脉》和《素问·骨空论篇》的论述简要介绍十二正经和奇经八脉的大致循行路线（图 11-1，11-2）。

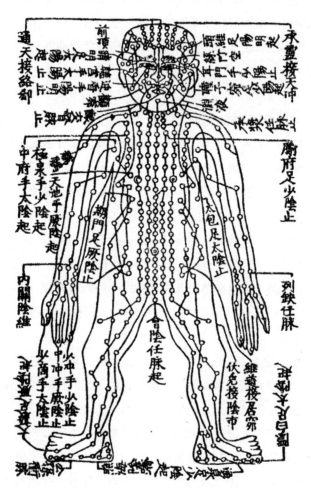

图 11-1　仰人经图

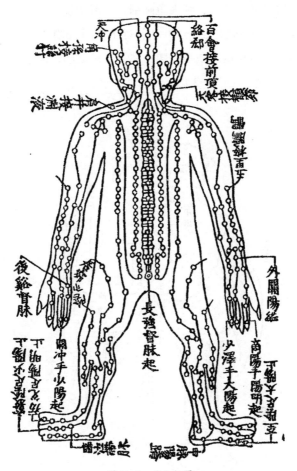

图 11-2 伏人经图

第二节 十二正经

手太阴肺经：起于中脘部，下行至脐附近络于大肠，复返向上沿着胃的上口，穿过横膈膜，直属于肺，上至气管、喉咙，沿锁骨横行至腋下（中府穴），沿着上肢内侧前缘下行，至肘中，沿前臂内侧桡骨边缘进入寸口,经大鱼际部,至拇指桡侧尖端(少商穴)。分支:从腕后(列缺穴)分出,前行至食指桡侧尖端(商阳穴),与手阳明大肠经相接。联系脏腑:属肺,络大肠,通过横膈,并与胃和肾等有联系(图11-3)。

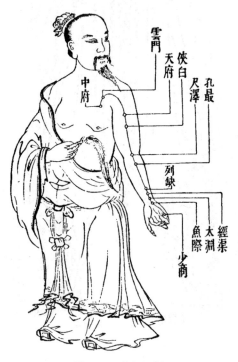

图11-3 手太阴肺经

手阳明大肠经:起于食指桡侧尖端(商阳穴),沿食指桡侧上行,经过合谷(第一、二掌骨之间)进入两筋(拇长伸肌腱和拇短伸肌腱)之间,沿上肢外侧前缘,上行至肩前,经肩髃穴(肩端部),过肩后,至项后督脉的大椎穴(第七颈椎棘突下),前行纳入足阳明经的缺盆穴(锁骨上窝),络于肺,下行通过横膈,属于大肠。分支:

第十一章 经络——人体的信息联络系统

从缺盆上行，经颈旁（天鼎穴、扶突穴）至面颊，入下齿龈中，复返出来夹口角，通过足阳明胃经地仓穴，绕至上唇鼻中央督脉的水沟（人中穴），左脉右行，右脉左行，分别至鼻孔两旁（迎香穴），与足阳明胃经相接。联系脏腑：属大肠，络肺，与胃经有直接联系（图11-4）。

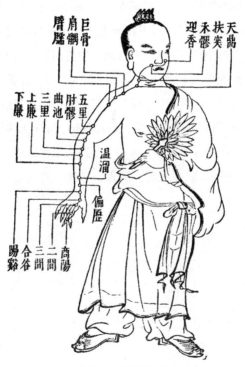

图11-4 手阳明大肠经

足阳明胃经：起于鼻翼两侧（迎香穴），上行至鼻根部，旁行入眼内角会足太阳膀胱经（睛明穴），向下沿鼻的外侧（承泣穴、四白穴），进入上齿龈内，复出绕过口角左右相交于颏唇沟（承浆穴），再向后沿着下颌出大迎穴，沿下颌角（颊车穴），上行耳前，经颧弓上行，沿着前发际，到达前额（督脉的神庭穴）。面部分支：从大迎穴前方下行到人迎穴，沿喉咙旁进入缺盆，向下通过横膈，属于胃（会任脉的上脘穴、中脘穴），络于脾。缺盆部直行脉：从缺盆下行，沿乳中线下行，夹脐两旁（沿中线旁开二寸），至鼠蹊部的气冲穴（又名气街穴）。胃下口分支：从胃下口幽门处附近分出，沿腹腔深层，下行至气街穴，与来自缺盆的直行脉会合于气冲穴（气街穴），再由此斜向下行到大腿前侧（髀关穴），沿下肢外侧前缘，经过膝盖，沿胫骨外侧前缘下行至足背，进入第二足趾外侧（厉兑穴）。胫部分支：从膝下三寸足三里穴分出，下行至第三足趾外侧端。足背分支：从足背（冲阳穴）分出，进入足大趾内侧（隐白穴），与足太阴脾经相接。联系脏腑：属胃，络脾，并与心和小肠有直接联系（图11-5）。

第十一章 经络——人体的信息联络系统

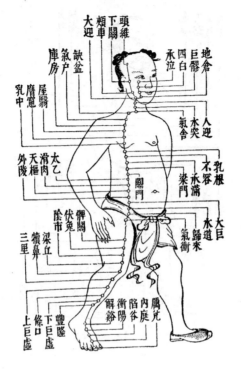

图 11-5 足阳明胃经

足太阴脾经：起于足大趾内侧端（隐白穴），沿足内侧赤白肉际上行，经内踝前面（商丘穴），上小腿内侧，沿胫骨后缘上行，至内踝上八寸处（漏谷穴）走出足厥阴肝经前面，经膝股内侧前缘至冲门穴，进入腹部，属脾络胃，向上通过横膈，夹食管旁（络大包，会中府），连于舌根，散于舌下。分支：从胃部分出，向上通过横膈，于任脉的膻中穴处注入心中，与手少阴心经相接。联系脏腑：属脾，络胃，与心、肺等有直接联系（图 11-6）。

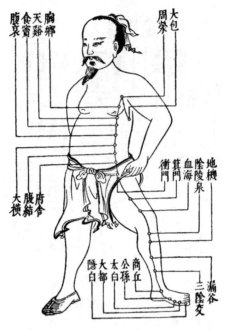

图11-6 足太阴脾经

手少阴心经：起于心中，出来属于"心系"（心系，指心脏与其他脏器相联系的脉络），向下通过横膈至任脉的下脘穴附近，络小肠。心系向上的分支：从心系上行，夹咽喉，经颈、颜面深部联系于"目系"（目系，又名眼系、目本，是眼球内连于脑的脉络）。心系直行的分支：复从心系，上行于肺部，再向下出于腋窝下（极泉穴），沿上臂内侧后缘，行于手太阴、手厥阴经之后，下向肘内（少海穴），沿前臂内侧后缘至腕部尺侧（神门穴），进入掌内后缘（少府穴），沿小指的桡侧出于末端（少冲穴），交于手太阳小肠经。联系脏腑：属心，络小肠，与肺、脾、肝、肾有联系（图11-7）。

第十一章 经络——人体的信息联络系统

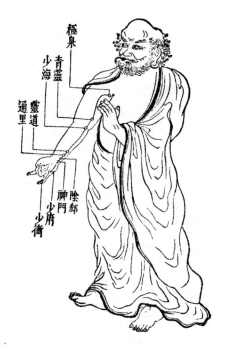

图 11-7 手少阴心经

手太阳小肠经：起于小指尺侧端（少泽穴），沿手掌尺侧，直上过腕部外侧（阳谷穴），沿前臂外侧后缘上行，经尺骨鹰嘴与肱骨内上髁之间（小海穴），沿上臂外侧后缘，出于肩关节后面（肩贞穴），绕行于肩胛冈上窝（肩中俞穴）以后，交会于督脉之大椎穴，从大椎向前经足阳明经的缺盆，进入胸部深层，下行至任脉的膻中穴处，络于心，再沿食道通过横膈，到达胃部，直属小肠。缺盆分支：从缺盆沿着颈部向上至面颊部（颧髎穴），上至外眼角，折入耳中（听宫穴）。颊部分支：从颊部，斜向目眶下缘，直达鼻根进入内眼角（睛明穴），与足太阳膀胱经相接。联系脏腑：属小肠，络心，与胃有联系（图 11-8）。

左右共三十八穴

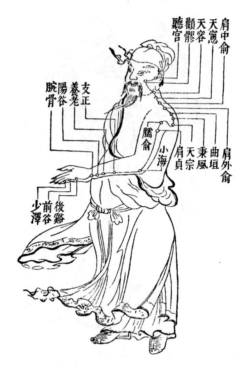

图 11-8　手太阳小肠经

足太阳膀胱经：起于内眼角（睛明穴），上过额部，直至巅顶交会于督脉的百会穴。巅顶部的分支：从巅顶（百会穴）分出至耳上角。巅顶向后直行分支：从巅顶下行（至脑户穴）入颅内络脑，复返出来下行项后（天柱穴）。下分为两支：其一，沿肩胛内侧（大杼穴始），夹脊旁，沿背中线旁一寸五分，下行至腰部，进入脊旁筋肉，络于肾，下属膀胱，再从腰中分出下行，夹脊旁，通于臀部，经大腿后面，进入腘窝中；其二，从肩胛内侧分别下行，通过肩胛，沿背中线旁三寸下行，过臀部，经过髋关节部（环跳穴），沿大腿外侧后边下行，会合于腘窝中，向下通过腓肠肌，经外踝后面（昆仑穴），在足跟部折向前，经足背外侧至足小趾外侧端（至阴穴），与足少阴肾经相接。联系脏腑：属膀胱，络肾，与心、脑有联系（图11-9）。

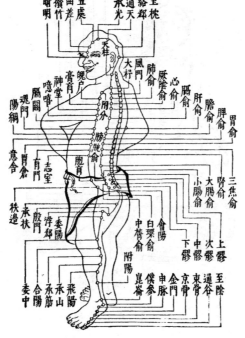

图11-9 足太阳膀胱经

足少阴肾经：起于足小趾端，斜向于足心（涌泉穴），出于舟骨粗隆下（然骨穴），经内踝后进入足跟，再向上沿小腿内侧后缘上行，出腘窝内侧，直至大腿内侧后缘，入脊内，穿过脊柱，属肾，络膀胱。腰部的直行分支：从肾上行，通过肝脏，上经横膈，进入肺中，沿喉咙，上至舌根两侧。肺部的分支：从肺中分出，络于心，流注于胸中（膻中穴），与手厥阴心包经相接。联系脏腑：属肾，络膀胱，与肝、肺、心有直接联系（图 11-10）。

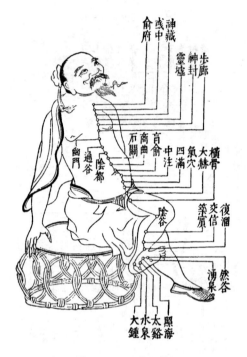

图 11-10 足少阴肾经

手厥阴心包经：起于胸中，出属于心包络，通过横膈，依次循序下行，通过胸部、上腹、下腹，联络三焦。胸部分支：从胸中出于胁部，经腋下三寸处（天池穴），上行至腋窝，沿上肢内侧，于手太阴、手少阴之间，直至肘中，下向前臂，走两筋（桡侧腕屈肌腱与掌长肌腱）之间，过腕部，入掌心（劳宫穴），到达中指桡侧末端（中冲穴）。掌中分支：从掌中（劳宫穴）分出，沿着无名指尺侧至指端（关冲穴），与手少阳三焦经相接。联系脏腑：属心包，络三焦（图 11-11）。

第十一章 经络——人体的信息联络系统

左右共一十八穴

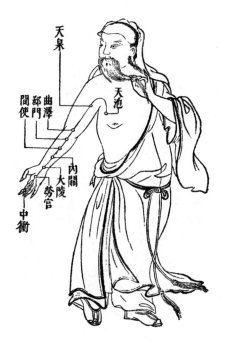

图 11-11 手厥阴心包经

手少阳三焦经:起于无名指尺侧端（关冲穴），沿无名指尺侧缘，上过手背，出于前臂伸侧两骨（尺骨、桡骨）之间，直上穿过肘部，沿上臂外侧，上行至肩部，交出足少阳经的后面，进入缺盆，于任脉的膻中穴处散络于心包，向下通过横膈广泛遍属三焦。胸中分支：从膻中穴分出，向上走出缺盆，至项后与督脉的大椎穴交会，上走至项部，沿耳后（翳风穴）上行至耳上方，再屈曲向下走向面颊部，至眼眶下（颧髎穴）。耳部分支：从耳后（翳风穴）分出，进入耳中，出走耳前（过听宫、耳门等穴），经过上关穴前，在面颊部与前一分支相交。上行至眼外角，与足少阳胆经相接。联系脏腑：属三焦，络心包（图 11-12）。

223

左右共四十六穴

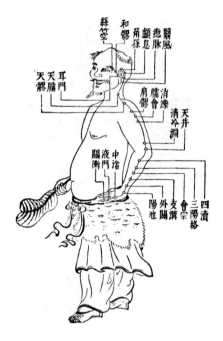

图 11-12 手少阳三焦经

足少阳胆经：起于眼外角（瞳子髎穴），向上到达额角部，下行至耳后（完骨穴），外折向上行，经额部至眉上（阳白穴），复返向耳后（风池穴），再沿颈部侧面行于少阳三焦经之前，至肩上退后，交出于少阳三焦经之后，行入缺盆部。耳部分支：从耳后（完骨穴）分出，经手少阳的翳风穴进入耳中，过手太阳经的听宫穴，出走耳前，至眼外角的后方。眼外角分支：从眼外角分出，下行至下颌部足阳明经的大迎穴附近，与手少阳经分布于面颊部的支脉相合，其经脉向下覆盖于颊车穴部，下行颈部，与前脉会合于缺盆后，下入胸中，穿过横膈，络肝，属胆，沿胁里浅出气街（腹股沟动脉处），绕阴部毛际，横向进入髋关节部（环跳穴）。缺盆部直行分支：从

第十一章 经络——人体的信息联络系统

缺盆分出,向下至腋窝,沿胸侧部,经过季胁,下行至髋关节部(环跳穴)与前脉会合,再向下沿大腿外侧,出膝关节外侧,行于腓骨前面,直下至腓骨下段,浅出外踝之前,沿足背外侧进入第四足趾外侧端(足窍阴穴)。足背分支:从足背(足临泣穴)分出,沿第一、第二趾骨间,出趾端,回转来通过爪甲,出于趾背毫毛部,接足厥阴肝经。联系脏腑:属胆,络肝,与心有联系(图11-13)。

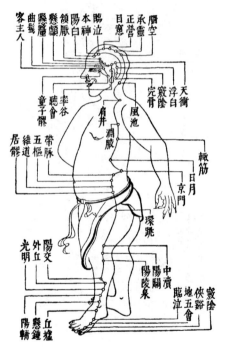

图 11-13 足少阳胆经

足厥阴肝经:起于足大趾爪甲后丛毛处(大敦穴),沿足背内侧向上,经过内踝前一寸处(中封穴),上行小腿内侧(经过足太阴脾经的三阴交),至内踝上八寸处交出于足太阴脾经的后面,至膝膕内侧（曲泉穴）沿大腿内侧中线，进入阴毛中，环绕过生殖器，至小腹，夹胃两旁，属肝，络胆，向上通过横膈，分布于胁肋部，沿喉咙之后，向上进入鼻咽部，连接目系，上经前额到达巅顶与督脉交会。目系分支：从目系走向面颊的深层，下行环绕口唇之内。肝部分支：从肝分出，穿过横膈，向上流注于肺（交于手太阴肺经）。
联系脏腑：属肝，络胆，与肺、胃、肾、脑有联系（图 11-14）。

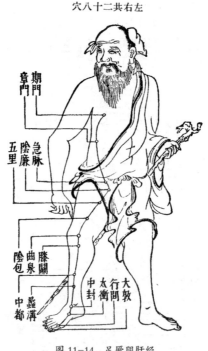

图 11-14　足厥阴肝经

第三节　奇经八脉

任脉：起于胞中，下出于会阴，经阴阜，沿腹部正中线上行，经咽喉部（天突穴），到达下唇内，左右分行，环绕口唇，交会于督

第十一章 经络——人体的信息联络系统

脉之龈交穴,再分别通过鼻翼两旁,上至眼眶下(承泣穴),交于足阳明经。分支:由胞中贯脊,向上循行于背部。生理功能:①调节阴经气血,为"阴脉之海"。任脉循行于腹部正中,足三阴经在小腹与任脉相交,手三阴经借足三阴经与任脉相通,对一身阴经脉气具有总揽、总任的作用。②调节月经,妊养胎儿。任脉起于胞中,具有调节月经,促进女子生殖功能的作用,故有"任主胞胎"之说(图11-15)。

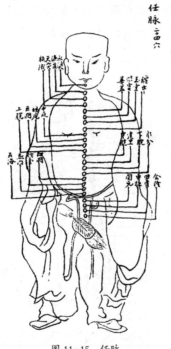

图11-15 任脉

督脉:起于小腹内,下出会阴,向后至尾骶部的长强穴,沿脊柱上行,经项部至风府穴,进入脑内,属脑,沿头部正中线,上至巅顶的百会穴,经前额下行鼻柱至鼻尖的素髎穴,过人中,至上齿正中的龈交穴。分支:第一支,与冲、任二脉同起于胞中,出于会阴部,在尾骨端与足少阴肾经、足太阳膀胱经的脉气会合,贯脊,属肾；第二支，从小腹直上贯脐，向上贯心，至咽喉与冲、任二脉相会合，到下颌部，环绕口唇，至两目下中央；第三支，与足太阳膀胱经同起于眼内角，上行至前额，于巅顶交会，入络于脑，再别出下项，沿肩胛骨内，脊柱两旁，到达腰中，进入脊柱两侧的肌肉，与肾脏相联络。生理功能：①调节阳经气血，为"阳脉之海"。督脉循身之背，六条阳经都与督脉交会于大椎穴，对全身阳经脉气具有统率、督促的作用。②促进生殖与髓脑功能。督脉络肾，与肾气相通，肾主生殖，故督脉可促进生殖功能；同时督脉又与髓脑相连，故又可促进髓脑功能（图11-16）。

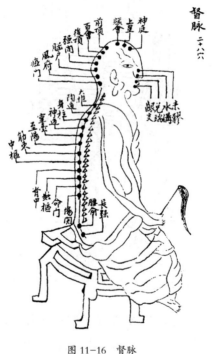

图11-16 督脉

冲脉：起于足阳明，并于足少阴，腹气之街夹脐中行，左右五分而上行，自少腹下，会阴上横骨穴，从横骨穴上行，大赫穴、气

第十一章 经络——人体的信息联络系统

穴、四满穴、中注穴、肓俞穴、商曲穴、石关穴、阴都穴、腹通谷穴、幽门穴等,共十一穴,每穴上行,相去各一寸,中行左右各五分。冲脉乃总领诸经气血之要冲,其脉上至于头,下至于足,能调节十二经气血,故冲脉有"十二经之海"和"血海"之称。故《医宗金鉴》说:"冲脉者,起于气街,是起于腹气之街也。名曰气街者,是谓气所行之街也。一身之大气积于胸中者,有先天之真气,是所受者,即人之肾间动气也;有后天之宗气,是水谷所化者,即人之胃气也。此所谓起于腹气之街者,是起胃中谷气也。并于少阴者,是并于肾间动气也。其真气与谷气相并,侠脐上行,至胸中而散,是谓大气至胸中,分布五脏六腑诸经,而充身者也。"[1](图11-17)

带脉:带脉起于季胁,绕身一周行也。带脉围腰一周,有如束带,能约束诸经,故有"诸经皆属于带"之说。

阴跷脉、阳跷脉:跷脉左右成对。阴阳跷脉均起于足跟。阴跷脉经内踝,沿下肢内侧后方上行,经前阴,上沿腹胸进入缺盆,出结喉旁,上行至目内眦,与阳跷脉会合。阳跷脉经外踝,沿下肢外侧上行,经腹部,沿胸部后外侧,经肩部,颈外侧,上挟口角,到达目内眦,与阴跷脉会合,再沿足太阳膀胱经上额,与足少阳胆经会于项后。

阴维脉、阳维脉:维乃维系,维脉即维系之脉,阴维脉维系三阴经,阳维脉维系三阳经。阴维脉起于小腿内侧足三阴经交会之处,沿下肢内侧上行,到腹部,与足太阴脾经同行,到胁部,与足厥阴肝经相合,然后上行至咽喉,与任脉相会。阳维脉起于外踝下,与足少阳胆经并行,沿下肢外侧向上,经躯干部后外侧,从腋后上肩,经颈部、颊部到前额,再由前额经头顶折向项后,与督脉会合。

---

[1] 吴谦.医宗金鉴:第五分册[M].北京:人民卫生出版社,1981:135.

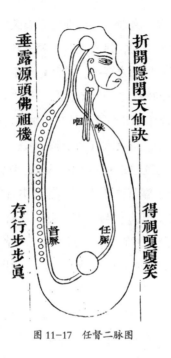

图 11-17　任督二脉图

在人体的经脉中，除了十二正经外，奇经八脉对人体亦有十分重要的作用，道家修炼中尤其重视奇经八脉的作用。正如《奇经八脉考》引张伯端所说："八脉者，冲脉在风府穴下，督脉在脐后，任脉在脐前，带脉在腰，阴跷脉在尾闾前、阴囊下，阳跷脉在尾闾后二节，阴维脉在项前一寸三分，阳维脉在项后一寸二分。凡人有此八脉，俱属阴神，闭而不开。惟神仙以阳气冲开，故能得道。八脉者，先天大道之根，一气之祖。采之惟在阴跷为先，此脉才动，诸脉皆通。次督、任、冲三脉，总为经脉造化之源。而阴跷一脉，散在丹经，其名颇多，曰天根、曰死户、曰复命关、曰酆都鬼户、曰死生根，有神主之，名曰桃康，上通泥丸，下透涌泉。倘能知此，使真气聚散，皆从此关窍，则天门常开，地户永闭，尻脉周流于一身，贯通上下，和气自然上朝，阳长阴消，水中火发，雪里花开，所谓'天根月窟

第十一章 经络——人体的信息联络系统

闲来往，三十六宫都是春'。得之者，身体轻健，容衰返壮，昏昏默默，如醉如痴，此其验也。"[1] 不过在养生修炼中，一般最重视的还是任督二脉，其内丹修炼的小周天功夫就是打通任督二脉使其经气呈周天循环运行，从而达到养生修炼的目的。李时珍《奇经八脉考》说："任督二脉，人身之子午也。乃丹家阳火、阴符升降之道，坎水离火交媾之乡。……崔希范《天元入药镜》云：'……归根窍，复命关，贯尾闾，通泥丸。'……俞琰注《参同契》云：'人身血气，往来循环，昼夜不停。医书有任督二脉，人能通此二脉，则百脉皆通。'《黄庭经》言：'皆在心内运天经，昼夜存之自长生。'天经乃吾身之黄道，呼吸往来于此也。鹿运尾闾，能通督脉；龟纳鼻息，能通任脉。故二者皆长寿。"[2] 俞琰《席上腐谈》谓："丹书云奇经八脉，惟任督二脉为一身阴阳之海，五气贞元，此为机会。任脉起于中极之下，以上毛际循腹里，上关元至咽喉，属阴脉之海；督脉起于下极之俞，并于脊里，上至风府入脑，上颠循额至鼻，属阳脉之海。运尾闾，寿五百岁为白鹿，盖通此督脉者也；龟之亦寿，然龟能闭息伏气，盖通此任脉者也。又能通此二脉，则贯尾闾，通泥丸，百脉皆通。《黄庭经》云：'皆在心内运天经，昼夜存之自长生。'天经即黄道，乃日月往来之路；在人身为任督二脉，乃呼吸往来之路。"[3]《性命圭旨》也说："人身有任督二脉，为阴阳之总。任脉者，起于中极之下，循环腹里，上关元，至咽喉，属阴脉之海。督脉者，起于下极之腧，穿脊里，上风府，循额至鼻，属阳脉之海。鹿运尾闾，盖能通其督脉也。龟纳鼻息，盖能通其任脉也。人能通此二脉，则百脉皆通而无疾矣。"[4]

在这里值得指出的是，虽然大多数内丹家所认识的任督二脉与

---

[1] 柳长发. 医学全书：李时珍 [M]. 北京：中国中医药出版社，1999：1640.

[2] 柳长发. 医学全书：李时珍 [M]. 北京：中国中医药出版社，1999：1640.

[3] 席上腐谈：卷之上 [M]// 李道纯，王沐. 道教五派丹法精选：第四集，北京：中医古籍出版社，1989：547.

[4] 徐兆仁. 东方修道文库：天元丹法 [M]. 北京：中国人民大学出版社，1990：93.

医家并没有什么差异，但也有一些内丹学家提出了对任督二脉的特殊见解。如柳华阳在《金仙证论》就绘出了与一般医书上不同的任督二脉的路线图，并给予了特别的说明："折开隐闭天仙诀，得视嘎嘎笑；垂露源头佛祖机，存行步步真。华阳曰：此图直泄元机，实愿得药之士，不失运行之路。丹道最秘，非余之敢妄泄也。古圣虽无图，却有言存留，奈何不全之过耳。又因旧说谓督脉在脊骨外，而任脉止于上下唇。此二说皆俗医之妄指。岂知仙家说任督，实亲自在脉中所行过，以为证验，非但行一回也。金丹神炁之元妙，必要在脉中所行过数百回，方得成就。谬妄不但俗医乱指，今之修元者，亦此谬妄乱指，愈加纷纷。苟不亲自领会境遇，妄亿猜指，浅学信受，误丧励志，岂不痛哉！故余将师所授之诀，以亲自领会之熟境，画图以证其非。"[1] 在柳华阳所绘的任督二脉图中，任督二脉同起于下丹田，而又同会于上丹田，任脉在咽喉部向深层深入，直达头顶百会，与督脉相交，且任督二脉的运行路线都在体内，督脉在脊骨内，任脉也在肌肤内。这与一般医书上所说的任督二脉运行路线有不小的差异。在一般医书中，任督二脉同起于会阴，并从前后体表中线上行，督脉绕过头顶下行，与任脉交会于鹊桥（舌尖抵上腭）。柳华阳为清代著名内丹学家，他根据先人经验和本人练功实践所获得的对任督二脉的新的认识，应该是有较大的可信度的，值得参考和进一步研究。

第四节　中黄之脉

与医家对人体经络的认识比较，养生家还有一个独特的观点，这就是所谓的"中黄"之说。根据养生家的认识，人体躯干正中的经络，除了前面的任脉和后面的督脉之外，在正中间还有一条脉，这就是

---

[1] 金仙证论：任督二脉图第十七 [M]// 伍柳仙宗．郑州：河南人民出版社，1987：677-679.

第十一章 经络——人体的信息联络系统

中黄脉，因其在修炼中打通这条脉时可以看到其气呈黄色，且其脉居于人体躯干正中，故称"中黄"。任脉和督脉之气则分别呈赤色和黑色，故在养生家中有黑、赤、黄三道之说。对此，闵一得有一个明确的说明，他说："丹家理气，原有三道，曰赤、曰黑、曰黄。赤乃任脉，道在前，心气所由之路。心色赤，故曰赤道。而赤性炎上，法必制之使降，则心凉而肾暖。黑乃督脉，道在后，肾气所由之路。肾色黑，故曰黑道。而黑性润下，法必制之使升，则髓运而神安。原斯二道，精气所由出，人物类以生存者，法故标曰人道。丹家、医家详述如此。黄乃黄中，道介赤黑中缝，位在脊前心后，而德统二气为阖辟中主，境则极虚而寂，故所经驻，只容先天。凡夫仙胎之结之圆，皆在斯境，虽有三田之别，实则一贯，法故标曰仙道。"[1] "盖按人身有三道，曰黑、曰赤、曰黄。黄道循肾前脐后中缝直升，是由脊前心后中缝直透泥丸者；赤道则由绛逆循、会黑附黄顺升抵镇，复又会黑附黄而归绛；黑道由海会赤附黄逆循，穿尾而透枕，复由镇位会赤附黄循额抵池，顺下绛宫复归于海。三道蹊径如此，而其得名之由世鲜知之，其实身心意三宝是也。心属乾，乾之本位在离，其色赤，故名赤道，实即我身任脉也。任性炎上，学必使之下降。身属坤，坤之本位在坎，其色黑，故曰黑道，实即我身督脉也。督性润下，学必使之上升——此之谓颠倒阴阳，盖以督阳而任阴也。曰督曰任者，义取乾健坤顺焉尔。意属土，其色黄，故曰黄道。"[2]

道家把打通中黄之脉的修炼称之为"中黄直透"，中黄直透也是修炼达到较高水平的体现。关于中黄之脉及其"中黄直透"的修炼，道经有许多记载，如《太上灵宝净明中黄八柱经》："是以中黄之道，适正为本。知本者，不反不侧，不乖不偏，理上下，得四隅，

---

[1] 闵一得.泄天机注[M]//道藏男女性命双修秘功.沈阳：辽宁古籍出版社，1994：161-162.

[2] 闵一得.上品丹法节次注[M]//道藏男女性命双修秘功.沈阳：辽宁古籍出版社，1994：242.

知所以在，达所以存。知所在，故不失其方；达所存，故不遗其想。辨方知想，是谓正道。深于道者，能之。苟不深于道，则忘本务末，不归正中，而中黄之道乖矣。中言其位，黄言其色。知位不失，识色不谬，非位非色，得其所得。今黄天之炁，横于胸臆，明其本意，不迷不忒，此之谓信。何谓至信？信在其中，黄钟之宫，中炁所兆，年谷以丰。人生如是，可以守一。守一既修，八柱以立。八柱既立，金丹赫奕。三千功成，步虚升陟。"[1]《净明忠孝全书》："中天九宫之中，黄中太一之景，名曰天心，又称祖土。乃世间生化之所由，万理之所都也。其实只是混沌开辟之后，积阳之气，上浮盘亘，其广八十一万里，是道理之主宰，世人身心功过，被此光明之所洞照，纤芥圭黍，所不能逃散。在人身中，谓之丹扃。所以曰：人心皆具太极。"[2]《金仙证论》："'立定天心之主宰。'注：'天心，名曰中黄，居于天之正中，一名天罡，一名斗杓。在天为天心，在人为真意。中宫若失真意，犹如臣失君主矣！'"[3]

第五节　丹田

在养生学有关人体经络的理论中，还有一个极为独特的内容，就是有关人体丹田的认识。医家虽然也有丹田一说，但它仅仅是把丹田看成是一个普通的穴位，并没有强调其在人体生理中的特殊地位和作用。养生家则不同，它不仅对丹田有一个系统的认识，而且还十分重视其在人体生理中的重要作用，尤其是在修炼中，丹田的作用更是不可或缺的。

最早论述丹田这一部位功能特点的文献为《难经·六十六难》：

---

[1] 太上灵宝净明中黄八柱经：中黄之道章第一 [M]//道藏：第24册．北京：文物出版社，1988：618．
[2] 净明忠孝全书：卷三 [M]//道藏：第24册．北京：文物出版社，1988：637．
[3] 金仙证论：序炼丹第一 [M]//伍柳仙宗．郑州：河南人民出版社，1987：577．

第十一章 经络——人体的信息联络系统

"脐下肾间动气者，人之性命也，十二经之根本也，故名曰原。"杨玄操注："脐下肾间动气者，丹田也。丹田者，人之根本也。"[1] 丹田有三处，在养生家的各种修炼经典中一般将丹田分为上、中、下三丹田，而且认为它们在人体中具有不同的作用，上丹田重在神，中丹田重在气，下丹田重在精。《钟吕传道集》曰："丹田有三，上田神舍，中田气府，下田精区。精中生气，气在中丹；气中生神，神在上丹；真水真气，合而成精，精在下丹。"[2] 关于三丹田在人体中的地位和作用，杜光庭《太上老君说常清静经注》指出："三元者，上元、中元、下元也。上为三境，生于万物，天下三元，掌人性命。且上元主泥丸脑宫，为上丹田；中元主心府绛宫，则为中丹田；下元主炁海，属肾宫，为下丹田。此之三元，上主于神，中主于炁，下主于精，故乃掌人性命也。"[3]《修真十年·杂著捷径》曰："两眉间为上丹田，心为中丹田，脐轮三寸为下丹田。""气中生神，神在上丹；精中生气，气在中丹；真水真气，合而成精，精在下丹。"[4]《东医宝鉴》引仙经谓："脑为髓海，上丹田；心为绛宫，中丹田；脐下三寸，为下丹田。下丹田藏精之府也；中丹田藏神之府也；上丹田藏气之府也。"[5] 丹田一词如果不加特别说明，一般多指下丹田。按照养生家的观点，此地有田有土，内炼时"意守丹田"，收功时"气沉丹田"，即可培土发芽，日久功深，必开花结果。

以下对上中下丹田分别做一个简要的说明。"上丹田"又称"泥丸"，其他还有"祖窍""乾宫""清虚府""玄室""黄房""天宫""天谷""紫府""髓海"等异名。上丹田位于头部，因其在三丹田中位置最高故称上丹田。关于上丹田的具体部位，《抱朴子内篇·地真》

---

[1] 南京中医学院. 难经校释 [M]. 北京：人民卫生出版社，1979：144.
[2] 修真十书. 钟吕传道集 [M]// 道藏：第 4 册. 北京：文物出版社，1988：672.
[3] 太上老君说常清静经注 [M]// 道藏：第 17 册. 北京：文物出版社，1988：185.
[4] 修真十书. 杂著捷径 [M]// 道藏：第 4 册. 北京：文物出版社，1988：691-692.
[5] 东医宝鉴. 内景篇卷之一 [M]// 东医宝鉴校释. 北京：人民卫生出版社，2001：8.

说:"或在脐下二寸四分下丹田中,或在心下绛宫金阙,中丹田也,或在人两眉间,却行一寸为明堂,二寸为洞房,三寸为上丹田也。"[1]《胎息精微论》云:"脑为泥丸,泥丸是土,有两条脉,下彻肾精。其精在肾,谓精流入泥丸则为脑。脑色黄,故象于土也。"[2]《灵宝无量度人上品妙经》谓:"八冥之内,细微之中,玉精流液,下镇人身。泥丸绛宫,中理五气,混合百神,十转回灵。"[3]《修真十书·杂著指玄篇·谷神不死论》亦云:"谷者,天谷也,神者,一身之元神也。天之谷含造化,容虚空;地之谷,容万物,载山川,人与天同所禀也,亦有谷焉。其谷藏真一,宅元神。是以头有九宫,上应九天,中间一宫,谓之泥丸,乃元神所住之宫。其空如谷,而神居之,故谓之谷神。神存则生,神去则死。日则接于物,夜则栖于梦,神不能安其居也。……人不能自生而神生之,人不能自死而神死之。若神居其谷而不死,人安得而死乎?"[4]

在人体中,上丹田为诸阳之会,是藏神之府。《仙经》谓:"脑海为上丹田,藏神之府也。"[5]《如是我闻·开关说法》:"上田方圆一寸二分,虚开一穴,乃是藏神之所。其穴在眉心,入内三寸正中之地。眉心为天门,入内一寸为明堂,再入一寸为洞房,更晋一寸为泥丸,是为上田三宫。眉心之下谓之鼻柱,内有金桥,下有两窍,达口通喉,谓之鹊桥。盖喉有内外两管——外有硬喉,谓之气管,乃气出入之喉;内有软喉,谓之食管,乃咽饮食通膈入胃之喉也。其气管有十二节,名曰重楼,直达肺窍,一致于心。"[6]

在内丹修炼中,上丹田在炼精化气阶段为还精补脑、去矿留金

---

[1] 王明.抱朴子内篇校释:增订本[M].北京:中华书局,1985:323.

[2] 胎息精微论[M]//道藏:第18册.北京:文物出版社,1988:447.

[3] 灵宝无量度人上品妙经[M]//道藏:第1册.北京:文物出版社,1988:47.

[4] 修真十书:杂著指玄篇[M]//道藏:第4册.北京:文物出版社,1988:618.

[5] 胡孚琛.中华道教大辞典[M].北京:中国社会科学出版社,1995:1163.

[6] 高雅峰,韩锡铎.道藏男女性命双修秘功[M].沈阳:辽宁古籍出版社,1994:190.

第十一章　经络——人体的信息联络系统

的处所，在炼气化神阶段为阳神上迁的处所。故《悟真篇》张伯端云："万卷丹经话总同，金丹只此是根宗，依他坤位生成体，种向乾家交感宫。"[1]

"中丹田"又叫"黄庭""规中""中黄""丹扃""戊己门""元宫"等名，为人体藏气之府。其位置有人认为是在两乳之间的绛宫，也有人认为是在心之下，脐之上。《仙经》云："绛宫为中丹田，藏气之府也。"[2]《如是我闻·开关说法》谓："心下有一窍，名曰绛宫，乃是龙虎交会之处，直下三寸六分，名曰土釜，又曰黄庭，是为中丹田——左明堂、右洞房，元英居左，白元居右。亦是空开一穴，内亦方圆一寸二分，乃是藏炁之所、养丹之地——直至脐后约有三寸六分。故曰天上三十六，地下三十六，自天至地八万四千里。人自心至肾有八寸四分：天心三寸六分，地肾三寸六分，中丹田一寸二分——非八寸四分而何？脐门号曰生门，内有七窍通外肾，乃精气泄漏之窍。"[3]

在内丹修炼中，中丹田乃炼气化神之所，为结胎、炼胎、养胎的地方。其作用极其神妙，《金丹四百字》曰："此窍非凡窍，乾坤宫合成。名为神气穴，内有坎离精。"[4]

"下丹田"又名"正丹田""关元""气海""气穴""金炉""性命之祖""生气之源""阴阳之会""呼吸之门""五脏六腑之本"等。其位置一般认为是在脐下腹部，为人体藏精之府，元气化生之地。《仙经》曰："脐下三寸为下丹田，藏精之府也。"[5]《金丹大要·鼎器妙用章》云："内鼎者，即下丹田。在脐之三寸，一曰脐后肾前，一曰前对脐后对肾，一曰脐之下肾之上。凡此说者，犹暗中而射垛也。有道之

---

[1] 张伯端．悟真篇 [M]// 道藏：第 4 册．北京：文物出版社，1988：721.
[2] 胡孚琛．中华道教大辞典 [M]．北京：中国社会科学出版社，1995：1167.
[3] 高雅峰，韩锡铎．道藏男女性命双修秘功 [M]．沈阳：辽宁古籍出版社，1994：190.
[4] 金丹四百字 [M]// 道藏：第 24 册．北京：文物出版社，1988：163.
[5] 胡孚琛．中华道教大辞典 [M]．北京：中国社会科学出版社，1995：1163.

士，只要认取下丹田之极处为准。盖下丹田是神气归藏之府，方圆四寸，一名太中极。太中极者，言当一身上下四向之中，故曰太中极也。大海者，以贮人一身之血气，故曰大海。"[1]《如是我闻·开关说法》谓："脐后肾前正中处，名曰偃月炉，又曰气海。稍下一寸三分，名曰华池，乃是下丹田，是为藏精之所、采药之处——左有明堂，右有洞房。亦是虚开一穴，方圆一寸二分。此处有二窍通内肾，中有一窍通尾闾。"[2]

下丹田不仅是藏精之府，也是任脉、督脉、冲脉和带脉的会合之处，是汇集、贮存、转运真气的场所，男子藏精、女子养胎亦都在此，因此，下丹田乃百脉之枢纽，生命之根源。内丹修炼意守丹田主要就是意守此下丹田。在筑基阶段，此为守中之处；在炼精化气阶段，此为坤炉；在炼神还虚阶段，此为下炉，乃收纳敛藏神气的地方，又是结胎之处。

总之，丹田在人体中具有十分重要的作用，尤其是在内丹修炼中更是不可不察。对于许多人存在的对丹田的模糊认识和种种谬见，王庆升《三极至命筌蹄》特别做出了一个明确的说明："丹田者，黄房也，密户也，又名元田。……心神丹元君，用离为网罟，于此以畋以渔，使三虫不得奔逸，以修深根长生久视之道。田渔二字皆从田，故曰丹田也，或以脐下一寸五分炁海为丹田者，或以二寸石门为丹田者，或以三寸关元为丹田者，此乃医家行针灸之上下中三丹田之穴道也。又以一寸三分为丹田者，此是初机学道之士入门之丹田也。又以心为丹田者，此是禅门寂子明心见性之丹田者也。又以胃左脾藏为丹田者，此是饕餮之人行中黄健唉之丹田也。又以脾右肝胆为丹田者，此是俗师不遇真诀，见云房三十九章及破迷歌论等书攻击

---

[1] 金丹大要：鼎器妙用章[M]//道藏：第24册．北京：文物出版社，1988：19.
[2] 高雅峰，韩锡铎．道藏男女性命双修秘功[M]．沈阳：辽宁古籍出版社，1994：190-191.

第十一章　经络——人体的信息联络系统

捭阖混无定当，只不曾说到胆上，故执肝胆为丹田也。又以眉心为丹田者，此是入定出阴灵之丹田也。以鼻端为丹田者，此是禅流习定之丹田也。以把花执草，握箠持瓢为丹田者，此是开铺席道人假物寄神之丹田也。以婴童两目为丹田者，此是学视日不瞬之丹田也。以胞囊为丹田者，此是闭尾闾之丹田也。以玉茎为丹田者，此是行金刚禅左道术者不漏法之丹田也。以不念善，不念恶，谓之悬崖撒手为丹田者，此是瞎眼禅和不明无念之旨者之丹田也。以胃脘玉女为丹田者，此是嗽咽津液之丹田也。以脐心为丹田者，此是旁门采阴者想心火之丹田也。以两目为丹田者，此是存想左日右月之丹田也。以大颧骨为丹田者，此是存想九色圆象之丹田也。又以面曰尺宅为丹田者，此是修神庭之丹田也。千蹊万径，难以尽述，要之皆非正丹田也。正丹田者，密户而已矣。又以七窍中间为丹田者，此是含眼光、凝耳韵、缄舌炁、调鼻息、和合四象之丹田也。学道者，之所共务不可废也。以泥坛为丹田者，此是炼内丹者，一载之后移炉换鼎之丹田也。初修真之士，不当用之。"[1]

由于丹田在内丹修炼中具有十分重要的作用，所以在内丹学中，三丹田被称之为内三要，要求在修炼中加以首要的关注。《杂著指玄篇》云："第一要者，头太渊也，天谷神所居之位是也，上应玄都，万神会集之乡。人能开此，谷神自居，真息自定，饥渴自除矣。第二要者，心绛宫也，人能虚心凝神，得神气俱定，息不往来，谓之大定矣。……第三要者，在两肾之间、水火之际，谓之地户。此关有神，谓之桃康，上通九天，下通涌泉，真气聚散皆从此关。故圣人言天门常开，地户永闭。人能会此三要，神气自然交结。"[2]

---

[1] 王庆升.三极至命筌蹄[M]// 道藏：第 4 册.北京：文物出版社，1988：940-941.
[2] 修真十书：杂著指玄篇：内三要[M]// 道藏：第 4 册.北京：文物出版社，1988：616.

第六节 三脉七轮

除了以上中国本土的道家和中医学对经络的认识外，藏传佛家还提出了一种特殊的经络理论，即三脉七轮论。本节就对这种理论做一个简单的介绍。

一、三脉

藏传佛家密宗认为，人体有三大经脉。人体的中轴是修炼的核心，三脉分别位于人体中轴线附近，中脉靠近脊椎，左脉位于身体之左，右脉位于身体之右。

中脉，从海底轮开始，顺人体的脊椎前向上直通入脑，到顶轮后，向前弯曲，直通两眉之间眉心位置。密宗认为，通过修持，将中脉位于顶门处的通口打开，就可成为宇宙能量进入人体内和人体神识出人体的最佳通道。

左右二脉通于人体的左右两个鼻孔，上行入脑，夹中脉下行，至脐下四指处的生活宫位置，与中脉会合。其中左脉为水脉，属阴，所以称太阴脉；右脉为火脉，属阳，所以称太阳脉。其间在海底轮、心轮、眉间轮三度与中脉交会。也有人认为中脉不在脊髓，而在身体的正中，约于前额发际向上四指处，如是笔直而下，直至脐下四指处。左右二脉则分别起自左右鼻孔，直上脑际而下，与中脉平行，至脐下四指处与中脉会合，中间则无交会。

二、七轮

七轮是中脉内七个重要的中心点，七轮由下而上，依次为海底轮、生殖轮、脐轮、心轮、喉轮、眉间轮、顶轮。每轮均由中心点伸出支脉，状如莲花。

第十一章　经络——人体的信息联络系统

海底轮：又称根轮。在脊柱下之基处，肛门二指之上、生殖器二指之下。海底轮被认为是各种身体、心智和灵性渴望的贮藏所，与身体健康、排泄功能有关。

生殖轮：也称腹轮。在生殖器官根处，其色血红，有六叶瓣。它具有控制性腺及身体中的液体成分，主宰人的性能力的功能。

脐轮：在中脉内的脐处，其色如暗云，伸出十条支脉。它具有控制身体中火的成分及腺体分泌，主导身体活力和世俗活动，支配人的精力和消化的功能。

心轮：在中脉的中心点，位在心脏附近，深红色，有十二叶瓣。它控制着气体的成分，也控制胸腺和淋巴结，和人体的呼吸、循环功能有关。

喉轮：在中脉内喉根处，蓝色，十六叶。它与说话功能有关，同时也调整人体的精力，并控制着人体的活动。

眉心轮：又称额轮。位于脑的正中，在眉间，白色，二叶。它主宰世俗和灵性的知识，具有心神方面的功能。

顶轮：位于脑顶，伸出千条支脉，称千叶莲。顶轮的存在和作用被认为超越生物学及心理学的范畴，其功能只能用哲学和灵性的语言来描述。有瑜伽派认为此轮为大自在天主所住处，拙火上升至此与大自在天会合时，修行者即可享无上大乐，而成为无上智士。

第十二章 人天一体与人我一体——人体与环境的关系

人体作为形、气、神的统一体，也就是物质、信息、意识的统一体，虽然它本身是一个有机的整体，但人体并不是孤立存在的，作为一个开放系统它与外部环境有着不可分割的联系，因此，要真正把握人体的本质和规律，还必须明确人体与环境的关系。在这一点上，我们的先祖早就进行了考察和研究，并提出了"人天一体"和"人我一体"的观点，指出了一个人与其周围的非生命物体和生命体有着密不可分的联系，与他人和社会也存在密不可分的联系。本章就结合现代科学和学术的研究，从"人天一体"和"人我一体"来阐述有关人体与其自然环境及一个人与他人和社会关系的认识。

第一节 人天一体

所谓"人天一体"，也称"天人合一"，是指作为人的人体与作为天的自然事物具有一体不分的关系，它们之间紧密联系，相互影响、相互作用，不可分割。关于这一点，《黄帝内经》早就指出"人以天地之气生，四时之法成"[1]，人的生存离不开自然界。至于人天一体所体现的人与自然事物的关系的具体内容，则又可以分为人物一体和人命一体，下面分别讨论。

---

[1] 素问：宝命全形论篇 [M]// 道藏：第 21 册. 北京：文物出版社，1988：108.

第十二章 人天一体与人我一体——人体与环境的关系

一、人物一体

所谓"人物一体",是指人体与其周围作为非生命事物的各种物质之间具有一体不分的关系。人体与环境非生命物体之间有着非常紧密的关系,人生活于非生命物质环境之中,并依赖于非生命物质环境生活,同时,环境的各种非生命物质又受到人的活动的影响。

从现代的观点来看,人体不仅是在非生命的基础上通过生命的进化而产生的,而且他的存在更是离不开非生命环境。由于非生命是物质与时空的统一,所以人体与非生命的关系自然就可以从物质与时空两个方面表现出来。不过时间与空间的非实在性决定了它们不可能作为主体与人体产生直接的相互作用,只能通过物质的形式间接反映出它们与人体的关系。从人体来看,人的机体作为一个远离平衡的高度有序的开放系统,其高度组织性的维持依赖于与外界不断进行的物质和能量交换。人体不仅必须从外部环境中获得各种必需的物质和能量,而且还必须以外界环境作为其废物排出的场所,以此来排除不断产生的熵,以保持自身的高度组织性。如果机体既不能从外界获得需要的物质和能量,又不能将废物排出到环境中,人体的熵就会不断增加,组织性就会受到破坏,进而威胁人体的生存。由此可见,外界环境是人体生存的一个先决条件,而人体与外界的物质和能量交换则决定了人体与外界环境必然的相互联系和相互作用。同时,人体作为一种以物质为基础的存在形式,必然存在于一定的空间和时间之中,依赖于一定的空间和时间而生存,这又显示了其与外部物质环境的空间和时间的必然联系。反过来,人体作为一种物质体系存在于物质世界中,显然,物质世界的各种因素也必然要对人体产生各种作用和影响,由此也决定了人体不得不与外界非生命环境发生密切的关系。

养生学

虽然人天一体的人体与环境非生命的相互关系是从物质和时空两个方面表现出来的，但就其具体内容来说又可以从非生命物质环境和人体相互作用两方面的作用来加以分析。从非生命环境对人体的作用来看，产生这种作用的因素最常见的主要有温度、阳光、大气、水、盐分、气压、土壤等。各种物质因素对人体的作用，既可以单独作用于人体，也可以共同作用于人体，而且各种物质因素本身也是相互作用、相互影响的，如阳光与温度往往是分不开的，温度和湿度也是相互影响的。一般情况下，人体是对整个环境的作用和影响产生反应，而不只是对其中某些因素的作用发生反应，也就是说。虽然各种环境因素都能对人体产生程度不同的作用，但人体并不一定单独对某一因素的作用发生反应，人体的反应往往是各种环境因素综合作用的结果，而环境因素也多是综合地对人体产生作用。所以环境因素对人体的作用在一定条件下又有直接与间接、主要与次要、重要与不重要之分，而且这种直接与间接、主要与次要、重要与不重要也会随条件而变化。例如，阳光、温度、水等因素，既能直接对人体产生影响，也能通过植物间接地对人体产生影响，植物也可以通过影响气候间接影响人体。

非生命物质环境对人体的作用和影响是通过以下几种途径和方式进行的：第一，环境通过其物质构成成分及其变化来影响人体物质成分的构成和变化。人体是一个开放系统，环境的各种物质都可以通过食物、呼吸以及皮肤接触等途径进入人体，从而影响人体物质成分的构成和变化。第二，通过实物的直接接触和场或能量的作用对人体发生作用。外界非生命环境不仅可以通过其物质的实物形式直接对人体发生作用，而且也可以通过场或能量的形式与人体发生作用。环境的场或能量对人体的作用，既可以直接作用于人体的实物形体，也可以作用于人体的场。场对人体

第十二章 人天一体与人我一体——人体与环境的关系

的作用一般情况下是比较小的,人体不易体验到,也不容易发现,不过这种作用却是时刻存在的,如地球的磁场、引力场就时刻影响着人体。第三,非生命环境还通过其物质在时空中的运动变化来影响人体的运动变化。非生命环境对人体的作用主要是通过环境的非生命物质作用于人体而实现的,从理论上说,环境中的任何物质都可以作用于人体,然而其作用不仅因物质的性质而不同,而且也随它们在空间和时间中的位置而产生差异。从空间来看,物质对人体的作用,除了其与人体的距离远近有程度上的不同外,它所处的方向也对它的作用有所影响;从时间上说,任何物质都处在不断的运动之中,而不同的时间则决定了物质运动所处的位置,物质的不同位置则又决定了它对人体的不同作用。由此可见,环境中物质在时空中的运动变化必然会引起环境物质对人体作用的变化,从而引起人体随环境的反应性变化。如人体运动变化中的年节律、月节律、昼夜节律等就是太阳、月亮、地球在空间和时间中的运动变化所引起的对人体作用的变化,从而引起人体发生相应的一定程度上的时空变化的反映。

除了非生命环境对人体的作用外,人体也可以对非生命环境产生作用和影响,这种作用的途径和方式有以下几种:一是通过与外界的物质交换直接影响非生命环境;二是通过人的身体直接作用于非生命环境;三是通过人体场作用于非生命环境。一般情况下,上述三种方式对非生命环境的影响都是很小的,特别是个人就更小了。人体对非生命环境的最大作用是通过科学技术和物质生产来间接实现的,不过它不是单个人的作用而是人类整体的作用。

值得指出的是,不管是非生命环境对人体的作用,还是人体对非生命环境的作用,都是通过物质的相互作用实现的。具体来说,非生命环境对人体的作用是通过非生命环境的各种物质作用于人体的物质实现的,当然,非生命环境不仅作用于人体的物质,而且也可以影响人体的信息和意识,但它对人体信息和意识的影响是间接的而不是直接的,它只能通过对人体物质的作用来间接影响人体的信息和意识,也就是说,它只能通过人体自身的物质与信息、意识的联系和作用来影响人体的信息和意识,而不能直接作用于人体的信息和意识;反过来,人体对非生命环境的作用则是通过人体的物质作用于外界非生命物质实现的,一般情况下,人体的信息和意识也不能直接对非生命环境发生作用,只能通过人体的物质对非生命环境发生间接的作用。

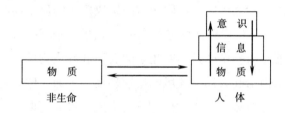

图12-1　人体与环境非生命相互作用示意图

二、人命一体

所谓"人命一体",是指作为人体与其周围的生命事物之间具有一体不分的关系,人体依赖于周围环境的各种植物和动物生存,环境的各种植物和动物也受到人的活动的影响。

从现代的观点来看,人体是通过生命的进化发展而来的,而且人体的生存也必须建立在生命环境基础之上,以生命环境的存在为生存的基本条件。首先,人体必须从生命环境中获得食物。作为自养生物的植物只需要有二氧化碳、水和一些无机离子便可生存,它们拥有一整套的酶,可以从无机物中制造出全部必需的氨基酸、蛋白质、脂肪和糖类。但人体则因缺乏这样一系列的酶,不能自行制造所需要的多种氨基酸、维生素及其他一些不可缺少的物质,必须

第十二章　人天一体与人我一体——人体与环境的关系

以食物的形式从环境的生物体中摄取，这种由进化带来的人体在生化功能上的分化和简化一方面使人体获得了更大的发展条件，另一方面也使人体无法摆脱对环境生物的依赖。其次，人体对氧气的需要也决定了它与外界生物环境的不可分割性。人体与动物一样都需要氧气，否则生命过程就不能维持。假如地球上只有人和动物等需氧性生物，环境中的氧气就会越来越少，因其吸入氧气放出二氧化碳，所以在环境氧气减少的同时二氧化碳则越来越多，到一定时候人和动物就将无法生存。事实上，空气中的氧气与二氧化碳的含量是较稳定的，虽然人和动物等在不断地吸取氧放出二氧化碳，但同时植物又在不断地利用二氧化碳和水进行光合作用以生产葡萄糖和氧气。整个大气就是通过人和动物的呼吸作用与植物的光合作用，以实现氧气与二氧化碳的循环，保持大气中氧气和二氧化碳的相对稳定。如果没有植物来维持空气中稳定的氧含量，人体的生存是不可想象的。

人体不仅依赖于生命环境，它也可以对生命环境产生适应，甚至可以对生命环境进行改造和利用。人体对生命环境的适应有两种情况：一种是在进化过程中逐步形成的，以遗传程序的形式固定于人体的结构与功能中的适应性；另一种情况则是非遗传的主动适应，即人体通过调节自身的各种活动以达到与外部生命环境的协调一致，使其既适应了外部的生命环境同时又有利于自身的生存。人体对生命环境的改造和利用也有两种情况：一种情况是用自己身体的作用来改造利用生命；另一种就是通过科学技术的力量来改造和利用生命，而且更重要的是后者。

从环境的角度来看，既然人体存在于生命环境之中，环境中的各种生命体就必然要对人体发生作用和影响。环境生命对人体的作用和影响是从物质和信息两个方面表现出来的。在物质方面，环境生命体是通过以下一些途径和方式来对人体产生作用和影响的：第一，通过食物用自己的物质构成来影响人体的物质构成。由于人体必须以环境的动物和植物为食物，所以环境的动物和植物就必然可以通过自身的物质构成来影响人体的物质构成。事实表明，人体的物质构成成分与环境的动植物的物质构成成分在元素上是完全一致的，如果动植物的物质构成成分发生变化，人体的物质构成成分也会随之发生变化。第二，环境的生命体还可以通过它们的物质运动来影响人体的物质运动。例如，植物光合作用通过其对大气中氧气含量的影响可以影响人体的气体交换活动，环境中各种生命体的物质代谢也会对人体的物质代谢产生影响。此外，环境的生命体还可以通过其与人体的直接接触，或者通过其生命体的物质场来对人体产生作用和影响。环境生命体在信息方面对人体的作用和影响也有两种方式和途径：第一，环境中各种生命体的信息载体可以通过食物进入人体，在人体的各种信息程序系统中产生相应的信息和程序作用。例如，生命体中的各种激素、酶以及其他信息载体都有可能在进入人体后产生各种信息和程序效应，从而对人体的各种生理过程产生作用和影响。第二，环境生命体还可以通过发出各种程序启动因子，以不同的形式作用于人体，启动相应的程序，从而影响人体的各种生理活动。

总的说来，人体与环境生命体的相互作用和相互影响是从物质和信息两个方面表现出来的，至于其相互作用和相互影响的方式，一般来说，物质只能与物质发生直接的相互作用和相互影响，信息只能在信息层次发生直接的相互作用和相互影响，也就是说，人体的物质和信息只能分别直接作用于外界生命体的物质和信息；反之，外界生命体的物质和信息、也只能分别直接作用于人体的物质和信息。当然，并不是作用者的物质就完全不能对被作用者的信息发生作用，也不是作用者的信息完全不能对被作用者的物质发生作用，而是说这种作用的发生必须经过一个中间环节。人体的物质对环境

第十二章 人天一体与人我一体——人体与环境的关系

生命体的信息发生作用必须经过环境生命体的物质才能实现，人体的信息对环境生命体的物质发生作用又必须通过环境生命体的信息才能实现；反之，环境生命体的物质对人体信息发生作用又必须通过人体的物质才能实现，环境生命体的信息对人体的物质发生作用也必须通过人体的信息才能实现；而且，环境生命作的物质和信息还可以通过人作物质和信息与精神的联系对人体的精神产生间接的作用。不过，虽然人体与环境生命体的相互作用是物质直接作用于物质，信息直接作用于信息，然后再影响到人体和生命体的其他层次，但事实上两方面的作用又往往难以严格区分，而且许多时候是两种作用同时发生形成一种综合作用，产生一种综合效应。例如毒蛇对人体的伤害，它既表现了毒蛇牙齿对人体物质形体的伤害，同时毒蛇的信息毒素又往往在人体中产生信息和程序效应，而且这种信息毒素对人体信息程序过程的损害导致的后果更为严重。又如中医所使用的大量动植物药，一方面可以提供人体所需要的物质成分，对人体产生物质作用；另一方面它又含有许多信息素，一旦进入人体又会从信息方面对人体的各种生理、病理过程产生信息治疗作用。

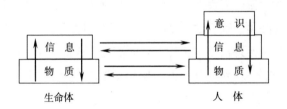

图12-2　人体与环境生命的相互作用示意图

第二节 人我一体

一、人我一体的三个层次

所谓"人我一体",是指作为个人的我与作为周围的人或人群的人之间具有一体不分的关系。一个人总是与他人存在着各种各样的联系,并依赖他人才能生存,同时一个人也会对其周围的人或人群产生或多或少的影响,彼此构成一个统一的人群共同体。

从现代的角度来看,人体与环境的关系不仅涉及与环境的非生命和生命的关系,而且还涉及与环境中其他人体的关系。因为任何个人都不可能离开他人而存在,都与他人存在着不可分割的联系。首先,任何个人都是依赖于他人而在这个世界上出生和生存的,一个人的诞生与成长至少离不开他(她)的父母;其次,任何个人都不可能仅仅依靠自己获得各种需要的满足,特别是基本需要的满足,健康的生活必然把他(她)与其他人联系在一起;第三,意识的本质特性决定了它的开放性,人体在思想感情上既需要别人的理解和接受,同时也需要从别人那里获得思想感情的慰藉与共鸣,而这种对思想感情交流的需要也必然使一个人与其他人联系在一起。总之,任何个人都必须依赖于他人才能出生在这个世界上,才能生活下去,才能获得各种生理需要和精神需要的满足。因此一个人必然与其他人联系在一起,必然与其他人发生相互作用,并由此构成他的社会关系的基础。

不同的人体之间的相互联系和相互作用是不一样的,但不管什么人,其相互联系和相互作用不外从物质、信息和意识三个方面表现出来。人体之间在物质方面的相互联系和相互作用是通过两种形式表现出来的,一种是人体物质形体的相互作用,如两人身体的直接接触和物质成分的交流等;另一种是人体物质场的相

第十二章 人天一体与人我一体——人体与环境的关系

互作用，每一个人都通过自己的物质场时刻作用于他人，同时一个人也时刻处于其他人物质场的作用之中。人体之间在信息方面的相互联系和相互作用主要发生于亲密的人之间，如父母与子女之间、夫妻之间等。父母与子女在信息上的联系主要表现在遗传信息上的联系。夫妻之间在信息上的相互作用和相互影响，一是通过性交和接吻把信息直接传入对方身体，从而在对方身体内产生信息作用，如男人的精子通过性交进入女人的身体，其遗传信息就可以在不同程度上影响女人；二是两人长期的亲密接触，也可以把各自的各种信息素传递给对方，从而在对方身体内产生信息效应影响对方。当然在其他一些接触较多的人之间也可因信息素的传递而相互影响，如长期在一起工作接触较密切的妇女，就会因信息素的释放而影响月经，使月经周期倾向一致。人体之间在意识上的相互作用和相互影响远比在物质和信息上的作用和影响要普遍，它不仅可以发生于各种不同的人之间，而且也可以发生于不同地点、不同时间的人之间。如人们思想感情的交流就不但可以在各种不同的人之间直接进行，而且也可以通过各种通信手段在不同的地点和不同的时间进行。人体之间意识的相互联系和相互作用是一种主动的接受过程，一个人的意识是否对其他人的意识发生联系和作用，主要取决于其他人是否接受他的意识并作出反应，如果其他人根本不接受他的意识，那他的意识就不可能对其他人产生作用。

人体之间相互联系和相互作用表现的三个方面同时也是人体之间相互联系和相互作用的三个层次。物质的联系和作用是人体之间最低层次的联系和作用；信息的联系和作用层次高于物质的联系和作用；意识的联系和作用是人体之间最高层次的联系和作用。当然，在这三个基本的联系层次中也还有更小的层次，如意识层次的联系就还有感情的联系和思想的联系之分。人体不同层次的联系和作用与人体的各个层次构成本身一样也有不同的特点，如物质层次的联系和作用有直观性、客观性、实在性、简单性等特点，而意识层次的联系和作用则有体验性、主观性、不实在性和复杂性等特点，信息层次的联系和作用又有介乎上述二者之间的特点。同时，与人体物质、信息和意识的相互关系一样，人体不同层次之间的联系和作用也存在基础与主导的关系，即物质的联系和作用是信息的联系和作用的基础，信息的联系和作用是意识的联系和作用的基础；反过来，意识的联系和作用对信息的联系和作用有主导作用，信息的联系和作用又对物质的联系和作用有主导作用。就像人体与环境非生命和生命的相互联系和相互作用的方式一样，人体与人体之间的物质、信息和精神三个层次也只有在相同的层次才能发生直接的相互联系和相互作用，不同的层次是不能发生直接的相互联系和相互作用的，不同层次的联系和作用是通过被作用对象内部不同层次之间的联系和作用间接实现的。一个人的物质只能直接作用于其他人的物质，而不能直接作用于其他人的信息和意识。他的物质对其他人信息和意识的作用是通过其他人自身物质对信息和意识的基础作用实现的。他的信息和意识对其他人的物质、信息和意识的作用，同样是信息作用于信息、意识作用于意识，然后再通过其他人自身物质、信息和精神的联系产生对这三方面的作用。

　　正因为人体之间的相互联系和相互作用不仅有层次之分，而且有直接和间接之分，所以并不是人体之间一发生联系和作用就同时从物质、信息和意识三个方面表现出来。实际上在人体之间，有的人只发生物质层次上的联系和作用，有的人主要发生信息上的联系和作用，有的人又主要发生意识方面的联系和作用。特别是意识的联系和作用，由于它需要更多的先决条件，所以它的产生相对来说不仅具有更多的选择性，而且也更为困难，尤其是要建立稳固的意

第十二章 人天一体与人我一体——人体与环境的关系

识联系就异常困难。其实人体之间物质的相互作用是不需要什么条件的，任何人体之间都可以发生；信息作用的产生则已经有了一些条件，不是任何人体之间都能够产生；意识作用的产生需要更多的条件，如在两人之间要建立一种真正的意识联系，除了要掌握同样的语言文字之外，还需要在思想感情上达到某种程度的一致，而这事实上已经包含了文化水平、思想感情、价值观念等许多较高的条件了。

一般来说，人体之间相互联系和相互作用的程度大小，不但要看他们在多少层次上发生了相互联系和相互作用，而且更要看在各个层次上的联系和作用所达到的程度。很显然，人体之间相互联系和相互作用程度最大的莫过于相爱的夫妻了。因为夫妻共同的生活，不但使他们在物质形体上有密切的接触，而且还有信息的交流和意识上爱情对他们思想感情的维系。这自然就决定了他们是联系最紧密和相互影响最大的人。父母与子女之间联系的程度也是非常大的。虽然他们很可能只有遗传方面的信息联系，但由于这种联系表现了人体之间生命的直接的多方面联系，而且这种联系的紧密性和广泛性是其他许多人体间的联系所无法相比的，因而也就决定了父母与子女之间必然存在明显的相互联系和相互作用。

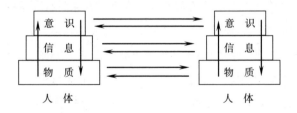

图 12-3 人体之间相互联系和相互作用示意图

二、影响人我一体关系的基本因素

虽然人都具有社会性，一个人在生活中都会受到他人和社会组织的影响，他也会对他人和社会组织产生影响，但人与人之间的联系和作用却又受到各种因素的影响，并由此反映出不同的人之间影响力的大小。具体来说，影响人与人之间关系的基本因素包括以下几个：

第一，社会关系的紧密与疏远。在这里，社会关系涉及许多方面，包括家庭关系、朋友关系、同事关系、同乡关系、同学关系、教友关系、组织关系等。一般来说，相互之间关系越紧密，彼此的影响就越大，反之，相互之间关系越疏远，彼此的影响就越小。夫妻之间关系最紧密，所以彼此的影响最大，而普通同学、同乡之间则可能没有多大影响。

第二，思想文化与价值观。人与人之间要建立起联系，产生影响，其中一个重要因素就是思想文化和价值观。一般来说，具有相同的思想文化和价值观的人之间更能够建立起紧密的联系，走到一起，并对对方产生较大的影响，而缺乏共同的思想文化基础，没有共同的价值观的人们，则较难走到一起，也不太可能建立起紧密的关系。

第三，社会组织及其活动方式。人都是在某种社会组织中生活，不管是家庭组织，还是社会职业组织，都会对人与人的关系产生巨大的影响。如家庭组织模式和生活方式就会对家庭成员间的关系产生影响，传统大家庭更能够增加家庭成员间的亲近感，核心家庭则会使兄弟姊妹成年后关系更为疏远。专断型社会组织成员之间较少平等合作意识，而民主型社会组织成员之间则更能产生平等合作意识。

第四，生活需要与现实利益。一个人越是在生活需要上依赖某个人，那这个人对他的影响就越大，反之就较小。一个人与另外的

第十二章 人天一体与人我一体——人体与环境的关系

人在现实利益上联系越紧密,那他们之间的影响就越大,反之影响就较小。

第十三章 人体的健康、疾病、衰老、死亡与健康生活

要把握人体养生的原理与方法，除了认识人体的构成外，还必须明确健康、疾病、衰老、死亡等与养生有重要关系的几个基本概念，明确人体什么样的状态才是健康的，什么样的状态是不健康的，疾病与健康的关系是什么，人体为什么会发生衰老，衰老的机制和表现是什么，疾病和衰老是如何影响人体的健康的。事实上，对养生学来说，弄清楚健康、疾病、衰老、死亡等这样一些基本的概念和原理是非常重要的，只有弄清楚了这些基本概念，并明确了其中的机制，也才能真正认识和把握养生的实质问题，并找到科学有效的养生原理和方法。同时，还必须明确养生所追求的健康生活究竟是什么，健康生活所包含的基本要素有哪些，这也是养生学需要首先加以说明的。本章就先来讨论有关养生的这几个基本概念，并在此基础上说明健康生活的内涵和要素，以便我们后面对养生原理和方法问题的讨论。

第一节 人体的健康与疾病

一、人体健康与疾病的概念

什么是健康？什么是疾病？这一看似简单实际上是非常复杂的问题，人们对其认识存在着许多的争论。虽然医学早就致力于解决人体健康与疾病的问题，但它对健康与疾病的本质却并非那么清楚，或许这一问题本身就超出了医学的范围。事实上对健康与疾病的许

第十三章 人体的健康、疾病、衰老、死亡与健康生活

多争论正是因局限于医学的具体范围中,自然要获得满意的结论是不太可能的。如对健康,有人就把它简单定义为"一个机体或有机体的部分处于安宁的状态,它的特征是机体有正常的功能,以及没有疾病。"[1]与之相对,疾病则被定义为"不健康"。显然,这种定义过于简单,实际意义不大。因此又有人对健康给予了新的定义,认为健康是机体功能的统计学正常状态,即至少是以典型的效率实现所有典型的生理功能的能力。还有人做出了更为具体的界定:生命活动的某一阶段,机体任何一个层次的结构与功能、生理与心理、机体(包括心理)与环境特别是社会环境都各自保持着稳定和有序的一种统一状态,并保持在相对的正常范围之内,则谓之健康。还有人将健康区分为生理的和心理的,认为生理健康是能精力旺盛地、敏捷地、不感觉过分疲劳地从事日常活动,保持乐观、蓬勃向上及具有应激能力;而心理健康则表现为情绪、心态和思维能力的正常及完好的社会适应能力。一些人还认为应该将健康与健康行为两个概念区别开,健康是指循环、呼吸、系统、机体各器官、关节活动和肌力都达到最低正常水平,这样就有助于减少退行性疾病发生的危险性;而健康行为则要求健康达到一定水平,并与敏捷性、速度、肌肉和耐受力及收缩力有关,这就能使机体更好地从事职业与娱乐方面的生理活动。对健康最具权威的定义还是世界卫生组织的定义:健康不仅是没有疾病和病症,而且是一种个体在身体上、精神上、社会上完全安宁的状态,而不是没有躯体疾病和虚弱状态。从这个定义可以看出,人的健康包含三层含义:一是身体健康或生理健康,即没有身体或生理的疾病;二是精神健康,即没有精神心理的异常,或精神心理保持一种与身体或社会协调的良好状况;三是有良好的社会适应能力,有和睦的人际关系。

---

[1] F.D.沃林斯基.健康社会学[M].孙牧虹,等,译.北京:社会科学文献出版社,1999:116.

对于疾病的争论也同样如此。如果说人们对各种健康的定义并不完全满意的话,那么对疾病的认识就显得更加不成熟。目前对疾病的定义不下几十种,但没有一种能概括疾病的本质而得到人们的公认。如有人提出,疾病是机体伴有疼痛或不适感的状态,英文"Disease"(疾病)一词原意就是"不舒服",但是有些疾病却并没有疼痛和不适感,而有些有疼痛和不适感的又不是疾病,如分娩和疲劳,所以此定义显然没有对疾病给予正确的概括。又如有些学者根据不同的研究领域提出了不同的疾病概念。如细胞病理学者认为疾病的本质在于细胞病变;内环境紊乱学说则认为疾病就是内环境自稳态受到破坏;应激学说又认为机体受强烈刺激时出现的神经内分泌反应如持续过久或反应过强就发生疾病;分子病理学又把任何疾病、任何病变都看作是分子水平的异常导致的等。很明显,这些认识又都只从一个方面或一个层次来解释疾病,也无法把握它的本质。更多的人把疾病看作是机体代谢、结构、功能三者之间相互平衡协调统一的关系遭到破坏的结果。可以看出这种观点又只注重了人体疾病在生命层次上的表现,而缺乏对它的全面把握。还有的学者把疾病与环境因素结合起来,认为疾病是机体在异常条件下的生命过程或者说是机体与周围环境协调障碍。这种观点诚然看到了疾病与环境有密切的关系,但机体与环境的失调往往只是人体疾病的表现而非疾病本身,况且许多疾病也并非一定要与环境联系起来,所以它也难以说明疾病的本质。

在对人体健康与疾病的认识上,中医学和养生学则独具特色,且更接近对健康和疾病本质的认识。按照中医学和养生学的观点,人体是一个形气神或命与性的矛盾统一体,也是五脏六腑由经络系统联系起来的统一体,所以人体的健康就是人体形气神或命与性协调统一关系的维持,也是五脏六腑在功能活动上的正常协调状态的结果;而疾病则是人体形气神或命与性协调统一关系的破坏,也是

第十三章 人体的健康、疾病、衰老、死亡与健康生活

五脏六腑协调一致关系的破坏。从阴阳学说来看,人体的健康的状态就是阴阳协调平衡的状态,所谓"阴平阳秘,精、神乃治"体现的就是一种健康的状态;而疾病状态则是阴阳失调失衡的状态,所谓"阴阳离决,精气乃绝"[1]体现的是一种疾病的状态。虽然中医学和养生学的认识看起来未免失之笼统,但它恰恰更科学地反映了人体健康与疾病的本质和规律,反映了人体健康与疾病的本质的内在联系,而且其在认识论和方法论上对现代科学也不无启发意义(图13-1)。

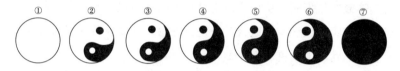

①死亡:纯阳无阴 ②③疾病:阳盛阴衰 ④健康:阴阳动态平衡协调
⑤⑥疾病:阴盛阳衰 ⑦死亡:纯阴无阳

图 13-1 健康,疾病及死亡的阴阳关系示意图

从现代的角度来看,到底怎样才能获得对人体健康与疾病本质的完整认识呢?似乎我们还应该回到它的最初出发点。既然是认识人体的健康与疾病,那么首先应该从人体自身、从人体的本质出发来认识人体的健康和疾病,这无疑应该是一个基本的前提,因为我们是研究人体的健康和疾病,显然这种研究应该建立在对人体、对人体的本质的认识和研究基础之上。上述许多对人体健康与疾病的定义恰恰忽略了这一点,它们根本上缺乏对人体本质的科学分析,只是站在人体的生物学立场上分析健康与疾病的本质,这显然不可能获得对人体健康与疾病的真正把握。诚然,认识人体的健康与疾病确实离不开对其生物学方面的考察,因为它也是人体健康与疾病的一个方面,但问题在于我们不能把人体的生物性表现作为人体健

---

[1] 素问:生气通天论篇 [M]// 缩印浙江书局汇刻本.二十二子.上海:上海古籍出版社,1986:879.

康与疾病的全部表现，更不能把它作为人体健康与疾病唯一的本质表现。毕竟人体与生物体是有区别的，人体的健康与疾病和生物体的健康与疾病更是有本质的区别。同时，对人体的健康残疾病也不应孤立地进行考察，因为健康与疾病本身是一个相对的概念，虽然我们不能把健康与疾病简单地看作是一块硬币的正反两面，但作为人体状态的两种不同表现，它们确实有着不可分割的内在联系，因此应该把它们联系起来加以考察。事实上假如我们仅仅从健康或疾病的某一方面孤立地进行考察，很可能什么也说不清楚。上述各种对人体健康与疾病的认识或许正是犯了这种错误，至于有人甚至提出要把健康与疾病严格区分开来进行考察，这样能否获得对健康与疾病的正确认识就更值得怀疑。

　　对人体健康与疾病本身含义的考察不难发现，人体的健康实际上意味着人体正常生存状态的维持；相反，人体的疾病则意味着人体正常组织状态的破坏，这种组织性的破坏不仅会导致人体的痛苦和功能活动能力的降低，甚至会威胁到人体的生命使其趋向死亡。很显然，人体作为物质、信息和意识或生命与意识统一的存在形式，它的生存也就是物质、信息和意识或生命与意识统一关系的维持，而人体的死亡则是物质、信息和意识或生命与意识统一关系的破裂解体。要维持人体物质、信息和意识或生命与意识的统一关系，关键在于它们之间的协调和一致。因为物质、信息和意识或生命与意识是几种完全不同的东西，要使它们统一起来形成一个有机的整体首先就需要处理好它们之间的关系，如果它们之间没有一种协调的关系，显然是无法使它们真正统一起来的，即使统一起来也会重新破裂。由此可见，人体健康既然意味着人体正常生存状态的维持，在实质上是人体物质、信息和意识或生命与意识之间关系的协调一致；而人体疾病既然意味着人体正常组织状态的破坏，其在实质上则是人体物质、信息和意识或生命与意识协调一致关系的破坏。自

第十三章 人体的健康、疾病、衰老、死亡与健康生活

然,人体的健康与疾病不仅仅是物质、信息和意识或生命与意识的关系问题,事实上人体物质、信息和意识或生命与意识之间关系的协调与不协调本身就取决于它们各自在结构与功能上的健全与否。一般来说,如果它们各自在结构与功能上是健全的,那么它们的关系肯定是协调的;相反,如果它们各自在结构与功能上不健全或出现了异常变化,那么它们的关系必然会出现不协调。因此,人体的健康作为一种人体物质、信息和意识或生命与意识协调关系的表现,它毫无疑问也反映出人体物质、信息和意识或生命与意识在结构与功能上的健全;而人体疾病作为它们关系失调的表现,也必然反映出它们结构与功能的不健全或异常变化。尽管人体的健康与疾病可以直接表现为人体物质、信息和意识在结构与功能上的健全与不健全,但我们似乎更应该注意它们之间关系的协调与不协调。因为物质、信息与意识或生命与意识在结构与功能上的健全与否并不能完全反映人体的健康与疾病,特别是它们结构与功能的局部表现更难以说明人体健康与疾病的状况,有时甚至会使人做出错误的判断,因此对于人体健康与疾病的把握,我们不仅要看其物质、信息与意识或生命与意识在结构与功能上是否健全,同时更应该注意这它们之间关系是否协调。

二、人体健康的基本表现

从养生学的角度,我们最应该明确的是到底人体怎样才能算是健康的?健康的基本表现是什么?只有明确了这一点,我们才能知道养生到底应该追求什么,达到什么样的目标。那么健康的人体究竟应该是什么样子呢?或者说什么样的人是健康人?很显然,我们可以把人体健康的表现分解成各个方面,然后再对各个方面加以说明和界定,比如物质方面的表现、信息方面的表现、意识方面的表现,或者生理的表现和心理的表现等。过去我们并不是不了解人体

健康的表现,其实对人体生理的健康也就是物质和信息的健康了解还是比较充分的,但对人体精神的健康了解确实很少,这也影响了对整个人体健康的把握。导致这种状况的原因除了我们长期把人体等同于生物体外,也与意识表现的非客观性有关。因为面对主观的精神意识我们确实难以判断它对人体是好还是坏,是正常还是异常,加之我们对意识在人体中的作用了解很少,就更难做出明确的判断。当然这中间最重要的还是涉及一个标准问题。学者们为健康确定出了十条标准,即:①精力充沛,能从容不迫地应付日常生活和工作的压力而不感到过分紧张;②处事乐观,态度积极,乐于承担责任,事无巨细不挑剔;③善于休息,睡眠良好;④应变能力强,能适应环境的各种变化;⑤能够抵挡一般性感冒和传染病;⑥体重得当,身体匀称,站立时头、肩、臂位置协调;⑦眼睛明亮,反应敏锐,眼睑不发炎;⑧牙齿清洁,无空洞,无痛感,齿龈颜色正常,不出血;⑨头发有光泽,无头屑;⑩肌肉、皮肤富有弹性,走路轻松。[1]还有学者从躯体和社会心理两个方面来全面确定健康的标准。其中,躯体健康的标准包括:①精力充沛,睡眠良好,能从容担负日常工作;②身体适应外界环境变化能力强;③能抵抗感冒和普通传染病;④体重适当,身体匀称,头、肩、四肢功能协调;⑤眼睛明亮,反应敏锐,眼睑不发炎;⑥无龋齿,无牙痛,牙龈颜色正常,无出血;⑦头发有光泽,无头屑;⑧肌肉丰满,皮肤富有弹性,脏器结构功能正常。社会心理健康的标准:①生活目标明确,态度积极,理想切合实际;②人格完整,情绪稳定,客观感受真实;③正确评价自己的优缺点和能力;④对所处环境有充分的安全感和良好的人际关系;⑤有较强的自我情绪控制能力;⑥在不违背集体意志的前提下,最大限度地发挥个性;⑦恰当满足个人符合社会道德规范的欲望要

---

[1] 周继明. 养生学新编[M]. 上海: 东华大学出版社, 2006: 335.

第十三章 人体的健康、疾病、衰老、死亡与健康生活

求；⑧对弱者充满同情心，对不良现象表示愤慨。[1]这些标准，各方面的内容都概括到了，但统一的理论根据还是不足，还需要进一步的系统完善。

其实，对于人体生理健康也就是物质、信息健康的表现，人们似乎很容易确定出它们的标准，因为它们都是比较客观的，只要借助于对正常人体在生理方面各种表现的统计学处理，就可以得到健康人体的各种具体的生理指标的具体数据及其波动范围。根据对正常健康人体各种生理表现的观察及其统计处理，我们就可以得出健康人体的体温、血压、脉搏、呼吸、血常规、生物电、离子浓度等一系列正常的生理数据。这些数据反过来也就成为判断一个人生理上是否健康的标准。我们可以找到许多判断人体生理是否健康的数据，但在实际中我们并不是把这些生理指标都用上才能判断人体是否健康，一般情况下只需检查少数主要的生理表现就可判断，只是在某一些特殊情况下（如怀疑疾病或某种特殊需要）才进行特殊的检查，以判断人体生理上是否健康。如一个人自觉和他觉都很好，那我们只需从体温、血压、脉搏、呼吸大体上就可以判断一个人的健康状况，但如果我们怀疑其患有肺结核，除非我们通过X线检查、验痰等一系列检查加以排除，否则就不能视其为健康。

然而判断一个人意识或精神是否健康则不是这样简单，因为它找不到像生理那样的客观标准，只能通过具体的分析才能判别。从现代的标准来看，我认为，作为健康的意识表现，不仅应符合意识自身的本性，而且更应有利于物质、信息和意识或生命与意识协调统一关系的维系。由此看来，健康的意识首先应该是自由的精神意识，它不应受某种内在的和外在的力量限制。从人体自身来看，意识的健康意味着能按自己的意志自由思考、自由表达，由自由到自然，没有思想和感情的压抑。从外在方面来看，思想和言论自由的

---

[1] 马建辉，闻德亮. 医学导论[M]. 北京：人民卫生出版社，2013：130-131.

环境则是精神意识健康的一个基本的先决条件。同时，要使精神意识自由还必须使精神超越人体自身。因为不能超越自我的精神意识必然是受着自身限制和束缚的精神意识，由于自我的限制和束缚，精神意识就不可能达到自由。要超越自我必须克服自身的功利性需要，使思想和感情超出并摆脱自身的功利，达到一种"忘我"的境界。只有真正忘记了自我，超越了自我，精神意识也才可以不受任何限制达到完全的自由。当然，人不可能完全离开各种现实需要，所以绝对的超越自我和忘我是不可能的，只能是在一定程度上的超越和忘我。事实上一般的超越也表现为由对自身的关注转向对外在事物的关注，这又与确立人的理想和信念有关。人体精神意识健康不仅需要精神意识的自由，而且还需要精神意识的相对宁静。按照养生学的观点，意识属阳，无形，主动；形体属阴，有形，主静。人体要维持物质形体与精神意识的统一，不仅要使物质形体运动产生一种接近精神意识的倾向，而且更要使精神意识安宁与形体相和合，这样才能使物质与意识维持它们的统一关系，使人体保持健康。其实从现代的角度也不难理解，既然意识作为一种主观无形的存在，要使它能真正存在于人体，不仅需要它自身有相对的稳定性，而且更需要它向信息和物质靠近，因为物质与信息更多的是遵循客观必然性的运动规律，它们没有多少自主性，不可能主动地与意识协调，只有意识能主动地改变自己，并与物质和信息达到协调。物质与信息作为相对有形的东西，在性质上必然是倾向于相对静止的，因此意识要接近它们，自然也得倾向于宁静。同时宁静也能使精神意识自身摆脱它的飘浮状态，体验到自身的真正存在，使自己立稳脚跟，从而健康地存在和发展。然而，一味地追求宁静反而不能达到宁静，只有借助于对自身的超越和崇高理想的确立才能达到真正的宁静，所以健康的人不仅在精神上能超越自我，而且还有崇高的理想。理想是一个人精神意识的支撑点，是人的精神意识的支柱，只有在理

第十三章 人体的健康、疾病、衰老、死亡与健康生活

想中,在对理想的追求中,才能使一个人找到生活的真正意义和价值,找到精神的寄托和归宿,也才能使人的精神趋于稳定,不致产生迷惑、浮躁而达到宁静。总之,精神意识只有在自由和宁静的情况下,才能既使自己得到正常发展又使它与信息和物质达到协调,因此,自由而宁静的精神状态才是人体精神真正的健康状态,而且其他各种精神健康的表现都不可能超出这个范围。

第二节 人体的衰老与死亡

一、养生学的衰老观

世界上的人最终的命运上都是相同的,这就是会逐渐衰老,并最终走向死亡。虽然人体的死亡可能存在各种各样的原因,比如疾病、意外伤害等,但就最基本的一个原因来说,是人体各部分结构与功能的衰老和退化。按照养生学的认识,人体衰老的基本原因,则主要是以下三个方面:

(一)精气神耗竭

根据养生学的认识,人是形气神的统一体,人的生存最根本的就是要维系形气神的统一关系,这其中最重要的又是精气神三宝的健全。因为只有精充、气足、神旺,精气神在人体中的作用才能够得到正常发挥,人才能维持其正常的生命活动,形气神也才能维持其和谐的统一关系,人也才能生存下去。但是人的精气神要永远维持其健旺状态是不可能的,这是因为人在其生存活动中必然要不断地消耗精气神,而精气神的来源则是有限的,尤其是先天精气神对人来说更不可能无限制地提供,所以人最终必然要出现精气神耗竭的状态。事实上,精气神的耗竭也正是人体衰老发生的根本原因,人的衰老过程也就是精气神的逐渐消耗过程,当精气神消耗到一定程度处于耗竭状态而不能维持人的生存时,人也就死亡。

在这里，道家尤其强调先天精气神的耗竭对人的衰老和死亡的决定性影响。虽然道家一直都把人看成是形气神的统一，强调维持人的健康长寿要以"爱气尊神重精"为原则，但在北宋内丹兴起之前，道家多是一般地指出调养精气神在修道中的重要意义及其调养的各种具体方法，并未对精气神本身做出明确的划分。内丹学产生以后，精气神则被进一步区分为先天精气神和后天精气神，而且认为维持人生命的根本因素是先天精气神，即元精元气元神。因为先天精气神来自先天，其来源是一定的、有限的，所以其所能维持的人的生命时期也是一定的、有限的。对普通的人而言，先天精气神总有一个时候会被耗竭，且先天精气神被完全耗竭之时，也就是人的死亡之时。很显然，如果单位时间里对先天精气神的消耗越快，越多，其能维持生命的时间就越短；反之，单位时间里先天精气神消耗越慢，越少，其维持生命的时间就越长。人要进行现实生命活动又必然要消耗先天精气神，这是生命活动一个无法克服的矛盾。这也是养生强调虚静的一个内在根据。

（二）脏腑虚衰

人体衰老死亡的另一个原因是脏腑虚衰。在古人看来，虽然导致人体衰老死亡的根本原因是精气神耗竭，但精气神在人体中的产生存在和作用发挥又有赖于脏腑的功能活动，精气神之所以会被耗竭或过快地被耗竭，一个重要原因就是脏腑功能出现了虚衰。脏腑是人体进行各种功能活动的系统，而人体精气神的化生和补充则有赖脏腑功能的健全。脏腑虚衰，就使得人体精气神难以得到充足的化生和及时的补充，这反过来又使人体包括脏腑经络在内的各个部分走向衰弱。随着人体生命进行，精气神逐渐消耗，脏腑功能活动能力呈不断减弱趋势，越往后脏腑功能活动能力就越弱，也更容易发生障碍，并因此导致整个人体的功能活动能力降低，脏腑间功能活动的协调能力也不断降低，从而导致人体不断走向衰老状态，并

第十三章 人体的健康、疾病、衰老、死亡与健康生活

最终因无法维持正常的结构和功能而走向死亡。

（三）经络阻滞

人体之所以会衰老死亡，还有一个重要原因就是经络的阻滞。经络是人体的特殊信息通道，人体各种功能活动都有赖于各种信息的交流，正常功能活动的开展首先需要对内外环境的各种情况加以感受，通过相应环境信息的作用，促使功能活动的启动，并通过功能活动的进行使人体面临的各种问题得到解决。同时，经络的畅通还有助于各种功能系统间的信息交流，使它们之间形成良好的协调与配合，以保障整个人体功能活动能力的完善。然而随着人体的结构与功能的退化，信息通道的品质会不断下降，信息传递能力会不断降低，信息传递遇到的阻碍会越来越多，经络要维持其畅通会越来越困难。经络阻滞，信息传递能力下降，必然导致人体各种功能活动的正常进行及各种功能活动的协调越来越困难，从而反过来导致整个人体的衰老，并最终走向死亡。

二、衰老的现代探讨

（一）衰老的基本表现

衰老是生命和人体的一个共同特征。根据现代衰老学的研究，所有生命有机体都存在衰老现象，而且都具有如下一些共同特点：①普遍性：一切细胞生物都会发生衰老，即使单细胞生物亦不例外，只不过单细胞生物发生衰老的结果不像一般生物那样发生死亡，而是通过细胞分裂产生新细胞；②全身性或整体性：任何生物的衰老都是整体性的衰老，也就是组成生物个体的各个细胞、组织、器官都要发生衰老；③内在性：衰老过程存在着内在的必然性，它是生物体内自发的必然过程；④进行性：衰老总是随时间的推移而逐渐发生的一种逐步深化的过程；⑤有害性：任何衰老过程都会使机体结构与功能逐渐衰退，从而导致疾病和死亡；

⑥个体差异性：生物衰老的差异不只存在于种族之间，在同一种族内的不同个体之间也存在差异；⑦可干扰性：衰老虽然是内在自发的必然过程，但许多因素都可以改变衰老的进程（加速或延缓）；⑧不可逆性：任何生物的衰老都是一种随时间而发生的不可逆过程。

（二）衰老的机制

从上述衰老的特点可以看出，衰老总是与生命联系在一起的，只要我们发现生命，就毫无例外地会发现生命的衰老和衰老的必然结果——生命的死亡。所以从根本上说，衰老的过程实际上也就是机体生命走向死亡的过程。

机体为什么会发生衰老呢？对此，人们提出了许多假说，试图给以科学的阐明。目前有关衰老的学说主要有遗传钟学说、自由基学说、交联键学说、废产物学说、免疫学说、脑衰老中心学说、体细胞突变学说、蛋白质合成率差错灾变学说等。这些学说虽然能说明衰老某些方面的问题，但是它们都无法全面地概括衰老的本质，因此也无法得到人们的普遍承认。这中间的一个重要原因就是他们缺乏对生命本质的真正把握，没有看到生命与衰老的本质联系。然而要真正揭示衰老的机制又不得不从生命本质的分析入手。

生命是以物质为基础、以信息为主导的存在形式，它包含着物质和信息两个方面。物质与信息对于生命都是不可缺少的，但是在衰老的机制中究竟又是谁起着更为重要的决定作用呢？

生命作为一种物质与信息的统一体，无疑需要不断的物质和信息供给才能维持其生存。机体所需要的物质主要是通过它与外界环境的物质交换也就是物质代谢获得的，而这个途径最重要的又是摄食和呼吸。从理论上说，人们完全可以提供足够的物质以维持机体生命活动的需要，因此设想，如果物质对于机体生命的衰老起着核

第十三章 人体的健康、疾病、衰老、死亡与健康生活

心的决定作用,那么在我们满足了机体生命活动所需要的一切物质之后,就不应再发生衰老现象。但实际情况并非如此。尽管机体能得到它生命活动所需要的各种营养物质,但这也并不能阻止机体的衰老死亡。美国著名衰老学家海弗利克曾做过这样的试验,他将人体成纤维细胞放在良好的物质环境条件(这种条件当然能够完全满足生命对各种物质的需要)下加以培养来观察它们的生长繁殖,结果所有的正常细胞都在分裂繁殖大约50代后死去。由此说明,物质与机体的衰老过程并没有本质的联系。

既然物质不能与生命有机体的衰老构成本质的必然联系,那么信息又能否与机体的衰老构成本质的必然联系呢?根据我们的考察和研究,在机体衰老中起着核心的决定作用的正是信息。

实际上这一点我们从生命的本质中很容易看出来.因为生命是以物质为基础、以信息为主导的存在形式,而衰老作为生命的基本特征之一,显然它与生命本质应该是一致的,即在其机制上也应是以物质为基础、以信息为主导的。通过以下两点可以对这个问题有更深的理解:

第一,生命是以信息为主导的,信息和程序过程(对人体来说,这个过程包括了由遗传信息决定的遗传程序过程,由体液信息决定的体液程序过程,及由神经信息决定的神经程序过程)是生命的核心主导过程,而物质过程只不过构成生命的基础,所以信息程序过程在生命过程中起着更为本质、更为重要的主导性作用。有了信息就可以产生各种支配机体进行各种功能活动的程序过程,当然也包括获得和利用物质和能量的功能活动,这样也就可以维持机体的生命。而物质由于不能支配信息和程序过程,再加之生命的信息来源受到各种条件的限制,所以即使有了物质,生命亦难以实现,难以维持。

第二,如果说生命有机体从物质角度看,可以从环境不断获得

所需要的物质使它永远生存下去的话,那么从信息角度看,生命有机体就不能做到这一点。机体的信息特别是维持生命基本过程的遗传信息和体液信息,由于它自身获得的一定性和唯一性及在生命活动过程中的耗散性,就必然导致生命体的衰老和死亡。事实上遗传信息的耗散不仅与机体的衰老是一致的,而且也正是这种耗散导致了机体的衰老。

我们知道,生命有机体作为一种以信息为主导的存在形式,它的遗传信息只能来源于先天遗传,而且只能一次性获得。亲代通过遗传把子代个体所需要的遗传信息以基因(DNA)的方式传给子代个体,子代个体再通过 DNA 的复制(基因复制)、转录和翻译合成蛋白质,蛋白质再通过它的性状和功能把遗传信息表达出来并加以利用。事实上,子代个体是通过特定的遗传信息过程建立起传递各种亲代性状的遗传程序,并通过这些遗传程序过程的功能作用来完成生命的延续和维持。由遗传得到的信息和程序机制是维持个体生命最基本的条件,个体整个一生的生命就依靠遗传的这些信息和程序来维持。从理论上说,似乎机体所需要的维持生命的遗传信息和程序可以从遗传信息的不断复制、转录和翻译过程中无限制地任意获得,但实际上是办不到的。这是由于存在着遗传信息的耗散,而这种耗散又会导致维持生命的基本信息来源的逐渐枯竭,以致使机体因得不到足够的信息去维持遗传程序机制的健全,而使个体功能活动能力降低从而趋向老化死亡。可见衰老与遗传信息的耗散和程序机制的衰退有着本质的必然联系,事实上也正是遗传信息的耗散引起了衰老。

为什么遗传信息会发生耗散呢?

首先,机体的遗传程序所依赖的遗传信息是一次性获得的,个体本身是不能重新生成的。机体的遗传信息由遗传获得,存在于生命大分子的核酸蛋白质中,而且个体生命在卵子与精子结合这个生

第十三章 人体的健康、疾病、衰老、死亡与健康生活

命的开始，它所需要的一切遗传信息就已被决定，这种决定不仅包括它的质，而且也包括它的量。个体的一生就依赖这些遗传信息来完成各种性状的遗传，并维持其基本的生命活动。作为遗传信息物质基础的核酸与蛋白质，就其建筑材料也就是物质来说完全可以由环境提供，但是作为建造核酸与蛋白质的蓝图也就是信息则只能由遗传提供。正由于这样，所以不能设想在生命过程中再通过交换信息而获得新的遗传信息。也正由于如此，就使得个体的遗传信息系统成了一个完全孤立的封闭系统。根据热力学第二定律，任何封闭系统都将自发地向着熵增加的方向发展，直至达到系统最大熵时的平衡态。信息作为负熵，无疑熵的增加将导致信息的减少。所以，即使不考虑其他因素，机体的遗传信息的质和量也会因其系统自发的熵增加过程而逐渐减少，出现遗传信息的逐渐耗散和衰竭。

其次，生命的遗传信息系统虽然是封闭的，但这并不意味着它不受系统外因素的影响。这是由于遗传信息必须以核酸和蛋白质实体这种物质形式为其存在的基础，系统外的因素可以从物质基础的角度来影响遗传信息的存在和传递，从而导致遗传信息的损失。实际上机体遗传信息系统外的各种物理、化学因素都时刻从物质基础的角度对遗传信息和遗传程序结构发生着影响，遗传信息和遗传程序在这些因素作用下随时都可能出现存在和传递的障碍，导致遗传信息和遗传程序的损失和结构的破坏。

第三，遗传信息系统内部各子系统之间的相互影响也会导致遗传信息的耗散。遗传信息的贮存与传递都需要严格的条件，而这些条件有许多又决定于遗传本身。按人们想象，机体所需要的维持生命的信息完全决定于DNA，似乎与RNA和蛋白质的关系不大，只要需要某种信息，就让DNA复制，然后再转录、翻译就行了，要是转录和翻译出现了错误，就重新复制、转录和翻译。其实，事情

并非那样简单。真正要获得遗传信息并使之得到利用,不仅有赖于DNA的复制,也有赖于RNA的转录和蛋白质的合成翻译,如果这些环节中的任何一个地方出现了问题,都会导致遗传信息的实际丧失和遗传程序结构的破坏。

总之,机体遗传信息的耗散丧失可以发生在遗传信息的贮存、传递和利用的各个环节,而且各个环节的信息耗散具有累积性。同时这种耗散还随着年龄累积增加,从受精卵开始直到个体死亡,在这整个过程中个体的遗传信息是逐步减少的。如果把受精卵开始时个体遗传信息的量(基因的数量和质量)看作是1(即100%),那么随着时间的推移,信息的质和量会逐渐递减,当达到维持个体生命存在的最低限值(不同个体的值可能不同)后,个体生命就会发生死亡。从不同的年龄来看,个体遗传信息的丧失也体现出与时间的相关性。在个体生命的早期,由于正常的基因和正常酶等可以保证遗传信息能顺利地由DNA传递到蛋白质,所以遗传信息还不至于明显地丧失。但是到了个体生命的后期,一方面由于贮存信息的基因本身就发生了一些变异(自发的或其他因素引起的),同时酶合成错误和变性又不断增加,遗传过程的控制能力不断降低,使得遗传信息的复制、转录和翻译过程的质量大大降低,这就阻碍了遗传信息的最终实现和利用,从而导致遗传信息的实际丧失。很明显,年龄愈大,上述过程的障碍愈大,遗传信息的丧失也就愈多,最终将使机体对遗传信息的利用出现枯竭,以致机体因缺乏必需的遗传信息而导致衰老和死亡。

上述对衰老机制的分析已使我们清楚地看出,衰老过程与机体的生命过程本身有着密切的联系。衰老过程即遗传信息的耗散丧失过程,它发生于遗传信息的复制和表达的整个过程之中,而这个过程本身也正是机体获得和利用遗传信息以进行生命活动的过程,机体要维持其生存就必须不断获得和利用遗传信息。因此,遗传信息

第十三章　人体的健康、疾病、衰老、死亡与健康生活

的耗散在整个生命过程中不可避免，如果这种信息耗散停止，生命也就终止。但是，这种生命过程的信息耗散又会导致遗传信息的丧失，这又必然引起机体的衰老，所以衰老过程就成为伴随生命而发生的必然过程。由此看出，生命过程本身就是不断地利用遗传信息使机体获得生命活力同时又使它走向衰老死亡的矛盾过程。没有生命，没有遗传信息的复制和表达，没有遗传程序过程，也就没有遗传信息的耗散丧失，当然也就没有衰老和死亡。同样，没有衰老和死亡，生命也是不可想象的。正如恩格斯所指出的："今天，不把死亡看作是生命的重要因素，不了解生命的否定实质上包含在生命自身中的生理学，已经不被认为是科学的了，因此，生命总是和它的必然结果，即始终作为种子存在于生命中的死亡联系起来考虑的。……生就意味着死。"[1] 生命作为一种遗传信息的耗散过程，它需要不断地进行遗传信息的复制、转录和翻译，以供生存所用，但这个过程又必然导致遗传信息的耗散和丧失，而遗传信息丧失一点就会少一点，生命的活力就会下降一点，生命也就衰老一点，也就向死亡迈进了一步。当生命的遗传信息由于丧失而减少到不能为机体提供必需的遗传信息和维持必需的遗传程序功能时，死亡也就到来。由于遗传信息的耗散过程本身既是生命过程，同时又是使遗传信息耗散丧失而导致衰老死亡的过程，所以生就意味着死，生是衰老死亡的根本原因，死是它的必然结果。这就是生命的辩证法。这也正是养生学强调后天因素在维持生命中的消极性的依据所在。

三、人体的死亡

（一）人体死亡的概念

根据养生学的认识，人体在本质上是形气神或命与性的统一体，

---

[1] 恩格斯. 自然辩证法 [M]. 北京：人民出版社，1974：271.

很显然，人体的死亡就是这种形气神统一状态或命与性的统一状态的彻底解体，即人体形、气、神的分离或命与性的分离。这正如《内经》所指出的："百岁，五藏皆虚，神气皆去，形骸独居而终矣。"[1]其结果就是肉体生命活力消失而死亡，各种组织器官腐烂消散，功能活动能力丧失，精神意识和感觉能力消失，作为具有现实活力的人体不再能存在而消失。

从现代科学的观点来看，人体的死亡是每个人体都必然走向的归宿。但什么是人体的死亡、人体死亡的实质是什么，人们却并不那么清楚。事实上，人体作为物质、信息和意识的统一体，人体的死亡在实质上也就是人体物质、信息和意识或生命与意识统一关系的解体，因为死亡意味着现实的人体的消亡，意味着作为物质、信息和意识或生命与意识统一的人体的不复存在。

如何判断一个人的死亡，古今的标准是不同的。对原始人来说，往往把死亡同心脏联系起来，他们知道打猎时刺穿动物的心脏，死亡就到来，他们的墓地旁边则放着朱红色的东西，以象征生命可以借以复活的血液。之后，人们把心脏和呼吸的停止作为人体死亡的标志。但随着医学科学技术的发展，人们已经找到一些方法（如使用呼吸器和心脏起搏器）可以不通过大脑使心或肺免于衰竭。这自然就提出了新的问题，假如一患者因头部受伤被送进医院，急诊医务人员首先使用医疗器械使此人心肺重新工作并稳定这两个器官系统。但随即医生就发现患者头部创伤严重，其大脑已不可逆转地损坏了，换言之，大脑已经永远地死亡了，而不是暂时损伤或局部损伤。患者因大脑死亡，已完全变成了一具只有生命活动而无精神意识活动的躯体。此时，还有维持其生存的必要吗？难道这种躯体还能叫真正的人体吗？它的存在还具有人的意义和价值吗？还能以人的形式生存吗？面对这些问题，人们作出了

---

[1] 灵枢：天年[M]//道藏：第21册.北京：文物出版社，1988：435.

第十三章　人体的健康、疾病、衰老、死亡与健康生活

否定的回答。也正是针对这种毫无意义的人体生存，人们提出了脑死亡的概念，把人体的死亡定义为意识或自我意识的永远的不可逆转的丧失。1968年，美国哈佛医学院组成一特别委员会，制定出判断人体脑死亡的四条标准：①无感受力和反应力；②无自主活动或自主呼吸；③无反射作用；④脑电图波平坦。这就是说，如果具备上述四条标准，即使人体的心肺仍在起作用，但也可以从医学上宣布他的死亡，因为其作为物质、信息和意识或生命与意识统一的人体的历史已经结束了。

人体死亡作为人体物质、信息和意识或生命与意识统一关系的解体，其原因则是多种多样的，但归结起来其基本原因则不外乎以下几种：第一是人体的自然衰老。衰老之所以会成为导致人体死亡的原因，主要是由于它会导致人体物质、信息和意识或生命与意识在结构与功能上的不断衰退，最终是使人体的物质、信息和意识或生命与意识的统一关系无法维持，从而促使人体走向死亡。第二是疾病。疾病导致人体物质、信息和意识或生命与意识在结构与功能上的损伤以及它们的协调关系的破坏，最后也会使它们的统一关系无法维持，导致人体死亡。值得指出的是，上述两种原因又是密切相关的，衰老使人更易患病，而疾病则又会促进衰老。一般情况下，死亡的直接原因多是疾病，但衰老则更是其背后的最重要原因。死亡的第三个原因是意外事故，如交通事故、中毒、溺水、火灾、意外伤害等。它们往往是直接损伤人体的物质结构和信息功能，最后使人体物质、信息和意识或生命与意识的统一关系解体从而死亡。当然也有极个别的意外事故是由于对人体意识的极度伤害而致死的，如极度的惊恐所导致的人的死亡等。

（二）人体死亡的生理过程和心理过程

1. 人体死亡的生理过程

人体死亡在生理上并不是瞬时的，而是一个过程。人体死亡时身体的各个部分也不是同时的，而是某些部分首先衰竭，使人体无法维持体内的稳态平衡，结果人体失去了作为整体生活的能力，最后，人体特定的系统不能执行其重要的功能，结果导致整个人体的解体，死亡也就到来。

在人体的死亡过程中，几个重要器官的死亡对人体的死亡有直接的影响，相反，其他某些组织器官的死亡还不一定引起人体的死亡。如脑、心、肺、肝、肾等器官的死亡就直接威胁到人体的生存，而一些骨骼和肌肉的死亡甚至对人体的生存毫无影响。虽然我们把脑死亡作为人体死亡的根本标志，但人体死亡一般还是可以看作是从心肺最先开始的，尽管在脑神经未死亡之前心脏停搏往往是可逆的。心脏停止跳动后，人体的其他细胞因不能获得氧和养分而相继死去，其中神经细胞又是最先死于缺氧的一种细胞，某些皮肤细胞则是身体中最后死亡的一类细胞。随着细胞的死亡，细胞成分迅速解体，人体的组织、器官以及整个身体也就随着细胞的解体而逐渐解体，人体的生存也就随之完结。

2. 人体死亡的心理过程

人体走向死亡时是什么感觉？人死后还存在吗？这或许是每个人都关心的问题。自然，每个人都要面临死亡，而且死后就不能复生。死亡的这种唯一性和不可逆性，不仅对人体的生活有重要影响，而且对面临死亡的人更是会产生巨大的心理作用，使他在死亡过程中表现出特殊的心理感受。人与动物一样都有一种求生的本能，很显然每个人都会产生一种对死亡的恐惧，特别是当一个人真正面临死亡的时候，恐怕更是会害怕即将到来的死亡。产生这种恐惧感的另外一个原因也许就是大量对死亡世界的阴森恐怖的

第十三章 人体的健康、疾病、衰老、死亡与健康生活

描述。当然,一个人走向死亡不仅仅是恐惧,或许也有一种解脱的感觉。事实上,当一个人真正接近死亡的时候,他会意识到害怕也不能改变死亡的到来,此时他反而会勇敢地面对死亡,想到自己走过的一生就要结束自然又会产生一种如释重负的解脱感。不管是恐惧感、解脱感还是其他感觉,都是人体走向死亡所产生的一时的感觉,然而死亡是一个过程,在这个过程中人究竟能感觉到什么?他的心理过程是如何的?对于这一问题我们恐怕很难得到什么科学的认识,因为一个人死后是不可能将他死亡过程中的感受告诉我们的,我们也无法用科学的方法再现人们在死亡过程中的感受。虽然我们可以找到许多濒临死亡的人或死而复生的人的感受,但这些人并没有真正死亡,很难说他们的感受就是真正的死亡过程的感受。不过对死亡的心理过程或许我们也只有通过这些人的感受进行某些了解,也许这些人的感受真的向我们揭示了人体走向死亡的某些真实的精神状况。

第三节 人的健康生活及其要素

一、健康生活的内涵

从养生的角度来说,养生不仅要维持人体的健康,更要提升人的生活品质,促进生活健康,使人健康生活。那么,什么样的生活才是健康的生活呢?很显然,健康生活不仅仅是身体或生理的健康,而是基于并超越于身体健康的整个生活的健康、愉快和幸福。从这样的理解来看,健康生活至少包含以下几个方面的含义:

首先,健康生活是体现人的健康之道的生活。也就是说健康生活是符合人的身心健康之道、人天关系健康之道和人我关系健康之道的生活,这种生活不会导致身心的伤害,也不会导致人天关系和人我关系的恶化,反而有利于身心健康和人我关系和人天关系的和

谐。很显然，健康生活首先应该是健康地生活，包括身心健康和人与环境关系的健康，如果身心存在严重或明显的疾病、病痛，与环境关系恶劣，这样的生活显然不是健康的生活。

其次，健康生活是符合人的生活之道的生活。所谓符合人的生活之道即符合人的生活的自然本性，既能满足人的生活的各种自然需要，能使人在生活的满足中获得快乐和幸福，同时又遵从生活的自然规律，不会影响到生活的持续进行，不会对身心的健康带来损害。

第三，健康生活是高品质的生活。健康生活不仅可以让人有较高的健康水平，同时它还必然具备高品质的内容，较高质量的物质生活，较高文化层次的精神生活，丰富多彩的生活内容，较高质量的生理需要满足和心理需要满足，较高生活愉悦感和幸福感等。

第四，健康生活是对健康、疾病、衰老、死亡的超越。健康生活意味着更高的健康水平，更少的疾病，更长的寿命，这是无疑的。但健康生活并非绝对的健康，不是完全消除疾病，更不是寻求长生不死，其更重要的内涵是对身体健康、疾病和衰老、死亡的根本超越，是在疾病状态下的更好生活，是面对衰老死亡的积极应对和有意义生活，是寻求在有限生命中生活的更高品质，更多的快乐幸福，更大的意义和价值。

二、健康生活的几个基本要素

要真正认识什么样的生活才是健康生活，还需要从其要素上进一步加以明确。根据作者的考察，健康生活的要素大致有以下十个具体的方面：

第一，健康生活是有利于人体结构健康和功能水平提升的生活。健康生活能促进身体的健康，可以促进或保持人体的结构健全和功能的提升，可以避免对身体结构和功能的损害。

第十三章 人体的健康、疾病、衰老、死亡与健康生活

第二,健康生活是有利于心理健康的生活。健康生活能改善人的精神状态,促进精神心理健康水平的提升,减少或消除不利健康的精神因素和情绪表现。

第三,健康生活是身心和谐一体的生活。健康生活不仅仅体现为生理或心理的健康,而更应该体现为一种完整的人的身心和谐一体的生活过程和生活方式,能使人在生活中感受身心的和谐、愉悦和康泰。

第四,健康生活是体现人天关系和人我关系和谐的生活。健康生活不仅仅是人体自身的健康活着,也必然是一种与自然环境和社会环境相协调、相一致的生活,人在健康生活中能感受到自己与环境的和谐,同时也能感受到自己与他人和社会的和谐。

第五,健康生活是具有丰富多彩内容的生活。健康生活应该是包含一个人喜欢的丰富内容和内涵的生活,不应该是单调枯燥乏味的生活。

第六,健康生活是具有较高品质和层次的生活。健康生活意味着较高品质和层次的物质生活内容,较高的文化品位和生活品质追求。

第七,健康生活是有利于疾病的预防、治疗和康复的生活。健康生活不一定展现为对疾病的直接预防和治疗作用,但它毫无疑问对疾病的预防、治疗和康复能起到积极的作用,甚至非常明显的作用。

第八,健康生活是有利于延缓衰老,降低死亡率的生活。健康生活除了提升人整体的健康水平外,还可以有效延缓衰老,减少死亡,延长寿命。

第九,健康生活是有利于提升幸福指数的生活。健康生活一定包含更多生理需要和心理需要的满足,更多的生活愉悦和快乐,从而在一个人的生活感受中体现出更高的幸福指数。

第十，健康生活在终极表现上是具有超越此世今生价值的生活。健康生活不应该是仅仅满足此世今生需要的生活，也不是仅仅追求今生的醉生梦死的享乐的生活，因为这样的生活不仅不会带来真正的健康和快乐，甚至是对健康的损害，并会产生无尽的痛苦烦恼。人只有在超越此世今生的价值追求中，人才能生活得安稳平和，生活得轻松自在，并获得生活的健康、快乐和幸福。

第十四章　养生的基本原理

　　以上各章阐述了养生学关于人体基本结构的认识，阐明了人体在本质上是形气神与性命的统一，在功能结构上有五脏六腑，在人体各部分相互联系的信息结构上有经络系统，同时人体与自然界存在人天一体的密切联系，人还是一种社会存在，一个人与他人和社会在生活上存在人我一体的紧密关系。面对人体这种复杂的存在，必然会因为人体自身或与自然和社会环境的各种因素而出现各种各样的问题，包括身体的不适甚至疾病、精神心理的问题、情绪的失常、人体的衰老死亡、人与自然环境关系的失调、人与他人和社会团体关系的失和、社会生活的失败等等。要解决好这些问题，保障身心健康，有效预防疾病，延缓衰老，协调人天关系，和谐人际关系，提升社会生活的品质，就需要养生，所以养生对提升人的生活品质，促进人的健康幸福快乐有重要的意义和价值。但人们到底应该如何来养生呢？养生的原理是什么？应该遵循什么样的原则和方法来养生呢？对此，养生家们经过两千多年的探索，提出了一套完整的养生理论和方法。本章将历代养生家对养生原理的认识加以归纳，总结为十二个基本的养生原理，并对它们加以系统的阐述，以使人们能更清楚地把握养生的机制，明确养生的基本思路和指导思想。本章提出的十二个养生原理是：协调阴阳、道法自然、形气神并养、性命双修、调理脏腑、疏通经络、通达顺畅、虚静无为、后天返先天、和顺自然、人我和同、平和中道。

第一节 协调阴阳

一、人体健康生活的标志是阴阳的和谐统一

根据养生学的认识,天地万物都具有阴与阳的属性,其存在、变化都处在阴阳的矛盾之中,都是阴阳运动变化的结果。对人体来说也是如此,人体的形气神、脏腑、经络等都具有阴阳属性。形属阴,神属阳;脏属阴,腑属阳;血属阴,气属阳;结构属阴,功能属阳。人体的各个部分都具有阴阳的性质,并根据阴阳本性存在、运动变化。形静以为人体的物质结构基础,神动以为人体的控制主宰;脏藏精化生元气得以开展功能活动,腑传导输送糟粕方使道路得以畅通;血以液体为人体提供营养滋润,气以动力机制为人体提供生命活力。事实上,正是在人体各部分阴阳的矛盾运动变化中,人体成为一个阴与阳的矛盾统一体。在这个矛盾统一体中,人体阴阳的各个部分相互依存、互根互用、相互影响、相互制约、相辅相成。如果人体阴阳之间出现不和谐,产生冲突,相互分离,人体的生存就会面临危机,甚至走向死亡。

对人体来说,如果说阴阳的统一是人体存在的基本条件的话,那么人体的健康生活则必然体现为人体阴阳两方面的和谐统一。事实上,要维持人体的健康存在,使人健康地生活,就必须使人体阴阳两个方面相互平衡、相互促进、相互协调、相互制约、和合共处。一旦人体的阴阳失衡、失调,出现阴盛阳衰或阳盛阴衰,阴阳两方面失去平衡,不能相互协调、相互制约,人体就会出现疾病,生活就难以健康地进行。如果情况进一步恶化,人体的阴和阳呈现严重失衡,甚至出现阴阳分离的局面,人体就会死亡。这正如《内经》

所说"阴平阳秘，精神乃治；阴阳离决，精气乃绝。"[1] 所以要维持人体的健康，让人能健康地生活，最根本的就是保证人体阴阳两方面的和谐统一。

二、协调阴阳是保障人体健康生活的基本原则

正因为人体的健康是人体阴阳两方面协调和合的结果，所以要保持和促进人体的健康，实现健康的生活，就需要协调人体阴阳的相互关系，使其达到和合统一的协调状态。事实上，对人体来说，随时都会受到外邪的入侵，内部各个方面也随时处在不断的运动变化之中，而不管是外邪的侵害，还是内部各个方面的运动变化，都可以对人体阴阳的关系产生影响，导致阴阳两方面关系的失衡和失调。而当人体阴阳两方面出现失衡和失调时，如果不能及时纠正，任其发展，就可能导致疾病的发生，影响到整个人体的健康和健康生活。所以，随时关注阴阳两方面的变化，出现阴阳失衡失调时及时采取措施加以纠正，就成为养生保健的一项基本任务。而对养生来说，以协调阴阳为根本目标和手段也是一个基本的方法论原则，在养生中必须始终坚持这一原则，不离这一原则，一切围绕协调阴阳来进行。

三、健康生活中协调阴阳的基本方面

影响人体健康生活的阴阳失衡失调的情况可以表现在人体自身及与外部环境关系的各个方面，所以要保障人体生活的健康，也需要根据人体各方面阴阳的存在和变化的情况进行调理，以使人体阴阳能更为协调，从而保证生活的健康进行。大致来说，养生中的协调阴阳主要涉及以下几个基本的方面：

---

[1] 素问:生气通天论篇 [M]// 缩印浙江书局汇刻本.二十二子.上海:上海古籍出版社，1986：879.

（一）人体构成的阴阳协调

人体构成的阴阳协调，即根据人体构成所存在的阴阳偏盛偏衰进行调理，以使其趋向平衡协调。人体构成阴阳的失衡失调主要表现为阴盛阳衰和阳盛阴衰两种情况，而其原因则不外阴阳两方面相对的虚和盛。如果是阴虚，则阳相对而盛；如果是阳虚，则阴相对而盛；如果是阴盛，则阳受损而衰；如果是阳盛，则阴受损而衰。而在阴阳关系的调理上则应虚则补之，盛则泻之，以使人体阴阳恢复平衡协调。《素问·至真要大论篇》说："谨察阴阳所在而调之，以平为期。"[1]协调阴阳的方法，则是阴虚则补阴，阳虚则补阳，阴盛则以阳泻阴，阳盛则以阴泻阳，阴阳不顺则疏通阴阳，阴阳不和则调理阴阳。现代医学根据体内物质成分的多少进行泄和补的方法，如脂肪多减肥、缺钙补钙等，也可以看作是阴阳协调方法的运用。

（二）功能运用的阴阳协调

功能运用的阴阳协调是指对人体具有阴阳属性的各种功能活动加以调整，以达到功能作用上的阴阳平衡协调。功能运用的阴阳协调包括两个方面：一是人体自身各种功能运用的阴阳协调，二是外部事物对人体功能作用的阴阳协调。就人体自身功能运用的阴阳协调来说，包括了形气神的功能运用的协调、五脏六腑功能运用的协调、十二正经和奇经八脉功能运用的协调等，其根本的指导思想是各种功能要正常运用，不偏、不过、不废、不不及。外部事物功能作用的阴阳协调包括食物功能作用的协调、药物功能的协调、器械功能的协调等，其原则是多样、均匀、不偏、不过、不缺。

（三）个人生活的阴阳协调

个人生活的阴阳协调是指根据个人生活的阴阳属性，对可能导致阴阳失调的行为进行调整，以保证各个生活的阴阳协调。如个人

---

[1] 素问:至真要大论篇[M]//缩印浙江书局汇刻本.二十二子.上海:上海古籍出版社，1986：975.

生活的某些偏好，如饮食口味偏好；生活方式偏好，如熬夜、成天坐在牌桌边；性格倾向，如易怒暴躁、孤僻、多动等等。个人生活的阴阳协调就是要调整这些偏阴偏阳的倾向，使其能回归阴阳平衡协调的健康状态。

（四）社会生活的阴阳协调

社会生活的阴阳协调则是根据社会生活的阴阳性质，调整其生活的阴阳偏向，使人的社会生活达到阴阳的平衡协调。人的社会生活主要体现为包括家庭、职业、社会团体等群体生活。社会生活的阴阳失衡失调表现为缺乏完整的家庭生活尤其是夫妻生活；职业工作单调，缺乏多样性内容的调剂；群体生活贫乏、单调，缺乏吸引力等等。社会生活的阴阳协调就是要调整这些偏阴偏阳的倾向，使其能回归阴阳平衡协调的健康状态，如让每个人都能享受到健全的家庭生活，特别是夫妻生活，尽量丰富职业工作和群体生活的内容，包括工作中和社交中有更多的异性同事和参与者等。

第二节 道法自然

一、道法自然是养生的根本原则

老子说："人法地，地法天，天法道，道法自然。"[1]可见，道的最根本规律就是自然。那么什么是自然呢？自然，即自然而然、本然、固然，也就是事物本来的状貌和本性的表现。按照道家认识，道的本性就是自然，事物的自然状态是最能体现事物道的状态，也是最符合事物存在和发展规律的状态，是最好的状态。既然事物之道以自然为本，那么养生之道也应该道法自然，在养生的各个方面、各个环节都应顺其自然，无为而治，让养生按照人体自身的必然性进行，使其处于符合人之道的自然状态，不对人的生活横加干涉，不

---
[1] 道德真经 [M]// 道藏：第 11 册．北京：文物出版社，1988：476.

以有为去影响人的生活的自然进程，也只有这样，人体才能健康存在，生活幸福。所以在古人看来，养生保健，都应以自然为本，避免人为妄作。老子说："是以圣人处无为之事，行不言之教。"[1] "上德无为，而无以为；下德为之，而有以为。"[2] "无为而无不为。"[3] 严君平亦谓："有为之为有废无功；无为之为成遂无穷。……览天地之变动，观万物之自然，以睹有为乱之首也，无为治之元也。"[4] 总之，根据古代养生家的观点，在自然无为的状态下，人体就能按照自身的本性和规律健康存在，人就可以实现健康快乐的幸福生活。所以，养生必须坚持道法自然的原则。

养生的道法自然应注意的一个基本问题就是对事物自然之道的尊重。今天的人们往往将科学家们（包括社会科学家）提出的理论作为反映事物客观规律的真理，并强调按照这些理论所揭示的客观规律做事，认为这就是遵循事物的客观规律即自然之道。但许多时候并不是这样，科学家们研究提出的不少理论确实反映了事物的客观规律，这些规律当然就是事物的自然之道，但科学家们也会提出一些不成熟的理论、片面的理论、主观的理论，甚至是想当然的、人为的理论，这些理论就很难说反映了事物的客观规律，它们当然不可能是事物自然之道的反映，如果将这些人为的、片面的错误理论当作事物的自然之道来遵从，必然会导致失败。养生也是如此，许多所谓的科学家、医学家、养生家基于个人的认识和经验，甚至是一些道听途说的东西，就将其宣称为养生的真理和科学的方法，结果按照其所谓的养生理论和方法来养生，不仅不能达到养生的效果，甚至会导致害生的结果。在这里，更应该遵循人体自身所体现的本性和规律及自然与社会事物的本性

---

[1] 道德真经 [M]// 道藏：第 11 册. 北京：文物出版社，1988：474.
[2] 道德真经 [M]// 道藏：第 11 册. 北京：文物出版社，1988：477.
[3] 道德真经 [M]// 道藏：第 11 册. 北京：文物出版社，1988：478.
[4] 道德真经指归 [M]// 道藏：第 12 册. 北京：文物出版社，1988：351.

和规律来养生，相信道法自然的养生价值，而不是那些人为的、不自然的所谓的科学理论和方法。

二、道法自然的三个基本方面

在养生中，做到道法自然主要是从三个方面着手，即人体自身方面、人与自然关系方面、人与他人关系方面。

（一）人体自身的道法自然

人体自身的道法自然是养生道法自然的关键和核心。人体自身的道法自然就是要求从人体的形气神与性命、人体的脏腑与经络、人体的结构与功能、人体的生理与心理、人体的存在与本性、人体的需要与欲望等各个方面，按照其本性和规律来加以养护，顺应人体各方面的本性，避免人为的、主观的、想当然的作为来改变人体自身固有的特性和生活规律。在这里，尤其是对那些会对人体的存在和生活状况产生明显改变和影响的东西，要加以避免；对那些明显妄作妄为的行为更要坚决避免；对那些号称科学的做法，也需要加以仔细的甄别，特别是对那些打着科学幌子的伪科学的东西，更要格外警惕。要相信人体自身天然产生存在的东西，人体天生形成的生活方式和习惯喜好，可能就是最能体现一个人的生活之道的东西，不要轻易去改变。要相信自己身体的生命活力，相信自己身体的防病、抗病和治疗、康复能力，相信自己面对生活中的挫折、困难和问题的能力及适应生活的能力，更自然、更平和、更被动、更乐观地对待身体和生活的各种问题。

（二）人与自然关系的道法自然

养生中人与自然关系的道法自然体现为按照人的本性和自然界的本性来处理人与自然事物的关系。这就要求人们根据人体和自然事物的本性和特性来安排人的生活，在生活中体现自然之道，借助自然资源过自然的生活。在这里，要避免对自然事物的人为改造，将人的生活推向远离自然的人为方向。日出而作，日入而息，按自然的规律安排好日常作息生活；春生，夏长，秋收，冬藏，按自然的四季变化规律来安排生活和活动；寒则衣，热则凉，饥则食，渴则饮，"与天地合其德，与日月合其明，与四时合其序"[1]，过一种与自然事物相协调的生活。最重要的是，人不要一味依仗人为的力量和科学技术的手段来对待和改造自然事物，导致人对自然秩序的干扰和破坏，从而影响人体的生存和正常生活。人们更应该寻求的是与自然事物相一致、相协调的生活，如所用食物选择自然生长的谷物、蔬菜、水果，自然环境饲养的动物肉类，不食用或少食用人工化种植和饲养的粮食、肉类。

（三）个人与他人关系的道法自然

养生中个人与他人关系的道法自然体现为按照个人的本性和社会的本性来处理人与他人的关系。这要求人们在处理人际关系和与他人交往时要遵从自己的本性和自然呈现的社会需要、社会欲望去与他人交往，按照人的社会本性来处理各种社会问题。特别要注意真诚、自然、本色，避免虚情假意、人为造作、伪装迎奉。在这里，最重要的是避免将现实功利作为人际交往的目的，避免将金钱、权力、地位等作为对人和社会问题判断的标准。当然，人际交往和社会问题处理不可能不讲利益，但要避免受利益的控制，应从自己和他人的本性来理解把握问题，不纠缠于现实功利，以真心和实诚去对待和处理各种问题，不为物欲和功利所累。

第三节　形气神并养

一、养生应遵循形气神并养的原则

根据养生家的认识，人是形气神的统一体，而精气神又为人身

---

[1] 周易 [M]// 黄侃．黄侃手批白文十三经．上海：上海古籍出版社，1983：3.

第十四章　养生的基本原理

三宝，是维持人体生命的最重要因素，所以要实现人的健康长寿，就必须注重精（形）气神的保养和修炼，以维护精（形）气神的健全为依归。这是养生的最根本原则。关于这一原则，《太平经》谓："三气共一，为神根也。一为精，一为神，一为气。此三者，共一位也，本天地人之气。神者受之于天，精者受之于地，气者受之于中和，相与共为一道。故神者乘气而行，精者居其中也。三者相助为治。故欲寿者，乃当爱气尊神重精也。"[1]陈致虚说："心印经曰：上药三品，神与气精。圣人言修炼金丹者，炼精气神而已。惟此三者，千古之上，无以易也。"[2]李道纯云："全真道人，当行全真之道。所谓全真者，全其本真也。全精、全气、全神，方谓之全真。才有欠缺，便不全也；才有点污，便不真也。全精可以保身，欲全其精，先要身安定，安定则无欲，故精全也。全气可以养心，欲全其气，先要心清静，清静则无念，故气全也。全神可以返虚，欲全其神，先要意诚，意诚则身心合而返虚也。是故精气神为三元药物，身心意为三元至要。学神仙法，不必多为，但炼精气神三宝为丹头，三宝会于中宫，金丹成矣。"[3]混然子王道渊亦说："人身三宝：神、气、精。先天三宝为三体自然之道，即元精、元气、元神；后天三宝为三用有为之道，即交感精、呼吸气、思虑神。夫人身有三宝者，皆从天地中来，居先天而生，妙体混成；在后天而化，因质感合。非先天不能生后天，非后天不能成先天。此二者之理，一体而分化，不可失后而损先也。是故以元精炼交感精，以元气炼呼吸气，以元神炼思虑神。三物混成，与道合真，自然元精固而交感之精不漏，元气住而呼吸之气不出，元神全而思虑之神不起。修仙之法无他，全此三者而已矣。祖师所谓精全不思欲，气全不思食，神全不思睡。又曰三真三全，必定飞仙，

---

[1] 王明．太平经合校 [M]．北京：中华书局，1960：728．
[2] 金丹大要 [M]// 道藏：第 24 册．北京：文物出版社，1988：11．
[3] 中和集：全真活法 [M]// 道藏：第 4 册．北京：文物出版社，1988：501-502．

三全三真，必定飞升。斯言尽矣。"[1]《清微丹诀》亦云："上药三品，神与气精，保精生气，炼气生神。形炼其神，则可以留形住世。而形者，神气宅也。是故身安者，其精固，精固则其气盈，气盈则其神全，神全故长生。若乃精虚则气竭，气竭则神迁，神迁则死矣。故不死者，炼精成气，炼气成神，炼神合道，能事毕矣。"[2]《东医宝鉴》引《养性书》亦谓："凡人修养摄生之道，各有其法，大概勿要损精、耗气、伤神。此三者，道家谓之全精、全气、全神是也。"[3]

虽然在养生中应精气神三者并重，不可偏废，但由于神在人体中的主导和支配地位，所以养生更强调对神的修炼，认为神的修炼对气和精的修炼有直接的带动作用和重要的影响，并主张以神的修炼统领气和精（形）的修炼，特别是在内丹养生中，神对气和精（形）的主导作用更是受到重视。各种内丹修炼理论无不强调炼神为主、以神领气、以气领形的修炼原则。关于这一点，陆西星指出："何以知神之统精炁乎？即举一身之后天者言之，神太惊即精散而怔忡，神太淫则炁脱而痿缩，故神藏于精则谓之曰精神，神藏于气则谓之曰神气，精气得神而王，犹臣之得君而尊也，故修真之士，莫要于养神。神即性也，性定则心神自安，神安则精自住，精住则气自生。何以故？性定心火不至上炎，火不炎则水不干，故身中之精亦住，凡身中五脏六腑之精皆水也，身中之精既住，则肾中之精可知。肾为精府，精盛于肾者，积水生潮，滃然上腾如云雾然，熏蒸四大，灌注上下。吾以元神斡运乎其间，则升降进止如运诸掌，是谓水火交而成既济也，是谓后天之炁而得之似醉也。然此特自吾身之后天者言之耳。若夫先天之用，其采取交媾脱胎神化，无一而非神之所为，故修真之士，莫要于炼神。炼神者，玉液炼己之谓也，大道之

---

[1] 还真集 [M]// 道藏：第 24 册．北京：文物出版社，1988：98-99．
[2] 清微丹诀：清微隐真合道章第一 [M]// 道藏：第 4 册．北京：文物出版社，1988：961．
[3] 东医宝鉴：内景篇卷之一 [M]// 东医宝鉴校释．北京：人民卫生出版社，2001：11．

所以成始而成终者也。"[1]

从现代的观点来看，形气神并养就是强调养生调养应人体物质、信息和意识三个方面并重不能有所偏废。因为人体是物质、信息和意识的统一体，所以要保持人体的健康就必须从物质、信息和意识三个方面着手给予全面的保养，而不能只是注重某一方面或某两方面。只有三个方面的保养都同时重视，并都得到了良好的调理保养，才能使整个人体都保持健康。

在这一点上，当代自然科学由于主要是将人体看作是一个物质存在体，所以在人体的卫生保健上也主要着眼于人体的物质方面的维护和保养，而忽视了从信息和意识方面对人体的保养，由此体现出其在卫生保健上的片面性和局限性。

二、形的调养

形是人体产生存在的物质基础，作为形之精华的精更是人体气和神得以产生存在并发挥作用的源泉，离开了形，人体就无以产生存在，所以养生必须注重形的调养。根据形在人体中的地位和作用，形的调养主要应从惜补与运动两个方面着眼，而具体的方法则体现在保精养形、虚则补之、实则泻之、滞则行之四个方面。

（一）保精养形

形是人体的物质基础，精是人体物质精华之所在，且其来源有限，所以保养形体、珍惜精气是养生首先要关注的事情，尤其是精，作为人体的物质精华，是人体生命的物质基础和动力源泉，所以任何精对人体都是十分宝贵的。而且在养生学看来，人体最重要的精——元精来源于先天，是一次性获得的，其量是一定的，后天不能再生，消耗一点就少一点，当先天之精耗竭之时，人体也就死亡。同时，后天之精的化生亦依赖于先天之精，后天之精的耗泄也会对

---

[1] 玄肤论 [M]// 胡道静. 藏外道书：第 5 册. 成都：巴蜀书社，1994：362-363.

先天之精造成耗损。所以重精之法应在保养珍惜,以不泄不耗为原则。关于精的保养,张三丰说:"且好淫者,子孙必多夭,后嗣必不蕃,何则?我之子孙,我之精神种之。今以有限之精神,供无穷之花柳,譬之以斧伐木,脂液既竭,实必消脱,其所生之单弱也,在所必然。薄之又薄,弱之又弱,覆宗绝嗣,适得其常,淫祸之烈,可胜言哉!嗟乎!"[1]《东医宝鉴》引道经云:"《仙书》曰:阴阳之道,精液为宝,谨而守之,后天而老。《经颂》云:道以精为宝,宝持宜秘密,施人即生人,留己则生己,结婴尚未可,何况空废弃,弃损不觉多,衰老而命坠。人之可宝者命,可惜者身,可重者精。肝精不固,目眩无光。肺精不足,肌肉消瘦。肾精不固,神气减少。脾精不坚,齿发浮落。若真精耗散,疾病即生,死亡随至。象川翁曰:精能生气,气能生神,荣卫一身,莫大于此。养生之士,先宝其精,精满则气壮,气壮则神旺,神旺则身健,身健而少病。内则五脏敷华,外则肌肉润泽,容颜光彩,耳目聪明,老当益壮矣。《黄庭经》曰:急守精室勿妄泄,闭而宝之可长活。"[2]

从现代来看,强调物质生活的节制,保养人体的物质精华,减少物质成分和能量的消耗,使功能活动不致亢奋过度,确实对人体的健康有重要的意义和价值。

(二)虚则补之

人的形体因为各种活动随时都可能出现耗损,从而产生特定物质成分的亏虚,在这种情况下,就应该针对人体特定物质成分亏虚采取虚则补之的调养方法。如血虚则补血,津液不足则补充津液等。

从现代医学来看,人体如果出现物质成分或功能物质基础的亏虚,当然应该用补养的方式来加以充实,以使之恢复正常。当然,养生学的形体亏虚与今天纯粹的体内物质成分低于正常指标的亏虚

---

[1] 方春阳.张三丰全集[M].杭州:浙江古籍出版社,1990:141.
[2] 东医宝鉴:内景篇卷之一[M]//东医宝鉴校释.北京:人民卫生出版社,2001:22.

并不完全相同，它可能显示的是某些物质功能的不足。比如血虚此时就不仅仅是补充某些物质成分的问题，而是要从功能恢复上进行调理才能解决问题。

（三）实则泻之

物质形体虽然是人体存在所必需的，但形体对人体来说有有益的，也有有害的。很显然，如果体内出现了对人体有害的东西如各种代谢废物等的时候，就必须用疏泻的方法将其清除。即使是对人体有益的东西，如果太多也会对人体产生伤害，此时，也应用泻的方法将其减少。

实则泻之的现代意义是指如果产生了各种对人体有害的各种物质积聚，就需要用泻下排出的方法来加以处理。比如大小便积聚到一定程度就需要解便排出，代谢产生的各种废物更需要及时排出体外，饮食过多伤及肠胃时最好的方法就是及时通过呕吐、通肠的方法将其排出等。

当然，如果其实证之实是指在外界邪气或自身产生的邪气对人体的伤害，那么，此时就应该从功能调整上，运用药物等方法将"实"的邪气祛除，通常采用的是发表、泻下等方法。如感冒风寒则用辛温解表方法，内伤食滞则用消食通便之法等。

（四）滞则行之

人的形体除了会出现亏虚的情况外，还可能因为气机运行不利而产生阻滞的现象，形体阻滞尤其是血液的阻滞和津液的阻滞会使人体的各种功能活动产生障碍，甚至威胁到人体的生存。此时，应该采用滞则行之的调养方法，即运用运动肢体、活动筋骨、活血通络、通利水道的方法，使人体脏腑血脉、肢体关节、经络骨肉处于活动疏利的状态，以保证机体各部分功能的健全。

同时，人体是形与神的统一，要维系人体形神的统一关系，就必须使形神之间具有亲和力，而要达到这种亲和，从形体方面来说，就需要形体的运动。因形为阴,主静,神为阳,主动,要使形与神相亲,就需要形的运动以向神的阳性接近。所以,"动以养形"也是养生的一个基本原则。形体最忌讳的就是不动,不动不仅会使人体功能退化,还会影响到与神的和谐关系,导致人体整个健康的受损,这也正是今天人们所说的"生命在于运动"的道理。事实上,通过形体运动,使人体各部分得到不断的调整,促进彼此间在功能活动上的协调,整个人体才能保持健康。

三、气的调养

气乃构成人体的元素,也是生命的基本动力,因为气的问题无非三个,即气虚、气滞和气乱,所以气的调养应重在保养、疏通和调理。

(一)保养元气

气是人体生命活动的动力和源泉,而气的来源又是有限的,尤其是人体的先天元气更是有限,所以要维持人体的生命,就必须爱惜元气,减少气的无谓伤耗,所谓"留得一分气则留得一分命",唯有时刻注意保养元气,不妄耗元气,才能健康长寿。同时,如果因种种原因而出现了气的耗损,则应以补养一法治之,使气的化生机制恢复,所谓"虚则补之"是也,这正如《类经》所说:"盖以天地万物皆由气化,气存数亦存,气尽数亦尽,所以生者由乎此,所以死者亦由乎此,此气之不可不宝,能宝其气,则延年之道也。"[1]

如今看来,保养元气实际上就是减少人体能量的消耗和信息的耗散,因为人体的生命活动既需要能量提供动力,也需要信息来启动、控制、调节各种功能活动。对人体来说,能量的消耗会产生更多的需求,而人体所获得的能量又是有限的,而信息的耗散则更是会使人体的各种功能活动能力不断衰减以致最后功能活动无法启动

---

[1] 张介宾. 类经 [M]. 北京:人民卫生出版社,1980:30,1006.

进行。所以保养元气实际上就是为人体各种功能活动贮存能量和信息，增强功能活动的动力和控制调节能力。

（二）疏理气机

如果是因为各种原因导致的气滞、气逆、气乱，则应以疏理一法治之，所谓"滞则通之""逆则顺之""乱则理之"是也，而且在气的调养中，调理气机又是更为重要的一个方面。《东医宝鉴》引《养性》一书曰："人身虚无，但有游气，气息得理，即百病不生。故善养生者，须知调气方焉。"[1]《内经》云："气之升降，天地之更用也。""出入废，则神机化灭；升降息，则气立孤危。故非出入，则无以生长壮老已；非升降，则无以生长化收藏。是以升降出入，无器不用。故器者，生化之宇，器散则分之，生化息矣。故无不出入，无不升降。"[2]《类经》说："肺主气，气调则营卫藏府无所不治。""人在气中，如鱼游水中，鱼腹中不得水出入即死，人腹中不得气出入亦死，其理一也。善摄生者，必明调气之故。"[3]《红炉点雪》谓："盖肺体清虚，本燥，主乎气，金气清肃，则一呼一吸之间，脏腑经络，四体百骸，无往不之，其动静之为，靡不藉以司用。"[4]对气的疏理就是要使人体之气达到气足、气顺、气用、气行的状态，即气化的状态，因为人只有在气化的状态和作用下才能达到健康长寿。故《景景室医稿杂存》说："人类伊始，气化之也⋯⋯成胎全形，仍关气化也。娠怀而后，鼻受天之气，口受地之味，真气所化，宗气、营气、卫气分而为三，由是化津、化液、化精、化血，精复化气，以奉养生身⋯⋯养生以尽天年，全恃气化也。"[5]

---

[1] 东医宝鉴：内景篇卷之一 [M]// 东医宝鉴校释. 北京：人民卫生出版社，2001：31.
[2] 素问：六微旨大论篇 [M]// 道藏：第21册. 北京：文物出版社，1988：268，270.
[3] 张介宾. 类经 [M]. 北京：人民卫生出版社，1980：30，1006.
[4] 红炉点雪：肺痿肺痈 [M]// 孙广仁. 中医藏象生理学. 北京：中国医药科技出版社，2002：254.
[5] 孙广仁. 中医藏象生理学 [M]. 北京：中国医药科技出版社，2002：254.

按照当代科学的认识,疏理气机实际上就是对人体功能活动的物质流和信息流的疏通调节,通过对物质流的疏通,可以使人体各组织器官需要的物质得到及时足够的供应,并将代谢废物及时排出,保证物质流顺畅,避免物质流阻滞;通过对信息流的疏通,则能够提高信息对功能活动的控制和协调能力,从而保证功能活动的正常进行,使各功能系统之间的关系得到更好的调节,从而避免人体功能活动的障碍和混乱。

四、神的调养

神的调养涉及多个方面,除了一个人自身精神意识的调养之外,还涉及与他人之间精神心理的调养,其主要的机制可以从以下的十几个方面来把握,以下分别简要讨论。

(一)静以养神

神之所以要静养,是由神的性质决定的。由于人是形气神的统一体,要维持人的存在,就必须保持人体形气神的和谐统一关系,这其中最重要的是保持形与神的和谐统一关系。在人体中,就形与神的性质来说,形属阴,阴静而凝;神属阳,阳动而散。可见,形有天然的内凝倾向,而神则有天然的外散倾向。显然,如果让人体形神按它们自身的性质运动,就必然使人体形与神的统一关系走向破裂,从而导致人体走向解体并最终死亡。所以要保持形与神的统一关系,一方面要使形由静凝走向动散,使其与神相亲,另一方面则是要使神由动散趋向静凝,使之与形相和合。如此,形神相亲相合,人体也就可以健康长寿。所以在养生中,动以养形、静以养神是两个基本的原则。

从现代的观点来看,精神情志的安静之所以可以达到养神的效果,是因为精神意识活动是一种高耗能的活动,心绪安静后,人脑的物质代谢活动就可以降低,大分子的分解减少,消耗减少,同时物质合成增加，大脑的物质和能源可以得到补充，组织结构可以得到修补调养，精神意识状态也可以得到更好的调节和完善，从而有利于精神意识的健康。另一方面，精神心理也只有在静宁状态下，才能排除外部干扰，集中注意力，去思考和分析相关问题，此时，思想才能排除情绪的影响，逻辑思路显得清晰，问题分析才能深入，所得结论才可能更为正确，心智才能保持健全。

（二）达以畅神

与形体的客观存在不同，精神意识的存在、运动和作用发挥都具有自由的性质，既不存在某种外在或内在的必然性的决定力量来支配它，也不受严格的必然性因果规律的制约，具有一种明显的超越时空存在的自由性表现。所以在神的活动性质上，它总是倾向于超越自身和对象存在的时间和空间限制，不愿意受到各种自然的和社会因素的制约和控制。如果受到限制，人的精神意识就会感到不舒服，就会出现抑郁、暴躁、动怒等病理表现，影响到人的身心健康。所以，神的调养还必须坚持达以畅神的原则，即要尽量减少对精神情感的约束和限制，使人有一个畅所欲言、思想自由的环境，让神在不受压抑的条件下自由地存在和发展。这也就是庄子所倡导和追求的逍遥境界。

精神情绪的表达是调节精神意识的一种重要方式，对维持人体精神情志的健康十分关键。这是因为精神情绪是人体对各种事物的认知及由认知产生的情感，它具有天然的社会化倾向，需要通过向他人表达出来以发挥其认知作用和对人体行为调节作用。如果不能得到表达，抑郁在心，就会导致血压升高、心跳加快、情绪紧张、暴躁易怒等对身体产生负面影响的表现。所以人体必须通过思想表达和情绪的发泄来传递认知、表达情感、舒畅心绪，使精神情志保持健康状态。

（三）和以怡神

神的调养不仅要静，而且要和。所谓"和"即和调、平和、和谐、和顺、和睦、和平。和之所以能怡神，是因为和能使人的精神情志处于一种平和自然的状态，无过、无不及、中和、安然、自在，精神情志在这种和谐自然的状态下因之得以怡养。其实，和以怡神，就是要通过创造一种和睦、和谐、和调、和平、安和的精神情绪状态和环境，使人神情安然，自在愉悦，平和安详，以使心神得以怡养。

以今天心理学的观点来看，"和"之所以能够怡神，是因为精神情志的"和"是使思想意识达到一种无冲突、无矛盾，和睦自然的状态，使人内心和谐、和睦、舒适、自在，因而能使精神情志得到怡养调节。

（四）乐以悦神

对各种事物和情况的感知是神的基本功能。从认知功能来说，神不仅需要感知快乐的东西，也需要感知痛苦的东西，但从感知欲性来说，神自然更倾向于对愉悦快乐的东西的感知。从养生学的角度来看，感知愉悦快乐的东西不仅是神的感知倾向的天性，而且它也有利于人体精神的健康，促进精神的欢愉畅达，防止其走向痛苦忧郁的病理状态。所以精神养生需要适度地满足人体的各种生理与心理的需要，使人在这种满足中获得精神的欢愉，促进精神的健康。当然，这种需要满足的欢愉必须适度，超过了正常的度则会导致精气神的耗损而有害健康。

通过满足人体精神的各种喜乐需要之所以有助于人体精神的健康，首先是因为人们天然喜欢的对象多半都是人体生存所需要的东西，是有助于人体健康的东西；其次，通过满足人体的精神情感需要可以减缓精神的紧张状态，使心情喜悦、愉快、欢畅，从而有利于人体气机的舒畅。

（五）信以安神

如何才能让神得以安定？如何才能让人安心？如何才能让人生活得安稳？这是养生要解决的一个基本的心态问题。很显然，良好的生活条件、稳定的收入、安全的生活环境、和谐的人际关系等是让人安心的重要方面，但仅有这些还是不够的，还必须使人在心理上有一个依赖，有一个依托，有一个支撑。而要实现这一点，就必须在精神上有一个对生活的信念，只有当一个人真正相信有某种巨大的力量或存在在保护自己或在安排决定自己的生活的时候，他的心才能得到真正的安宁，生活也才能过得自在，才不会为了许多生活中的不测而胡思乱想，也不会为了一些无法达到的目的痴心妄想。一句话，他才会心安理得地按照现有秩序平和自然地生活。当然，要做到这一点，就需要有所信仰，要么是某种宗教信仰，要么是对某种宇宙力量的信仰，要么是对某种具有超越性的精神追求的信仰，这些信仰都可以达到安心的效果，但对现实有限的人或物的迷信则不能达到这种效果。

"信"之所以可以安神，是因为当一个人有了对某种强大力量的"信"之后，他就可以感受到他生活中有了强有力的支撑和保护，他就有了信心和勇气，不用再担心各种问题。而在这种状态下，他实际上是通过对外在无限对象的信仰而开发出了他自身的潜力，激发出了他自身的内在力量，并使他能安心处理各种问题。

（六）适以健神

"适"就是适应、适合、适宜、切合、调适、适性、适从、适当、合适；"健"，即强健、健康、健全、健旺、健壮、保健、康健。适以健神的核心是适性，就是适应心神的本性，即根据人的精神心理的本性做事，以此来促进、提升和保障精神、心理、心智的健全和健康。如果违背心神的本性，不仅会使心神受伤，同时也会严重阻碍心神的健康成长。

要使人的精神心理得以健全和健康，心智得到发展和提升，就必须根据精神心理的本性和需要来做事情，违背人的精神心理的本性，按照人的心理本性和需要所不愿不欲的要求去做，必然导致人的精神的扭曲、情感的压抑、心理的不适、语言的混乱、心智的不健、知识的残缺、行为的乖戾，结果是身心健康的受损。

（七）移以宁神

"移"就是转移、挪移、迁移、移动、移除；"宁"，即安宁、宁静、康宁。移以宁神的核心是移情，即转移思想情感的注意力，让人的关注点从一个对象转移到另一个对象。

转移注意力可以使原来产生烦恼的对象和原因移除，让人不再受其影响，从而消除烦恼。人的许多烦恼都是因为人们过于关注某些对象，而这种关注往往又不能让人的需要得到满足，不能获得满意的结果，从而引起内心的烦恼和痛苦。通过转移注意力则可以使原来产生烦恼的对象和原因得以移除，让人的心意不再受其影响，从而消除烦恼。移以宁神的关键是转移关注对象，即转移思想情感的注意力和注意对象，让心意从引起烦恼的关注对象转移到不会引起烦恼的关注对象。如果人老是执着于某个不能解决的问题上或引起烦恼的对象上，那他的烦恼和痛苦不仅不能消除，还会不断地加重。所以唯有将注意力转移到其他的对象上，痛苦和烦恼才可减轻或消除。

（八）学以实神

"学"就是学习、练习、训练、掌握；"实"，即充实、充满、增加、丰富。学以实神，即通过学习各种知识和技能来充实和丰富一个人头脑中精神意识的内容，让一个人的精神意识的知识和技能在内容上得到扩大、充实，并通过数量的增加使其在水平和质量上也得到提高。

人之所以需要学以实神是因为人生活在世界上，会面临各种各样的问题，只有对各种问题都有一个好的处理，人生才能过得平安、幸福、愉快。而要处理好各种问题，就必须正确认识各种问题，正确认识各种问题的一个前提就是掌握有关各种问题的知识。人生所需要的各种知识的获得，只能通过后天的学习来加以掌握，各种知识的学习过程，也就是人的精神意识内容的掌握和丰富过程。只有通过学习掌握各种知识，人也才能更好地认识和理解宇宙人生的各种事物，把握各种事物的本质和规律，并通过相应的手段，处理好各种问题。同时，人要处理好各种问题，还需要各种技术能力，而相应技能的掌握也需要通过相关技能知识的学习和技能的训练来完成，这个过程也是精神意识内容的充实过程。

（九）辨以明神

"辨"就是辨别、分辨、思辨、思考、分析、探讨、判断；"明"就是明白、明了、理解、认识、领会、觉悟。辨以明神，就是通过辨别、分辨、思辨、思考、分析，以明白是非道理，辨别真假对错，区分真理与谬误，把握理论的合理与不合理。

人的生活都必须遵循人生和宇宙事物的道理进行，但相应的道理并不一定就是显而易见的，甚至许多看起来正确的知识可能也是似是而非的甚至是错误的。如何才能真正把握住真理，其一个基本的方法就是辨。理不辨不明，虽然人们可以通过学习掌握各种现成的知识理论，但这些知识理论是否是正确的，是否是反映了事物的本质和规律的真理，却需要人们通过思辨、思考、分析去判断。没有这样一个过程，人们很可能将一些错误的甚至是荒谬的知识理论当作正确的真理去接受，这就会对人的生活带来负面影响甚至灾难。所以要让一个人头脑中的思想意识是反映宇宙人生的正确的、明白的道理，就必须学会分辨、辨别，以免被那些错误的、似是而非的思想理论所迷惑。

（十）交以通神

"交"就是交通、交流、交谈、交往、交际、交感；"通"，即通行、通达、通顺、通报、通畅、通连、通晓、畅通、打通、沟通、贯通、交通、会通、互通、流通、疏通。交以通神就是通过人们相互的思想感情的交流、表达，从而使交流者的思想意识得以通畅、通达、舒快,并由此建立起和谐、紧密的人际关系,促进心身的健康。

交以通神的核心是一个人将其思想和情感传达给其他的人,同时也接受其他人传达给他的思想和情感,在这种思想情感的交流沟通过程中达到相互的了解和认识,并进而获得对方的理解、接受、认同和共鸣,实现心心相通、心心相连、心心相印。

人的心神以通为顺,这种通不仅包括内心的神情畅达,而且也包括与他人思想意识情感的沟通、连通。人在本质上是一种社会存在,他必须随时与他人联系沟通,这不仅是解决各种生活问题的需要,也是满足心神自由表达和心绪畅达所必需的。交以通神正是通过与他人的思想情感交流、连通来达到心心相通的目的。如果一个人不与他人交流或不能与他人交流,那么他就会产生郁闷感、孤独感、无助感、无力感,其意识思维能力也会衰退乃至丧失,甚至产生严重的抑郁性精神疾病。

(十一)爱以暖神

"爱"就是关爱、关心、爱护,无私的奉献、付出和接受;"暖"就是温暖、暖意、温馨。爱以暖神就是通过关爱、关心、奉献、帮助、支持、理解、同情、包容、宽容让人感到心神的温暖、人生的温情和温馨、生活的幸福和快乐。

人们之所以需要关爱,就是因为人是一种身心统一的社会存在,人的社会存在的一个突出特性就是人的精神意识性,而人的精神意识既是以个体为单位存在的,但又必须与他人联系在一起。一个人只有通过从他人那里获得关爱、关心、奉献、帮助、支持、理解、同情,他的生活才能感到温馨、快乐和幸福,才能感受到人生真正的意义和价值,否则,他就会感到人生冷漠、内心孤寂,甚至怨恨,对生活失去希望和信心,以致走向反社会的道路。

(十二)空以轻神

"空"就是空掉、清空、抽空、空除、空虚、虚空、虚无、抽象、

第十四章 养生的基本原理

超脱、超越、跨越、越过、逾越、腾越;"轻",即轻便、轻快、轻捷、轻柔、轻松、轻闲、轻易、轻盈、减轻。空以轻神就是通过对现实功利事物的超越,以减轻思想负担,消除烦恼和痛苦,达到超脱、洒脱、豁达、轻快、空灵的精神状态,以促进心神的健康。

人们之所以感到心情沉重、烦恼痛苦,其根本原因是执着于现实功利事物,不能摆脱现实功利的利害得失,结果因现实中十之八九的事情不能令人满意,由此引起烦恼、痛苦,心情也因不能解脱而沉重。所以超越现实人生,清空思想中的功利之物,解除各种世俗物事对人的纠缠、牵绊,从根本上消除产生烦恼和沉重感的各种问题和原因,让人不再受其影响,从而消除烦恼,解除生活的沉重压力,达到身心的轻快。

空以轻神的核心是超越现实功利事物,从而减轻人们因追求现实功利事物带来的沉重心理负担。空以轻神的根本途径是从精神上确立超越现实功利的价值追求,并将其作为一生的根本追求,从而使人生走向超脱、自在、洒脱、豁达、空灵的境界。如果人的心神不能超越功利而空,那他的一生都不会轻松,都会因为功利的缠绕而生活在沉重、痛苦和烦恼中。

(十三)趣以调神

"趣"即兴趣、乐趣、情趣、雅趣;"调"即调理、调节、调和、调养、调整、调护、协调。趣以调神,就是通过各种兴趣或雅趣活动来对人的精神情感进行调理、调节和调养,以促进心神的健康。事实上,趣以调神就是通过开展各种高雅志趣和兴致的活动来对人的精神情感所进行的调养,是将生活艺术化、趣味化、娱乐化、社会化的身心调养方式。通过雅趣活动可以达到愉悦身心、怡神养性、健脑益智、除烦去恼、疏通气血、锻炼筋骨、增进交往、和谐关系等调养心神的作用。

（十四）顺以舒神

所谓"顺"，就是顺从、调顺、顺势、疏通、顺通、和顺、依顺；"舒"，即舒畅、舒缓、舒泰、舒展、满意、惬意。顺以舒神，就是通过各种方法消除身体、心理、身心和交往方面的不通泰、不顺心、不舒心的问题，以使问题解决，心情舒泰，身心舒活，从而促进心神和身体的健康。

人在生活中总会遭遇各种问题，包括身体的不适、心理的不快、交往的不顺，这些问题都会影响到人的精神情绪，导致精神情绪的不快、紧张、不安、焦虑、烦恼等，并进而影响到整个身心的健康。通过疏通、顺畅、顺通、调顺的方法，则能消除各方面不通、不顺的问题，从而使身体通泰、心理舒快、身心交泰、交往顺畅，达到精神情绪的舒快、通泰和整个身心的健康。总之，通过顺以舒神，就可以起到一系列的调理心神的作用：第一，有利于心情的自然舒顺。通过顺以舒神顺通人的精神情绪、身体气血、人我关系与人天关系，从而可以使的心情自然舒畅、通泰和顺，从而可以促进精神心理的健康。第二，有利于身心的自然协调。通过顺以舒神对身体的顺通和心理的顺通，从而可以理顺身心关系，紧密身心关系，使其更为自然协调，健康和谐。第三，有利于正常人际关系的建立。通过顺以舒神疏通与他人的关系，使一个人与他人有更多更深入的认识、了解和理解，可以使之心心相通，从而建立起正常的乃至更为紧密和谐的人际关系，并增进整个社会的和谐。

（十五）守以定神

"守"，即看守、守护、守持、守卫、保守、坚守、信守、驻守、持守，也就是思想意识的注意力关注于某一对象，守护某一对象的状态；"定"，即安定、稳定、确定、定位、固定、立定。守以定神，就是通过心神对某一对象的守护和守持，以使心神状态趋向稳定，心神活动目标明确，思维集中有效，从而促进精神心理的健康。

第十四章 养生的基本原理

守以定神主要是通过人的意识的专注对象的稳定和注意力的集中来稳定人的心理状态，从而避免思想的彷徨迷失、思维的跳跃不定、心绪的躁动不安，以使心理活动趋向稳定、思想安守稳定、精神支柱牢固、注意力集中、思考问题的主题确定。

人是形与神的统一，是身与心的统一，人要健康生活必须心定于身，与身相守；同时，人的生活又是受心神主导和控制的，只有心有所定，精神支柱立定，人生理想目标确定，才能生活稳定，有所成就。要做到心有所定，就需要守之一法。首先，守能让人的心神安守于身体，神情不驰行于外，不为外物所扰，心绪安定，身心康健，不致神思不定、魂不守舍、心绪不宁、志忐不安。其次，守能让人确立稳定明确的人生理想目标，由于理想目标更为明确，追求更为坚定，心有所依，事有所做，功有所成，不致人生目标不明，没有方向，彷徨迷茫，生活飘浮不定，缺乏精神支撑。第三，守能让人心神更关注确定的对象，起到聚精会神的作用，使做事目标更为明确，注意力更为集中，神情更为专注，做事更为用心，成就也能更大，不致做事没有定准目标，思维没有定力，朝三暮四，东一榔头西一棒，这山看着那山高，最终一事无成。通过守以定神，就可以让人精神内守，增进身心和谐，并将散乱的精神情志汇集起来而有所聚焦，有利于精神的守护，使精神情感定于一事，专于一心，更有利于专心致志，事业成功。

（十六）炼以修神

"炼"，即修炼、磨炼、锻炼、锤炼、熔炼、冶炼、炼制、精炼；"修"，即修建、修造、建构、修理、修正、修整、整治、修补、修复、修改、修好、修配、修葺、修缮、修养。炼以修神就是通过一系列的磨炼、锻炼、修炼，使心智得到建构、提升、健全、修整、完善。

人的心智在出生的时候只是具备了基本的硬件基础和一些操作的基本程式，真正的修建、修造、建构、成长、完善则需要在后天的不断学习之中完成。而且心智的修建、成长、完善还有一个过程，在这过程中人还需要不断的探索，还可能存在许多的不足，甚至会犯各种各样的错误，所以还需要在这过程中不断地改进、完善，以使之得到不断的提升。这个过程也就是心智的修炼过程。

人的心智的修建、成长、完善是一个较长的过程，这个过程并不是像修建物质建筑那样一开始就有完善的设计构图，然后按这个完善的设计构图一次性建造起来，而是根据人类过往的经验和现实的条件探索性地进行，最初修建起来的东西还必须经过生活实践的检验才能逐渐得到确认。而且在这过程中还可能因为认识和经验的缺乏而建造出一些不适当甚至是错误的东西，这就需要不断地修改、修正、调整。同时，许多与现实生活相关的东西无法根据他人的知识和经验来完好地建构，需要在实践中摸索、体会，然后才知道如何建构，如何完善。心智建构、成长的过程也就是一个炼的过程，而生活的磨炼、工作的锻炼、挫折的锤炼、心神的内炼，正是人的心智得以修建、修正、调整、完善的重要方式。一个人仅靠温室中的培养、呵护，其心智始终是幼稚的、简单的、脆弱的，是经不起考验的，在人生的风吹雨打和惊涛骇浪中必然夭折，所以一个人的心智只有通过这些炼的过程才能真正建构、成长、完善起来，经得起现实生活的考验。

通过炼以修神的过程，就可以起到心智修养的作用：第一，有利于心性的提升、修正和完善。通过各种炼以修神的修炼活动，可以促进人的思想意识层次的提升，不良的品性得到修正，有缺陷的方面得到完善。第二，有利于身心的自然协调。通过炼以修神的修炼活动的实践锻炼，可以使人的身心关系在活动中得到更多的调整和提升，使其更加协调。第三，有利于良好人格和品行的养成。通过一系列炼以修神的修炼活动，能让人的人格得到更充分的培养，人格特性得到更全面的锻造，从而更趋健康。第四，有利于人的能力提升。通过炼以修神的生活磨炼和工作锻炼，可以使一个人的知识能力、技术能力等得到更全面的发展和提升。

五、形气神关系的调养

人体是形气神的统一，人体的存在必须以这种统一关系的维持为前提，如果形气神统一关系受到破坏，人体的存在就会受到影响，就会出现疾病；如果人体的形气神出现分离，其统一关系出现解体，人体就会死亡。所以要使人体健康长寿，就必须维系这种统一关系，从养生学的角度来说，形气神关系的调养，又主要是三个方面，即：身心认同、协调形气神、和合形气神。

（一）身心认同

要维持形气神的统一关系，首先需要从意识上认同人体的形气神各个方面，即承认每个人自身的形气神都是道之自然，是无法从根本上改变的，必须愉快地加以接受。因为对每个人来说，其形气神各个方面不可能完美无缺，总是在某些方面存在不足和缺陷，如果一个人不能看到这是道之自然的必然结果，不能愉快地接受这种结果，就必定会在心理上产生对自身形气神某些部分的排斥甚至厌恶，这就会导致自我意识上的矛盾和冲突，不仅会影响到心理的健康，而且也会影响到身心关系的健康。所以养生首先要学会将自己的形气神各个方面看作是道之自然的结果，愉快地接受和认同自身各个方面的存在，使人能保持心理的健康和身心关系的正常。总之，形气神认同也就是人们常说的身心认同，身心认同能从人的思想意识上减少身心的冲突，促进身心的和谐，从而有利于人体的健康。

（二）协调形气神

人体作为形气神的统一，要维持人体的健康就必须保持人体形气神的和谐一致，而要做到这一点就需要协调形气神的关系。从养生学的角度来看，协调形气神的关系主要应从运动形体、疏理气机、安静神情三个方面着手。运动形体不仅可以强化形体在人体中的功能，而且更重要的是可以促进其与气和神的和调，密切形气神的关系；疏理气机则可以使气机流畅，功能和调，同时还可以促进气与形和神的沟通，加强它们之间的关系，使其更为协调；安静神情则可以使神安于内而不外驰，以利神情的颐养，更重要的是这有利于神与气和形的亲和，促进形气神关系的和谐。

（三）和合形气神

人体作为形气神的统一体，在一般情况下，形气神多少都会存在某种程度的不和谐甚至矛盾和冲突，而其协调形气神也只能达到一定程度的效果，所以其健康的维持也是有限的。要达到更高程度上的健康和长寿，就必须更进一步，使形气神走向高度的合一，这也就需要和合形气神。从养生学来看，和合形气神的方法一是通过各种方式克服形气神之间的矛盾和冲突来达到形气神的高度协调一致，一般养生修道方法所能达到的目的都局限在这个层次；二是通过内丹修炼，使形气神高度协调、和谐，甚至进而通过神对气和形的超越和绝对控制实现形气神的高度统一，也就是所谓炼就金丹的神仙状态，这一层次是很少人能达到的。

第四节　性命双修

一、养生必须遵循性命双修的原则

在养生家看来，由于人的存在既离不开性也离不开命，是性与命的统一体，所以养生唯有性命双修方能建功，只修性则命不能保，只修命则性无以存，都不能达到性命长存、健康长寿的目的，所以养生必须遵循性命双修的原则。《中和集》说："性无命不立，命无性不存。其名虽二，其理一也。嗟乎！今之学徒，缁流道子，以性命为二，各执一边，互相是非。殊不知孤阴寡阳，皆不能成全大事。

第十四章　养生的基本原理

修命者，不明其性，甯逃劫运；见性者，不知其命，末后何归。仙师云：炼金丹，不达性，此是修行第一病。只修真性不修丹，万劫阴灵难入圣。诚哉言欤！高上之士，性命兼达。先持戒定慧而虚其心，后炼精气神而保其身。身安泰则命基永固，心虚澄则性本圆明。性圆明则无来无去，命永固则无死无生。至于混成圆顿，直入无为，性命双全，形神俱妙也。"[1]《还真集》曰："修还丹之道，不过以神气混合而复本来性命之全体。……性命即神气也，神气即铅汞也，铅汞即坎离也，坎离即日月也，日月即水火也，水火既济，妙合而凝，此乃性命混融之道也。当性命混融之时，心空朗澈，无形无名，无体无用；当性命发越之际，阳动阴分，有形有名，有体有用。于此当行灵宝度人之经，则体用遂分内外。内则性居中宫而斡运曰体，外则情运斗柄以循环还曰用。存之以诚，用之以真，自然丹结于鼎，养成圣胎，如婴儿之在母腹，十月气足，脱胎神化，身外有身，真人出现。至此，性命双修之大事毕矣！凡诸学道至人参禅高士，不可执著，必以性命双修方成大事。吕祖师曰：只修金丹不修性，此是修行第一病；只明真性不修丹，万劫英灵难入圣。斯言尽矣！苟有只修性而不修命，身死之后，性为阴灵，不能现神通；只修命而不修性，身难长生，终住于相，不能超劫运，皆属孤阴寡阳，堕于偏枯之学。且性命双修果何也？岂不闻了性则通圣，此心通于他心，智慧广大，无有来而不知也；了命则长生，此身历劫不坏，能变诸相，无所往而不化也。性命双全，方为了道；形神俱妙，方证金仙。有何疑哉！"[2]《性命圭旨》云："神气虽有二用，性命则当双修也哉。贤人之学，存心以养性，修身以立命。圣人之学，尽性而至命。……君子修天赋之性，克气质之性；修形气之命，付分定之命。分言之则二，合言之则一，其中有理。是以神不离气，气不

---

[1] 中和集：性命论 [M]// 道藏：第 4 册 . 北京：文物出版社，1988：503.
[2] 还真集：性命混融论 [M]// 道藏：第 24 册 . 北京：文物出版社，1988：103-104.

离神，吾身之神气合，而后吾身之性命见矣。性不离命，命不离性，吾身之性命合，而后吾身未始性之性、未始命之命见矣。夫未始性之性、未始命之命，是吾之真性命也。"[1]《吕祖全书》谓："只修性，不修命，此是修行第一病，只修祖性不修丹，万劫阴灵难入圣。达命宗，迷祖性，恰似鉴容无宝镜，寿同天地一愚夫，权握家财无主柄。性命双修玄又玄，海底洪波驾法船，生擒活捉蛟龙首，始知匠手不虚传。"[2]《二懒开关心话》亦云："命无性不灵，性无命不呈，谓必性命双修也。据我见，修得一分性，保得一分命。盖以性命两字不可分也。实以有时偏乎性而命在其中，偏乎命而性在其中，有如形影然，得可分乎？第凡修道，先一我志，性功之始基也；惜身如命，命功之始基也。从而进之，止念除妄，性功也；调息住息，运行升降，命功也。"[3]《玄肤论》亦曰："性者万物一源，命者己所自立。性非命弗彰，命非性弗灵。性，命所主也；命，性所乘也。今之论者类以性命分宗，而不知道器相乘、有无相因、虚实相生，有不可岐而二者。故性则神也，命则精与气也；性则无极也，命则太极也。可相离乎？或言释氏了性，道家了命，非通论也。夫佛无我相，破贪着之见也；道言守母，贵无名之始也。不知性安知命耶；既知命矣，性可遗耶。故论性而不沦于空，命在其中矣；守母而复归于朴，性在其中矣。是谓了命关于性地，是谓形神俱妙、与道合真也。"[4]

以上形气神并养的原则和性命双修的原则其实都是古代养生思

---

[1] 徐兆仁. 东方修道文库：天元丹法：性命主旨：性命说[M]. 北京：中国人民大学出版社，1990：79-81.

[2] 吕祖全书：敲爻歌注[M]// 胡道静. 藏外道书：第7册. 成都：巴蜀书社，1994：513-514.

[3] 高雅峰，韩锡铎. 道藏男女性命双修秘功[M]. 沈阳：辽宁古籍出版社，1994：176.

[4] 玄肤论：性命论[M]// 李道纯，王沐. 道教五派丹法精选：第三集. 北京：中医古籍出版社，1989：250.

想的具体体现,当然,对于它们在养生中的地位的不同认识也是中国古代不同养生流派的重要区别所在。在中国古代,道家养生强调形气神并养和性命双修,而且把人体命的调养放在与神的调养同等的地位;而佛家和儒家在养生上则多强调精神意识的修炼,并不强调人体生命的修炼;医家尤其是现代医家则又多强调命的调养,比较忽视神的调养。在今天看来,道家同时强调人体生命(形气或精气)的调养和心神的调养的养生理念最符合人体科学的原理,也最具有现实的理论和实践意义。从现代科学的角度来看,性命双修实际上就是人体的生命和意识或生理与心理或肉体与心灵两个方面都加以保养,而不只是保养人体的生命或意识的某一方面。因为人体是生命与意识的统一体,只有生命和意识两个方面都处于健康状态时,整个人体才可能健康;相反,如果只是关注生命或意识的某一方面而不顾另一方面,即使一方面保养得很好,但另一方面得不到保养而败坏,那必然会影响到整个人体的健康。现代人往往只关注人体生命或肉体的保养,而忽视精神情志的调养,结果是精神情志的不健康影响到肉体也无法保持健康,也使整个人体的健康大打折扣。

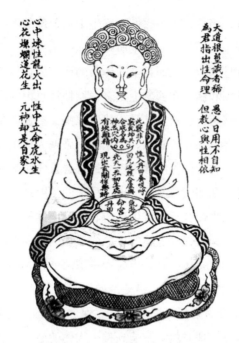

图 14-1 性命合一图

二、性命双修的方法

关于养生中修命与修性的方法，在内丹学兴起以前道家、医家就已经有了普遍的运用。命是形与气的统一，所以修命即修形、炼气，也就是保养身形，故大凡保精、护形、养气、行气之法，都可归入修命的范畴。道家早期所用服食、行气、导引、调摄等养生修炼之法，均属于修命的方法；医家所用食治、药治之补气、行气、补血、活血、生津等也都是修命方法。在内丹修炼中，炼己筑基、炼精化气等步骤的修炼也主要是起到修命的作用。从现代来看，日常饮食的调理和营养提供及生活护理，以及医学之营养补充及身体疾病治疗，都属于修命的范畴。

性即心神，所以修性即修心养性、修炼心神，故凡修心养性、

第十四章　养生的基本原理

修炼心神的方法都属修性的范畴。庄子提出的"心斋""坐忘"之法，《太平经》提出的"守一"之法，上清派的"存神"之法等，都属于修性的方法；佛家的定法、慧法也主要是修性之法。内丹修炼的炼气化神、炼神还虚阶段也主要是一个修性的阶段。当然，由于人的命与性是密切联系、不可分离的，所以修命与修性也是不可截然分开的，修命与修性的划分只是相对的。实际上，在各种修道方法中，修命中有修性，修性中有修命，只是各有所偏重而已，没有绝对的只修命或只修性的方法。现代科学学术意义上的修性，则包括一般文化精神生活、心理治疗、宗教生活等。

虽然养生家们都坚持养生的性命双修原则，但在具体的养生的程序和方法上不同的派别则有所不同。事实上，不同派别对于养生修道过程中修命修性的先后、主次以及下手处等都有不同的理解。尤其是道家最重要的内丹修炼的南北两派，在性命修炼的先后主次问题上更是有明显的差异。一般来说，以张伯端及其后学为代表的南宗主张先命后性，强调命功。张伯端《青华秘文》说："先就有形之中寻无形之中，乃因命而见性也；就无形之中寻有形之中乃因性而见命也。先性固难，先命则有下手处。""了命实关于性地。"[1]《悟真篇集注》亦谓："'虚心实腹义俱深，只为虚心要识心，不若炼铅先实腹，且教收取满堂金。'彭（好古）注：'……虚心是性功上事，实腹是命功上事。……不若炼铅服食，先实其腹，使金精之气，充溢于身，然后行抱一之功，以虚其心，则性命双修，形神俱妙，而大修之事毕矣。'（仇兆鳌）补注：'……心之所以不虚者，缘汞无铅伏，故触境易摇，不若炼铅以制伏之，使心有所含育也。'南宗先命而后性于此章见之。"[2] 刘一明则更明确地阐述了南宗先命后性的修炼

---

[1] 玉清金笥青华秘文金宝内炼丹诀 [M]//道藏：第4册．北京：文物出版社，1988：368，370-371.

[2] 仇兆鳌．悟真篇集注 [M]．上海：上海古籍出版社，1989：137-138.

方法,他指出:"古真云:性命必须双修,工夫还要两段。盖金丹之道,一修命一修性之道。修命之道,有作之道;修性之道,无为之道。有作之道,以术延命也;无为之道,以道全形也。故金丹之道,必先有为,于后天中返先天,还我本来命宝;命宝到手后,不为造化所移,于是抱元守一,行无为之道,以了真空本性,直超最上一层之妙道矣。"[1] "若欲成道,非性命双修不可。修命之学,以术延命,复先天,化后天,长生之道固元矣;修性之学,以道全形,破虚空,超三界,无生之道亦元矣。性命双修,道法两用,内外相济,既得长生,又能无生,形神俱妙,与道合真,了命了性,不生不灭,元之又元矣。"[2] 一般来说,南宗是从形气的修炼入手,以炼己筑基开始,然后炼精化气,炼气化神,先以有为之法巩固命基,待命基巩固,后天精气返于先天精气之后,再由气到神,进入修性阶段,以无为之法,炼神还虚,了彻性源,炼就真空本性,以达形神俱妙、与道合真之神仙境界。在修炼的具体方法上,其法多从调息入手,渐入静定,于"恍惚杳冥"之际用"忘心""觅心"之法体认真心、元性,从真心中生"真意",最后炼化精气神。南宗一派因重视命功,强调精气,因此修炼之法偏重有为,讲究步骤,注重程序。

以王重阳所创全真道及王之七大弟子所开龙门派为代表的北宗则强调先性后命,三分命功,七分性功,以清净为主,以识心见性为首要。王重阳说:"只要心中清净两个字,其余都不是修行。"[3] 马丹阳谓:"清净者,清为清其心源,净为净其炁海。心源清则外物不能扰,故情定而神明生焉;炁海净则邪欲不能干,故精全而腹实矣。是以澄心如澄水,养炁如养儿,炁秀则神灵,神灵则炁变。乃清净所致也。若行有心有为之功,则有尽之术法也;若行无心无为之理,

---

[1] 悟真直指 [M]// 胡道静.藏外道书:第8册.成都:巴蜀书社,1994:368.
[2] 敲爻歌直解 [M]// 胡道静.藏外道书:第8册.成都:巴蜀书社,1994:433.
[3] 重阳全真集:卷十 [M]// 道藏:第25册.北京:文物出版社,1988:747.

第十四章 养生的基本原理

乃无尽之清虚也。"[1] 丘处机云:"吾宗三分命功,七分性学。已后只称性学,不得称命功,方称功有为之事也。功者工也,有阶有级,性何功哉!……吾宗惟贵见金(性),水火配合其次也。大要以息心凝神为初基,以性明见空为实地,以忘识化障为作用。回视龙虎铅汞皆法相,而不可拘执。不如此便为外道,非吾徒也。"[2] 在这里,北宗养生修道方法显然是受到禅宗修行方法的影响,但北宗并非只修性不修命,它实际上是以神对人体的主导作用为指导,强调通过对性也就是心神的修炼来带动整个人体的修炼从而达到性命双修的目的。北宗的修炼以清净心性为入手功夫,以清净心地,不受欲尘染污为诀要。先除情去欲、摄心收念,然后明心见性。此后从真心中生真意,再循序炼化精气神。由于心神对人体的主导作用,所以心静则身静,心静则气调,形气静则精固,身由之得安,命由之得全。由此达到不修命而命自修之效。在此基础上,更上一层,进一步修心炼性,直超形气,尽显元神真性,以达形神俱妙、与道合真之境。北宗因强调在了性中了命,以性安命,不重精气,故其功法偏重无为,在程序和步骤上不是十分讲究,甚至有用顿法完全不讲程序和步骤者。

  总之,不管是哪一道派,虽然他们在性命先后和主次上有所不同,但性命双修都是他们养生修道要遵循的基本原则。翁葆光说:"了性了命,循序各修,性命俱了,方能双融。"[3]《玄宗直指万法同归·卷二》亦谓:"问金丹之道,性命二者何先? 答云:从性宗入者,性为主,命为应;从命宗入者,命为主,性为应。性不可无命,无命谓之乾慧;命不可无性,无性谓之枯阳。此两者同出而异别,不可执乎一也。"[4]

---

[1] 丹阳真人语录 [M]// 道藏:第23册. 北京:文物出版社,1988:703.

[2] 邱祖全书:邱祖语录 [M]// 济一子证道秘书十七种. 台北:新文丰出版公司,1978:444-446.

[3] 悟真篇疏 [M]// 道藏:第2册. 北京:文物出版社,1988:950.

[4] 玄宗直指万法同归:卷二 [M]// 道藏:第23册. 北京:文物出版社,1988:924-925.

实际上对养生各派来说，在整个养生过程中，修性不离修命，修命不离修性，绝不可能只单纯地修性或修命，其区别不过是在具体的养生方法的重心上对修性或修命有所偏重而已。

实际上，到了今天，性命双修除了运用在内炼上之外，更多的还体现在其他各种养生方法的综合运用中，即分别运用调养身体和精神的方法来实现身心的共同调养，达到性命双修的效果。如运用食物、药物、调摄、按摩等方法来调养身体，运用精神调养、雅趣调养来调养精神，运用房中、导引、内炼等方法来对性命进行综合调养，从而完成对命和性的全面调养。

第五节　调理脏腑

一、脏腑和调是健康的基本要求

根据古人的认识，人体在功能上是由五脏六腑系统组成的有机整体，人体健康的维持必须依赖脏腑功能的健全。脏腑是人体各种功能活动的承担者，人体功能的健全不仅需要各个脏腑功能的健旺，而且需要各脏腑在功能活动上的紧密配合和协作。要使人体脏腑功能维持正常，不仅需要保持各个脏腑的健全，而且还必须使各脏腑之间在功能上保持和调的关系。

事实上，人体的活动都依赖于脏腑的功能，不管是机体的食物消化、血液输布、生殖孕育、水液代谢，还是视听感觉、思想决断、言语行为，都是脏腑功能作用的结果。五脏六腑各有其特定的功能，并表现出不同的特点。从各个脏腑的功能活动来看，也都有它独立的作用，如《素问·灵兰秘典论篇》说："心者，君主之官也，神明出焉；肺者，相傅之官，治节出焉；肝者，将军之官，谋虑出焉；膀胱者，州都之官，津液藏焉，气化则能出矣。"[1] 当然，作为人体

---

[1] 素问：灵兰秘典论篇 [M]// 道藏：第 21 册 . 北京：文物出版社，1988：42-43.

第十四章 养生的基本原理

整体功能活动的有机组成部分，各脏腑的功能活动并不是各自为政、孤立进行的，而是在分工合作的基础上协调进行的，它们不仅在生理功能上存在着相互制约、相互依存和相互为用的关系，而且还通过经络的信息沟通作用，将各脏腑从功能上形成一个有机的整体，共同协作，完成人体的各种功能活动，并使人体成为一个协调统一的整体。

人体五脏虽各藏精气，并赖其为动力完成各自的功能活动，但五脏的功能活动之间又存在着相互制约和相互生成的关系，这种相互生成和相互制约也是维持五脏间功能协调的重要保证。《素问·阴阳应象大论篇》说："筋生心，……血生脾，……肉生肺，……皮毛生肾，……髓生肝。"[1] 在这里，筋就代表肝，血代表心，肌肉代表脾，皮毛代表肺，骨髓代表肾，其所揭示的也正是肝生心，心生脾，脾生肺，肺生肾，肾生肝的五脏相生关系。同时五脏之间也是相互制约的。《素问·五藏生成篇》说："心之合脉血……，其主肾也；肺之合皮也，……其主心也；肝之合筋也，……其主肺也；脾之合肉也，……其主肝也；肾之合骨也，……其主脾也。"[2] 这里的所谓"主"，便有制约的含义。五脏之间所以能维持协调平衡的功能状态，正是由于五脏之间这种相互生成、相互制约的关系。

六腑之间的相互关系，主要是传化关系，集中体现于饮食物的消化、吸收和排泄过程中的相互联系和密切配合。饮食入胃，经胃的腐熟和初步消化，下传于小肠，通过小肠进一步消化，泌别清浊，清者为精微物质，经脾的转输，以营养全身；剩余之水液，吸收后，成为渗入膀胱的尿液之化源；其浊者为糟粕，下达于大肠。渗入膀胱的尿液，经气化作用及时排出体外；进入肠的糟粕，经传导与燥化，而由肛门排出体外。在饮食物的消化、吸收和排泄过程中，还

---

[1] 素问：阴阳应象大论篇 [M]// 道藏：第 21 册. 北京：文物出版社，1988：28–31.
[2] 素问：五藏生成篇 [M]// 道藏：第 21 册. 北京：文物出版社，1988：51.

有赖于胆汁的排泄以助饮食的消化，另外三焦不仅是水谷传化的道路，更重要的是三焦的气化推动和支持着传化功能的正常进行。消化、吸收、排泄是六腑功能的密切联系过程，它们是一个消化、转输的完整功能体系，所以《素问·六节藏象论篇》说："六腑能化糟粕，转味而入出者也。"[1] 任何一脏腑功能失常或发生病变，都可能影响饮食物的传化。

关于脏与腑的特性，《灵枢·本藏》云："五藏者，所以藏精神血气魂魄者也；六府者，所以化水谷内行津液者也。"[2] 可见，根据《黄帝内经》的认识，五脏总的功能特性是藏精气而不泻，六腑总的功能特性则是传化物而不藏。脏与腑的关系，实际上是阴阳表里的关系。由于脏属阴，腑属阳；脏为里，腑为表，一脏一腑，一阴一阳，一表一里相互配合，并有经络相互络属，从而构成了脏腑间的密切联系。《黄帝内经》称谓脏腑相合，脏腑的相互关系是通过经络来实现的，脏脉络于腑，腑脉络于脏。因此，脏腑在功能上虽各有职责，但是相互联络，相互依赖的。《灵枢·本藏》云："黄帝曰：愿闻六府之应。岐伯答曰：肺合大肠，大肠者，皮其应；心合小肠，小肠者，脉其应；肝合胆，胆者，筋其应；脾合胃，胃者，肉其应；肾合三焦膀胱，三焦膀胱者，腠理毫毛其应。"[3]《素问·通评虚实论篇》谓："五藏不平，六府闭塞之所生也。"[4] 说明脏腑在生理、病理上是相互联系、相互影响的，脏腑的生理，以"藏""泻"有序为其特点。五脏是以化生和贮藏精、神、气、血、津液为主要生理功能，六腑是以受盛和传化水谷、排泄糟粕为其生理功能。《素问·五藏别论篇》说："所谓五藏者，藏精气而不泻也，故满而不能实；六府者，传化物而不藏，故实而不能满也。所以然者，水谷入口，则胃实而肠虚；

---

[1] 素问：六节藏象论篇 [M]// 道藏：第 21 册. 北京：文物出版社，1988：50.
[2] 灵枢：本藏 [M]// 道藏：第 21 册. 北京：文物出版社，1988：429.
[3] 灵枢：本藏 [M]// 道藏：第 21 册. 北京：文物出版社，1988：430.
[4] 素问：通评虚实论篇 [M]// 道藏：第 21 册. 北京：文物出版社，1988：122.

食下,则肠实而胃虚。故曰,实而不满,满而不实也。"[1]这里的"满"和"实",主要是针对精气和水谷的各自特点而言,如王冰注云:"精气为满,水谷为实,五藏但藏精气,故满而不实;六腑则不藏精气,但受水谷,故实而不满也。"[2]故只有脏腑藏、泻得宜,机体才有充足的营养来源,以保证生命活动的正常进行,任何一个环节发生了故障,都会影响人体生命活动而发生疾病。

从功能来说,脏腑和调是人体各种生理活动得以正常进行的基本条件,所以也是养生的基本要义。而要达到脏腑和调,则需要对脏腑进行调理。要使脏腑调理,无非两个方面:一方面是使各脏腑保持功能的健全,防止脏腑功能的损伤;另一方面是使脏腑之间的关系协调,避免脏腑间功能上的失衡和冲突。这当然又涉及脏与脏、脏与腑、腑与腑几个方面关系的协调。只有各脏腑功能健全,脏腑间功能协调,脏腑和调才能实现。从现代科学的观点来看,脏腑和调实际上人体各功能系统健全,功能系统间协调一致的体现。

二、调理脏腑的基本原则

(一)调和阴阳

从脏腑调理的角度来说,调和阴阳就是要对脏腑及其脏腑间的阴阳关系进行调整,使其达到脏腑阴阳平衡协调也就是功能协调一致的健康状态。这中间首先是保持各脏腑自身的阴阳平衡,如心有心阴、心阳两个方面,肾也有肾阴、肾阳两个方面,要保持心肾的健康,就需要防止心和肾阴阳两方面任一方面出现偏盛偏衰,维持阴阳的平衡协调,才能保持心肾功能的健全。其次是保持脏与脏之间、脏与腑之间、腑与腑之间阴阳的平衡协调。其实,在这里,不管是脏与脏,脏与腑,还是腑与腑,它们之间的阴阳平衡协调,更

---

[1] 素问:五藏别论篇 [M]// 道藏:第 21 册.北京:文物出版社,1988:56.
[2] 素问:五藏别论篇 [M]// 道藏:第 21 册.北京:文物出版社,1988:56-57.

多的都是在功能活动上的平衡协调，也就是人体各种功能活动上的协调配合一致，避免出现功能活动上某些方面的亢奋或不足，从而导致各种功能活动上的失衡、失调和混乱。

（二）平衡虚实

平衡脏腑虚实，就是要对脏腑所出现的虚实进行调整，以实现脏腑的健康。虚者为脏腑气血阴阳的不足，实者乃病邪侵袭脏腑，造成脏腑气血阴阳的失调，最后都会造成脏腑生理功能的失常。对脏腑的虚实变化，应根据其具体的虚实情况，给予补益气血阴阳和祛除脏腑邪气来加以调整。这中间又包括补虚和泻实两个方面。脏腑虚证，是由于各种原因使脏腑气血阴阳出现不足，造成脏腑功能活动低下的病理变化。"虚则补之"，对脏腑虚证，应以扶正为原则，根据气血阴阳虚损的具体情况，选择补阴补阳或益气养血的方法予以调养。脏腑实证，是由各种外邪或湿浊、痰饮、食积、瘀血、结石等邪气滞留体内，造成脏腑气血阴阳失调，以致脏腑功能活动失常的病理变化。"实则泻之"，对脏腑实证，应以祛邪为原则，根据病邪的性质，选择合适的祛邪方法。此外，有些脏腑变化较为复杂，虚实兼而有之，调养就应采取扶正祛邪兼用的原则，并且，要分析虚实孰轻孰重，以决定调养上扶正与祛邪的主次轻重。同时还应注意的是，在脏腑调理中，五脏多补，六腑多泻。虽然脏腑都会出现虚实变化，但由于脏与腑的生理特性不同：脏以化生和贮藏精气为主，腑以受盛和传化水谷为主。表现在临床病变特点上，一般五脏精气难成易亏，故脏病多虚；六腑通道易被邪阻，故腑病多实。因此，调养五脏之病，补益之法运用较为普遍；而治疗六腑之病，祛邪之法运用较为常见。

（三）和顺脏腑

和顺脏腑主要可以从两个方面着手：一是根据各脏腑自身的特点进行调理。人体各脏腑都有自己的生理特性，当其生理特性受到

第十四章 养生的基本原理

各种因素影响时，常会出现相应的病理变化。因此，对脏腑病变，应该注意其各自的病变特点，治疗应顺应脏腑生理特点来进行调理。例如肝属木，性喜条达，而情志之伤最易导致肝气郁结的病变，故治肝之法当以疏肝行气解郁为常，又如肺气的运动特点是宣发肃降，而内外诸邪皆导致肺失宣降，故治肺常以宣肺、降气为多。再如脾主运化，其气主升，其性喜燥而恶湿，胃主受纳，其气主降，其性喜润而恶燥，脾胃病变多见脾失运、胃失纳的功能失调，脾气下陷而胃气上逆的气机升降失常，以及脾被湿困而胃被燥伤的脏腑喜恶所伤病症，故治疗脾病宜用健脾助运、益气升提、苦温燥湿之剂，慎用阴柔滋腻碍运之品，治疗胃病宜用消食和胃、降气止呕、甘寒生津之剂，忌妄投温燥易伤胃阴之品。另外，六腑的生理特性是以通为用，以降为顺，通降受阻则为病变，故治疗六腑之病，重在促进通降，顺应生理特性。二是根据各脏腑的功能性质进行调理。人体各脏腑在生理功能上是各不相同的，所以在发生气血阴阳失调时造成的病理特点也各不相同。如心的病变，表现为由于气血阴阳不足或失调产生的以心血运行失常和精神情志改变为特点的病理变化；肝的病变，具有阴血易亏，阳气易亢，而少见阳气不足的病理特点；脾的病变，以气和阳的不足以及湿邪困脾最为多见；肺的病变，主要表现为肺气肺阴的不足和肺气失调；肾的病变，其病理特点是多虚而少实，主要表现为精气阴阳不足的虚损病机。又如奇恒之腑的病变特点除了与各自的功能失常有关外，最重要的是都与五脏病变有关。如此等等，所以调治脏腑病变，要根据各脏腑功能失常的具体特点，选择适宜的扶正或祛邪之法予以调治，这一点是非常重要的。

（四）协调脏腑

脏腑之间如果出现了关系的失常就应协调脏腑间的关系，以使之恢复正常的协调关系。因为人体是一个有机的整体，生理上无论脏与脏、脏与腑或腑与腑之间都是相互协调相互促进的。因此，当某一脏腑发生病变时，就会波及别的脏腑，呈现出脏腑之间相互影响的病理传变关系。所以，调治脏腑病变，有时不能仅仅单纯针对病变的脏腑，还应该考虑各脏腑之间的关系。一方面，要注意调理它们关系的失常，另一方面，要利用脏腑之间这种生理上的联系关系，通过调理上的整体调节，促进各脏腑功能及相互关系恢复到正常协调的状态。

从现在来看，协调脏腑就是对人体各个功能系统的活动进行协调，使其达到协调一致。其方法一是疏通气机，促进功能系统间的信息交流，以使功能系统间能达到更好的配合和协作；二是对失调的功能系统活动进行调整，如功能活动亢奋的加以适当的抑制，功能活动弱小的予以增强，功能活动出现偏差的加以纠正等。

第六节　疏通经络

一、经络疏畅是健康长寿的保证

经络是运行全身气血、联络脏腑肢节、沟通上下内外的通路，内连于脏腑，外络于肢节，纵横交错，布满全身，是人体的气血和信息运行的通道。人体的五脏六腑、四肢百骸，不仅需要经络输送的气血的温养濡润，而且也需要经络传输的信息的调节，才能发挥其正常的功能作用。同时，经络还对人体的各种功能活动具有协调的作用。《灵枢·本藏》云："经脉者，所以行气血而营阴阳，濡筋骨，利关节者也。"[1] 经络的这种行气血、通阴阳、营身体的作用，也正是对人体各种部分功能活动的调节作用。人体正是通过经络的运行气血、协调功能作用将五脏六腑以及形气神各个方面联系成一个有机的整体。

---

[1] 灵枢：本藏[M]// 道藏：第21册．北京：文物出版社，1988：429．

第十四章 养生的基本原理

古人认为,只有经络通畅,气血才能川流不息地营运于全身。只有经络通畅,才能使脏腑相通、阴阳交贯、内外相通,从而养脏腑,生气血,布津液,传糟粕,御精神,以确保生命活动正常进行。一旦经络阻滞,则影响阴阳协调,气血运行也受到阻碍,阴阳失调,气血失和,则疾病由此而生。事实上,人体的许多疾病都是因为经络不通所引起的。因此《素问·调经论篇》说:"五藏之道,皆出于经隧,以行血气。血气不和,百病乃变化而生,是故守经隧焉。"[1] 正因为经络的基本作用是运行气血,而气血的运行贵在通畅,故"不通则病,病则不通"就构成了经络的生理和病理的基本机制。《灵枢·经脉》强调出:"经脉者,所以能决生死,除百病,调虚实,不可不通。"[2] 所以,疏通经络往往作为一条养生的基本原则,贯穿于各种养生的理论和方法的各个方面。只有经络通畅,气血才能畅通无阻,而气血流畅则是人体健康长寿的基本条件之一。气血在体内正常流通,循环不已,不仅可以将营养物质供给机体,而且承担着联络脏腑组织,协调脏腑关系的重要作用。人的生理功能与病理变化都是以五脏为中心,六腑为辅佐,通过脉络将五脏六腑、五官九窍、四肢百骸、内外组织联系成有机整体进行的,而气血"行于经隧,常营无已,终而复始"[3],起着营养和联络的作用。脏腑的生理功能和整体协同作用均赖气血流通维持,因此,气血流畅则脏腑和调,健康长寿。若经脉瘀阻,则气血失畅,脏腑失和,疾病丛生。同时,经络不畅,气血循行受阻则会导致脏腑功能低下,进而出现功能失常和病理障碍,引起脏腑及整个机体衰退,乃至衰老死亡。

以今天的眼光来分析,疏通经络实际上就是促进人体经络信息系统的通畅和完善。经络信息系统通畅完善了,人体各功能系统间

---

[1] 素问:调经论篇 [M]// 道藏:第 21 册.北京:文物出版社,1988:225.
[2] 灵枢:经脉 [M]// 道藏:第 21 册.北京:文物出版社,1988:401.
[3] 灵枢:营气 [M]// 道藏:第 21 册.北京:文物出版社,1988:410.

的信息沟通加强了，人体的各种功能活动也就会更为及时，更为有效，各功能系统的活动也会更为协调，人体也会更为健康。

二、疏通经络的基本原则和具体方法

（一）疏通经络的基本原则

疏通经络的基本原则主要是以下三个：

1. 行气通络为法

经络的通畅需要动力，而这个动力就是气，所以疏通经络的根本方法就是行气，通过推动气的运行，从而清除经络中的各种障碍，以使经络通畅。

2. 调理气机为本

经络的疏通不仅是动力问题，而且还有气机的调畅。如果气机不调，气不随经而行，出现气机逆乱，仍然不能使经络通畅。所以疏通经络还需要注意调理气机，使气的流动和顺有序，逆则顺之，乱则序之，保持经气在经络中和调有序地顺经而行。

3. 循序渐进为机

疏通经络还应注意循序渐进，应根据经络和气的情况一步一步按照其自然的进程进行，切忌一味地冒进通经。因为经络的通调只能是气机运行的自然结果，而不是人为疏通的产物。不顾自身经气充实与否及经络的特殊情况一味疏通，只会导致气耗精伤，甚至气机逆乱。

（二）疏通经络的具体方法

疏通经络的具体方法包括了以下一些：

1. 药物疏通

药物疏通主要是运用行气活血通络的药物，通过药物的作用消除经络的阻塞，加速经气的运行，以使经络通畅。

第十四章　养生的基本原理

2. 导引按摩疏通

导引和按摩可以使人体的肢节活动，通过肢节活动的动力作用推动经络中气血的运行，从而促进经络的疏通。

3. 针灸疏通

针灸疏通就是在经络的穴位上进行针刺和灸法，以促进经气的运行，调整经络的状况，使经气的流动更为顺畅和调。

4. 行气吐纳疏通

行气吐纳疏通主要是通过在体内运气，使气沿着经络运行，而气的运行则可以促进经络的通畅，调整经络的功能，从而达到疏通经络的作用。

5. 内丹修炼疏通

内丹修炼疏通就是通过内丹修炼过程中的运气活动达到疏通经络的作用。事实上，内丹是一项具有综合作用的养生方法，它对经络的疏通亦有重要的作用。这种作用主要是通过充实元气和引导气在经络中运行体现出来的。像内丹中的小周天和大周天功法其主要目的之一就是疏通任督二脉和十二经脉等全身经络。

第七节　通达顺畅

一、通达顺畅是养生的基本要求

什么是通达顺畅？所谓"通达顺畅"，即通利、通畅、畅通、畅顺、通顺、顺畅、和顺、和畅、通调、通泰、顺遂。对人体来说，通则顺，顺则遂，遂则安。通达顺畅就是人体的各种过程和活动顺利畅达地进行，无障碍阻隔。

人的生活要健康、快乐，身心活动的通达顺畅及与环境的通达顺畅是基本的要求。人体是由形气神、性命、脏腑、经络构成的，人体的各种成分及各种活动过程都必须通达顺畅，人体才能健康自在。对人体来说，只有气体循行通畅、血液运行通畅、液体流动顺畅、信息传输通畅、思想交流通畅、情绪表达顺畅、人天联系通畅、人我交际顺畅，人体才是健康的，也才能够快乐、自在。人体身心活动通达顺畅，气血畅通、关节通利、周身通泰，神情舒畅，则健康快活；天人相通，人体与自然环境交融一体，和谐相处，则生活安适；人我相通，密切联系、顺畅沟通、相互认知、相互理解，则能和谐相处，社会生活愉快幸福。如果身心活动不能通达顺畅，气血运行阻滞，关节僵硬不利，周身肿滞不通，神情抑郁不舒，不仅身心健康受损，生活不便，甚至导致身心疾病，疼痛难安；如果天人不通，人天分离，与自然环境隔绝，则身体必然无法适应外部环境变化而受伤致病，健康难保；如果人我不通，相互之间缺乏沟通，或无法沟通，缺乏理解和包容，难以认同和接受，则难免误解和冲突，社会生活必然孤独、痛苦。可见促进和保持通达顺畅对于人体的养生来说是多么的重要。

二、通达顺畅的基本方面

人体健康生活的通达顺畅涉及许多方面的内容，主要是以下一些：

（一）形体通达顺畅

形体的通达顺畅即物质形体或身体的通顺平和，包括血液循行的通畅，体液（组织液、尿液、汗液、肠道液体）运行的通畅，呼吸和体内气体流动的通畅，以及物质代谢的正常进行等。

（二）气机通达顺畅

气机的通达顺畅主要体现为人体在信息和程序层面的各种功能活动的正常进行和相互关系的和顺协调。各种功能活动的正常进行反映的是功能活动的通顺、通畅；功能活动相互关系的和顺协调反映的是各种功能活动过程的顺利及正常关系的维持。

（三）神情的通达顺畅

神情的通达顺畅就是精神情志在表达和交流上的通畅、顺利。表达上的通畅、顺利反映为一个人思想感情在表达上的自由和自然，可以按照自己的意愿进行表达，不压抑，不抑郁，心情快乐、自在；而交流的通畅、顺利则反映为一个人在需要与他人交流时能找到合适的交流对象并能进行有效的交流，不会出现有某种思想观念想与人交流时找不到交流对象，或不能进行有效交流，或不敢进行交流表达。

（四）脏腑的通达顺畅

脏腑的通达顺畅就是脏腑功能活动能正常顺利进行，没有受到阻碍和干扰，同时各脏腑联系紧密，信息沟通顺畅，相互关系协调，没有出现因脏腑间信息联系的不足而出现的关系失调。

（五）经络的通达顺畅

经络的通达顺畅就是经络中的经气传输通畅，没有出现阻滞不通的现象，且各经络间的经气传输也通畅和调。

（六）人天关系的通达顺畅

人天关系的通达顺畅就是人与自然环境联系和作用顺通，相互作用自然、正常，建立起了一种相互适应、协调一致的关系。

（七）人我关系的通达顺畅

人我关系的通达顺畅就是一个人与他人联系紧密，沟通顺畅，相互认知，相互了解，相互理解，包容宽容，相互影响和作用的管道畅通，关系正常，建立起了一种联系顺畅、和谐一致的关系。

三、通达顺畅的基本原则与方法

（一）行气活血，促进代谢

就人的形体来说，最重要的是气血的通顺，而要使气血通顺，除了保证身体气血运行功能的健全外，就是要采取包括药物、针灸、导引、按摩、运动等行气活血的方法，促进气血的通顺。要使人形体通顺，还需要保证人体物质构成正常的新陈代谢，消除、清除代谢物和各种陈腐积聚，保证形体通道的畅通，身体舒泰。

（二）调理脏腑，协调功能

身心的通达顺畅还需要脏腑功能活动的正常进行及各脏腑功能活动间的协调，这就是要注意在需要的时候运用调理脏腑的方法，使各脏腑功能得到提升和加强，同时也使脏腑间的功能活动得以协调进行，避免相互间的冲突和失衡、失调。

（三）疏通经络，调畅身体

人体生理活动的通达顺畅在很大程度上取决于全身经络的通利畅达，经络通利畅达则气血畅行，脏腑和调，形气神密切联系配合，关系协调，全身通泰舒达。

（四）顺通神情，和谐身心

神是人体的主导者，所以人体的通达顺畅在很大程度上受心神的影响，只有神情通达顺畅了，全身才能通达顺畅。因此，运用包括表达情感、发表见解、交流思想情感、发泄情绪等各种方法，以通达顺畅精神情感、促进身心和谐就非常重要。

（五）顺天应人，生气通天

人体生活的通达顺畅还需要与自然界建立良好的相通协调关系。对人来说，这种关系的建立就需要人的生活与大自然相通，顺应自然事物的本性和人的特性，随时保持与外部环境的联系，趋利避害，与自然界融为一体，建立起紧密且和谐的关系。

（六）通同他人，和谐人我

人不仅需要与自然界建立通达顺畅的关系，也需要与他人和社会建立通达顺畅的关系。对一个人来说，建立与他人的通达顺畅关系就需要与他人有密切的沟通联系，和其光，同其尘，寻求与他人的同一性，认同他人，接受他人，服务他人，谦卑谦让，得到他人和社会的接受和欢迎，由此建立其亲密、畅通、和谐的关系。

第八节 虚静无为

一、虚静无为是达到健康长寿的基本要求

虚静无为原则是养生的一个基本原则。不管是道家、医家，还是佛家、儒家，在养生中都遵循虚静无为的原则。那么到底什么是"虚静无为"呢？所谓"虚静"，按照古人的理解，"虚"是指心中无物，即心里没有对有形的东西的思恋；"静"是指意中无念，即思想意识中没有对各种事物的念想。可见虚静的实质就是心意中超越各种功利事物，不执着于功利事物，从而在心理和意识中做到无念无想。所谓"无为"，即无人为，无妄为。如果仔细分析可以发现，"无为"实际上是人的精神达到虚静时的状态和表现，因为当一个人进入虚静状态时，他在行为上自然也就会表现为一种无为状态。

那么养生学为什么要强调养生要虚静无为呢？从根本上说是因为人的虚静无为才是一种符合道性的自然状态，所有现实中的人也只有达到虚静无为的状态才能够回归道性，与道合真，与天地同久。当然，养生的虚静无为的"无为"，绝不是一无所为，不是什么都不做。如果是这样的话，那就犯了"顽空"的错误。虚静无为的"无为"是不妄为，不随意而为，不违道而为。相反，对于那种符合道的事情，则必须以有为为之。不过其所为之为，都应是出自事物道之自然，不仅无为之为发自自然，而且其为之作用亦顺乎自然；是自然而为，而不是人为而为。所以这种为不仅不会破坏事物的自然进程和自然秩序，而且有利于事物的自然发展和成长。

道的自然无为本性要求在养生时人的精神进入虚静状态。因为人之有为皆因欲念而起，欲念一起则心动，心动则意动，意动则神动，神动则气动，气动则形动，形气神动则必然神驰于外，气散于中，

精耗于内,健康为之受伤。要防止这种局面的发生唯有一法,就是虚其心,静其神。心虚则欲望不起,神静则念头不生,心清神静,根本坚固,形神相亲,则能长生久视。庄子说:"静则无为,无为也则任事者责矣。无为则俞俞,俞俞者忧患不能处,年寿长矣。夫虚静恬淡寂寞无为者,万物之本也。"[1]杜光庭谓:"道者,虚无之称也。以虚无而能开通于物,故称曰道无不通也,无不由也。若处于有则为物滞碍,不可常通。道既虚无为体,无则不为滞碍,言万物皆由之而通。"[2]《太上老君说常清静妙经》云:"人能常清静,天地悉皆归。夫人神好清,而心扰之;人心好静,而欲牵之。常能遣其欲而心自静,澄其心而神自清。自然六欲不生,三毒消灭。所以不能者,为心未澄欲未遣也。能遣之者,内观于心,心无其心;外观于形,形无其形;远观于物,物无其物。三者既悟,唯见于空;观空以空,空无所空;所空既无,无无亦无;无无既无,湛然常寂;寂无所寂,欲岂能生?欲既不生,即是真静。真常应物,真常得性;常应常静,常清静矣。如此清静,渐入真道;即入真道,名为得道;虽名得道,实无所得;为化众生,名为得道;能悟之者,可传圣道。……众生所以不得真道者,为有妄心。既有妄心,即惊其神;既惊其神,即著万物;既著万物,即生贪求;既生贪求,即是烦恼。烦恼妄想,忧苦身心,便遭浊辱,流浪生死,常沉苦海,永失真道。真常之道,悟者自得。得悟道者,常清静矣。"[3]《老君清净心经》亦说:"道不能得者,为见有心,既见有心,则见有身,既见其身,则见万物,既见万物,则生贪著,既生贪著,则生烦恼,既生烦恼,则生妄想。妄想既生,触情迷惑,便归浊海,流浪生死,受地狱苦,永与道隔。"[4]《听心斋客问》亦云:"客问虚静无为,曰:心归虚静,身入无为,动静两

---

[1] 庄子:天道 [M]// 陈鼓应.庄子今注今译.北京:中华书局,1983:337.

[2] 道德真经广圣义 [M]// 道藏:第14册.北京:文物出版社,1988:402.

[3] 太上老君说常清静妙经 [M]// 道藏:第11册.北京:文物出版社,1988:344.

[4] 云笈七签:卷十七 [M]// 道藏:第22册.北京:文物出版社,1988:132.

忘。到这地位，三宫自然升降，百脉自然流通，精自化气，气自化神，神自还虚。不必去安炉立鼎，采药物，看火候，而所谓三元八卦、四象五行，悉在其中。若心不虚静，则内无真宰，虽精炁亦不可得而役矣，况望其化神还虚乎！"[1]

从养生的角度来看，虚静无为确实可以达到促进健康、延长寿命的作用。因为虚静无为对人至少可以起到两方面的作用：一是使精神情志归于平静，让人心情放松，消除烦恼紧张；二是减少机体的消耗，使精气神得到保养。根据现代科学的认识，当一个人的欲望减少，能避免外部的诱惑和干扰，使内心趋于虚静以后，神经兴奋性就会大大降低，情绪也会由紧张、烦躁而趋向放松、平静。而人在精神状态轻松愉快的情况下，血压会降低，心跳会变得和缓，呼吸会变得匀调，其他的各种生理功能也会更为正常，从而有利于人的健康长寿。另一方面，在虚静状态下，人体的物质和能量的消耗会大为降低，从而减少体内熵的产生，避免机体走向无序化，使机体的结构和功能更加有序、完善。与此同时，机体物质和能量的消耗减少也会使机体信息的消耗大为降低，程序结构更少受到耗损和破坏，特别是遗传信息消耗的减少，遗传程序更能维持健全的结构，会有助于机体衰老的延缓，使生命得到更长久的维持。所以说，虚静以养生也是非常符合现代科学的道理的。

二、虚静无为是养神的根本方法

养生家强调修道应坚持虚静无为的原则，除了虚静无为体现了道的本性之外，还有一个原因就是虚静无为是养神的根本方法。关于神为什么要静养，正如我们在前面所指出的，这是由神的性质和人体是形气神的统一的性质决定的。形神的阴阳性质及人体存在的

---

[1] 听心斋客问 [M]// 李道纯，王沐.道教五派丹法精选：第四集.北京：中医古籍出版社，1989：525-526.

形气神的统一性决定了人要维持其健康存在就必须静以养神。因为只有静以养神，使其与形相亲，才能维持人体形气神的统一关系。而且对养生家来说，人体虽然是形气神的统一体，但形气只是人存在的基本条件，神才是人体的主宰，所以养生也自然应以养神为主。尤其是在神仙修炼养生中，则更是只能以神的修炼来实现，因为形气构成的命总是要消失的，只有神构成的性可以不死，并成为修炼成神仙的基本因素。《玉清秘录》云："夫神者君也，气者人也。心神动则精摇，精摇则使形不安。若三事各令清净无为则万事自安也。"[1]《七部语要·连珠》曰："神静而心和，心和而形全，神躁则心荡，心荡则形伤。将全其形，先在理神。故恬和养神则自安于内，清虚栖心则不诱于外也。"[2]《长春真人语录》说："灭者，形也；无生灭者，性也，神也。有形皆坏，……只有一点阳光，超乎劫数之外，在身中为性海，即元神也。"[3]《青华秘文》谓："心者，神之舍也；心者，众妙之理而宰万物也。性在乎是，命在乎是。……夫鬼神之所以测度者，吾心之有念耳。心无念则神之灵不可得而施也。……能静则金丹可坐而致也。……心惟静则不外驰，心惟静则和，心惟静则清，一言以蔽之，曰静，精气神始得而用矣。精气神之所以为用者，心静极生动也。非平昔之所谓动也，用精气神于内之动也。……盖心静则神全，神全则性现。"[4]《析疑指迷论》亦说："夫（精气神）三者分离皆因其有心也，心之所之则气从之，气之所之则形应之。是故心感于外者，感于悲则泪出，感于辛则涕出，感于燥则汗出，感于酸则液出，是故感于淫则精出也。人能宁心于虚极之乡，息

---

[1] 云笈七签：卷五十五 [M]// 道藏：第22册．北京：文物出版社，1988：380．

[2] 云笈七签：卷九十 [M]// 道藏：第22册．北京：文物出版社，1988：624．

[3] 邱祖全书：邱祖语录 [M]// 济一子证道秘书十七种．台北：新文丰出版公司，1978：445．

[4] 玉清金笥青华秘文金宝内炼丹诀：心为君论 [M]// 道藏：第4册．北京：文物出版社，1988：363．

第十四章 养生的基本原理

虑于无为之城,则寂然不动,感而遂通,而心不动也,而精自秘也。精化为气,气化为神,神化为虚,虚实相通,是谓大同。"[1]《真诠》亦谓:"仙宗以心为本柄,固也。然人皆有心而不能仙者,非心之累也,心汩于欲而不能静虚之罪也。刘赤脚云:神气自然如母子相爱,但为尘情相隔,不得相见。若少一分尘情即有一分升降。俞玉吾曰:心定则神凝气和,三宫自然升降,百脉自然流通。李清庵云:心归虚寂,身如无为,内外两忘。到这里精自然化气,气自然化神,神自然还虚。又曰:身心俱静,天地混合,自然真机妙应,有非常之动——只这动处便是天,心见药物,炉鼎在此矣。三元八卦、四象五行,种种运用悉具于中矣。由是言之,心不虚静,则失其职,虽精气有不可得而役者,今人乃专讲烹炼铅汞而不言治心,何耶?"[2]

当然,作为道的根本特性的虚静无为之所以能成为养神的根本方法也是由人的神与道的内在联系决定的。关于人的心神与道的内在联系及虚静以养神的内在根据,《道经》云:"道者,有而无形,无而有情,变化不测,通神群生;在人之身,则为神明,所谓心也。所以教人修道则修心也,教人修心则修道也。"[3] "天地万物所宗者,一道也;经书万卷所明者,一心也。道有太常,心有真妄。修道必修于大道,论心先论于真心。大道漠然无形,而能运化群有;真心寂然不动,而能建立万法。非心无以见道之全体,非道无以见心之妙用。道外无心,心外无道。是故古之修道者,先修其心。何以修心?曰清静而已矣。何以致清静?曰虚而已矣。人能使方寸之地虚,则一尘不染,一物不留,寂然湛然,常清常静,一神独运,妙应无穷,可以超出生死之外,是谓得道也。方寸之地苟不能虚,

---

[1] 析疑指迷论 [M]// 道藏:第 4 册.北京:文物出版社,1988:951.

[2] 真诠:卷中 [M]// 吕光荣.中国气功经典:金元朝部分下.北京:人民体育出版社,1990:406-407.

[3] 太上老君内观经 [M]// 道藏:第 11 册.北京:文物出版社,1988:397.

则百路千歧,劳劳役役于其外;七情六欲,辔辔扰扰于其中;与接为搆,日与心斗,方且流浪生死之不暇,岂清静之能致,道之能得耶?"[1] "道者,有而无形,无而有精,变化不测,通神群生。真人上仙,教人修道,即修心也;教人修心,即修道也。道不可见,因心以明之;心不可常,用道以守之。故虚心遣其实,无心除其有也,定心令不动也,安心令不危也。静心令不乱,正心令不邪,清心令不浊,净心令不秽。此皆已有,令以除之。心直,不反复也;心平,无高下也;心明,不暗昧也;心通,无窒碍也。此皆固有,因以然之。又在少思、少念、少欲、少事、少语、少笑、少愁、少乐、少喜、少怒、少好、少恶,故得灵光不乱,神炁不狂,方可奉道保生。嗟无知者,多思神殆,多念志散,多欲损炁,多事役形,多语弱炁,多笑损脏,多愁摄血,多乐溢意,多喜则交错,多怒则百脉不定,多好则昏迷不理,多恶则憔悴无欢。故其源不洁,和炁自耗,不得延年,失于养心之故也。"[2]

三、虚静无为的基本要求

如何做到虚静无为,《通玄真经》有"九守"之说,谓守虚、守无、守平、守易、守清、守真、守静、守法、守弱。[3]《内观经》则从内观修炼谈到了虚静之道的一些基本要求:"内观之道,静神定心,乱想不起,邪妄不侵。固身及物,闭目思寻,表里虚寂,神道微深。外藏万境,内察一心,了然明静,静乱俱息。念念相系,深根宁极,湛然常住,杳冥难测,忧患永消,是非莫识。"[4]《玄都律文》将虚静无为总结为十三个方面,《云笈七签》则将这十三个方面称之为"十三虚无"。《玄都律文》说:"一者,遗形忘体,怕然若死,谓之虚;二者,

---

[1] 灵宝五经提纲 [M]// 道藏:第9册.北京:文物出版社,1988:859.
[2] 西山群仙会真记:养心 [M]// 道藏:第4册.北京:文物出版社,1988:429.
[3] 通玄真经:九守篇 [M]// 道藏:第16册.北京:文物出版社,1988:839-842.
[4] 太上老君内观经 [M]// 道藏:第11册.北京:文物出版社,1988:397-398.

第十四章 养生的基本原理

损心弃意，废伪去欲，谓之无；三者，专精积神，不与物集，谓之清；四者，反神服气，安而不动，谓之静；五者，深居宴处，功名不显，谓之微；六者，去妻离子，独与道游，谓之寡；七者，呼吸冲和，滑泽细微，谓之柔；八者，缓形纵体，以奉百事，谓之弱；九者，憎恶尊荣，安贫乐辱，谓之卑；十者，遁赢逃满，衣食粗疏，谓之损；十一者，争作阴阳，应变却邪，谓之时；十二者，不饥不渴，不寒不暑，不喜不怒，不哀不乐，不疾不迟，谓之和；十三者爱视爱听、爱言爱虑，不费精神，和光顺世，谓之啬。律曰：凡此十三者，混沌为虚无。行道守真者，敬奉师法，顺天教令，穷极无为之道：虚、无、清、静、微、寡、柔、弱、卑、损、时、和、啬。夫为道者，气炼形易，民和国宁，家吉灾不起，寿命延，家国昌。违律者，为天所刑。"[1]概括起来，根据养生家的认识，要达到虚静无为，无非是从以下几个方面着手：

第一，关闭人体的各种感觉大门。从现代的观点来看，人的感官随时都会受到外界各种因素的刺激，这些刺激会引起感受器的兴奋，启动相应的感觉程序，导致整个神经系统和大脑的兴奋，引起人对各种刺激物的感知和念想，从而使人内心无法平静。《道枢》云："夫耳耽淫声，目好美色，口嗜滋味，则五脏摇动而不定，血气流荡而不安，精神飞驰而不守。于是正气散而湿邪之气乘之以生疾矣。是以人之三要者，曰耳、曰目、曰口。"[2]《七部语要·连珠》谓："七窍者，精神之户牖也；志气者，五藏之使候也。耳目诱于声色，鼻口悦于芳味，肌体之于安适，其情一也。则精神驰骛而不守，志气縻于趣舍，则五藏滔荡而不安，嗜欲连绵于外，心腑壅塞于内，曼衍于荒淫之波，留连于是非之境而不败德伤生者，盖亦寡矣。"[3]

---

[1] 玄都律文：虚无善恶律 [M]// 道藏：第3册. 北京：文物出版社，1988：456.
[2] 道枢：阴符篇 [M]// 道藏：第20册. 北京：文物出版社，1988：620.
[3] 云笈七签：卷九十 [M]// 道藏：第22册. 北京：文物出版社，1988：624.

事实上，要使人内心宁静，不亢奋，首先就需要关闭人体的感觉器官，避免外部因素的刺激，截断刺激物引起大脑兴奋的途径。所以《道德真经》早就叫人在修道时要"塞其兑，闭其门"[1]。后世则不仅继承了老子的这一方法，而且还对这一方法进行了发展，使其在理论和方法上更系统化，更具操作性。

第二，清除内心的思想之物。人内心不得安宁的另一个原因是头脑中总是有对各种事物的思想和意念，这就是所谓的"着相"。因为心中有物，有事务缠绕，意念受其牵挂，放心不下，故心神难宁。《洞玄灵宝玉京山步虚经》云："学仙绝华念，念念相因积，去来乱我神，神躁靡不历。灭念停虚闲，萧萧入空寂。"[2] 王重阳亦指出："凡人修道，先须依此一十二字，断：酒、色、财、气、攀缘、爱念、忧愁、思虑。"[3] 可见，要使心神安宁，就需要清除内心的思想之物，让心中无物，脑中无念，无牵无挂，意识空虚，内心自然宁静。

第三，抑制和消除各种欲望。使人心神不得安宁的最重要原因就是人的欲望。对人来说，由于内外因素的刺激，随时都会产生各种各样的生理和心理的欲望，欲望一起，妄念随之而动，妄念一动则心动，心神为之不安。所以要使心神虚静，就必须抑制和消除各种欲望。欲望不起，则妄念不生，妄念不生则心神不动而静。《无上秘要》对于人的欲念妄动导致人身心受伤的机制给了明确的说明："凡存一守五神，要在正心，心正由静，静身定心，心定则识清，清明则会道，道会神符，号曰真圣。动则忘一，邪乱五神，五神纷纭，躁竞烦愦，失道陷俗，三业肆行，违善造恶，六通迳塞，七觉一昏，贪欲无数，无数之欲，念念丛生，不可胜言，大略有五：一曰目欲观五色，色过则魂劳；二曰耳欲闻五音，音繁则魄苦；三曰

---

[1] 道德真经 [M]// 道藏：第 11 册．北京：文物出版社，1988：478.
[2] 洞玄灵宝玉京山步虚经 [M]// 道藏：第 34 册．北京：文物出版社，1988：626.
[3] 重阳教化集：化丹阳 [M]// 道藏：第 25 册．北京：文物出版社，1988：780.

鼻欲嗅五香，香溢则精流；四曰口欲甘五味，味丰则神浊；五曰身欲恣五体，体慢则志散，志散则脾伤。而色神浊则心乱而口爽，精流则肾虚而迷狂，魄苦则肺损而耳聋，魂劳则肝困而目盲。五者混闇，则身灭命亡；五者净明，则体全年永。"[1]《坐忘论》及《玄纲论》则对抑制和消除情欲在修道中的作用做了一个更清楚的说明："弃事则形不劳，无为则心自安。恬简日就，尘累日薄，迹弥远俗，心弥近道。至圣至神，孰不由此乎！"[2] "夫生我者道，禀我者神，而寿夭去留，匪由于己，何也？以性动为情，情反于道，故为化机所运，不能自持也。……故君子黜嗜欲，隳聪明，视无色，听无声，恬淡纯粹，体和神清，虚夷忘身，乃合至精，所谓返我之宗，复与道同。"[3] 可见，如果能抑制和消除内心的欲望，不为各种凡俗之事牵扯，虚静无为，自然可使身心安宁，与道为一。

实际上要做到以上三点，除了尽量减少外部环境的刺激和诱惑之外，更重要的是要超越世间的各种功利。只有超越了现实功利，一个人才可能形成对各种刺激和诱惑的免疫力，他的心意才不会为功名利禄所动，从而能让心意保持虚静无为的状态。

第九节　后天返先天

一、先天与后天的本质区别

在古代养生家看来，人虽然只有在后天产生并与先天结合的情况下才能作为一个现实的人存在，先天与后天都是现实的人所不可或缺的。但在人体中，先天与后天则存在着本质的区别，这种区别主要表现在以下几个方面：

[1] 天上秘要：正一五戒品 [M]// 道藏：第 25 册．北京：文物出版社，1988：165.
[2] 坐忘论：断缘 [M]// 道藏：第 22 册．北京：文物出版社，1988：892.
[3] 玄纲论上篇明道德：性情章第五 [M]// 道藏：第 23 册．北京：文物出版社，1988：675.

首先，在来源上，先天是由道直接产生的，产于人生身之前，而后天则是派生的，产于人出生之后。

谭峭《化书》云："道之委也，虚化神，神化气，气化形，形生而万物所以塞也。"[1]《金丹大要》亦谓："是以三物相感，顺则成人，逆则成丹。何谓顺？一生二，二生三，三生万物。故虚化神，神化气，气化精，精化形，形乃成人。"[2] 根据道家的认识，在人的产生过程中，首先是由道化生出先天一气，再由先天一气化生出先天之元神，由元神化生出元气，再由元气化生出元精，在此基础上，再产生出后天的形、气、神，从而使人得以出现。在这里，由道所直接产生出来的只能是先天的精气神，而后天的精气神则是在一个人的具体的孕育和发育成长过程中派生出来的。对此，刘一明有更明确的论述，他说："紫清翁云：'其精不是交感精，乃是玉皇口中涎；其气即非呼吸气，乃知却是太素烟；其神即非思虑神，可与元始相比肩。'是即所谓元精元气元神也。精气神而曰元，是本来之物。人未有此身，先有此物，而后无形生形，无质生质，乃从父母未交之时而来者。方交之时，父精未施，母血未包，情合意投，其中杳冥有物，隔碍潜通，混而为一，氤氲不散，既而精泄血受，精血相融，包此一点之真，变化成形，已有精气神寓于形内。虽名为三，其实是一。一者混元之义，三者分灵之谓。一是体，三是用。盖混元之体，纯一不杂为精，融通血脉为气，虚灵活动为神。三而一，一而三。所谓上药三品者，用也；所谓具足圆成者，体也。……后天之精，交感之精；后天之气，呼吸之气；后天之神，思虑之神。三物有形有象，生身以后之物。男女交媾，精血融和，结为胚胎。胎中只有元气，并无呼吸之气。及其十月胎完，脱出其胎，落地之时，哇的一声，纳受天地有形之气，入于丹田，与元气相合，从此气自口鼻出

---

[1] 化书：道化 [M]// 道藏：第23册. 北京：文物出版社，1988：589.
[2] 金丹大要：精气神说下 [M]// 道藏：第24册. 北京：文物出版社，1988：16.

第十四章 养生的基本原理

入,外接天地之气以为气,此呼吸气之根也。后天之神,亦于此而生,此神乃历劫轮回之识神,生时先来,死时先去;转人转兽是这个;为善为恶是这个;生来死去是这个;出此入彼移旧住新,无不是这个。当落地哇的一声,即此神入窍之时也。所以婴儿落地,不哇者不活,盖以无神入窍也。初生之时,神气相御以为后天根本,长生幻身。至于交感之精,尤系后天之物。有母胎时无此精,初生身亦无此精,及至二八之年,元阳气足,满而必溢,……始泄焉。此精不但生时并无,即生后亦无,特气血所化耳。……所谓交感之精者,因有交有感而有精,不交不感即无精。……此交感之精之所由来也。当阳极生阴,不但精从此有,即思虑之神,从此而发,呼吸之气,从此而暴。学者须要识得此三者,皆生身以后所有,而非生身以前之物。"[1] 由此也说明,先天精气神比后天精气神离道更近,自然在性质上也更接近道。

其次,在性质上,先天是无形的,后天是有形的。

人体的先天后天,具体来说就是指人体的先天精气神和后天精气神或先天性命和后天性命。而不管是精气神或性命,其先后天的性质是一致的,先天精气神或性命是无形无状的,而后天精气神或性命则是有形有状的。陆西星说:"何以后天之用行而先天之真愈隐?曰:先天之真不可见,凡可见者皆后天也。今之言涕唾津精气血液者,皆有形滓质之物,俱属后天而不可用,则又以精气神当之。不知后天之用既行,则精气与神又皆随用显发而落于后天。何者?已鉴之后,说着用着皆落后天,而先天之真沉潜沦匿孱弱微细,日就萧索,而不足以为一身之主,至于老病死苦者,后天之用竭而先天不存也。然则欲吾形之永固者,舍先天奚以哉!"[2] 关于先天精气

---

[1] 修真后辨 [M]// 胡道静.藏外道书:第 8 册.成都:巴蜀书社,1994:495-496.
[2] 玄肤论:先天后天论 [M]// 李道纯,王沐.道教五派丹法精选:第三集.北京:中医古籍出版社,1989:245-246.

神的性质，白玉蟾《必竟恁地歌》说："人身只有三般物，精神与气常保全。其精不是交感精，乃是玉皇口中涎；其炁即非呼吸炁，乃知却是太素烟；其神即非思虑神，可与元始相比肩。……岂知此精此神炁，根于父母未生前，三者未尝相返离，结为一块大无边。人之生死空自尔，此物湛寂何伤焉。"[1] 刘一明则更明确地指出："心印经曰：'上药三品，神与气精，恍恍惚惚，杳杳冥冥，视之不见，听之不闻，从无守有，顷刻而成。'曰恍惚，曰杳冥，曰有无，则为无形之物可知。"[2] 关于后天精气神的性质，刘一明指出："后天之精，交感之精；后天之气，呼吸之气；后天之神，思虑之神。三物有形有象，生身以后之物。"[3]

再次，在作用上，先天是有益健康的，后天则可能对健康产生不利影响。

对于先天精气神在人体中的作用，刘一明说："惟此元精如珠如露，纯粹不杂，滋润百骸；元气如烟如雾，贯穿百脉；元神至灵至圣，主宰万事。知之可以延年益寿，长生不老。学者若能识得此三物，则修道有望。"[4] 相反，后天精气神的活动则不仅不能促进人体的生命存在，而且会导致先天精气神的耗损，对人体生命带来负面影响。薛阳桂说："性命者，人之根本也。精气神，人之大用也。人身三宝，惟此为贵，然亦有先后之别。先天之精，即天一所生之水，有理而无形，具于炁中，融贯一身，每至亥子之交，一阳来复而生，谓之元精。苟一动念，立化为后天有形之物。其先天之炁，即中宫之祖炁，谓之元炁，日化后天营卫于百脉，非只呼吸之气也。先天之神，即心中灵明，谓之元神。一涉知识即变而为后天思虑之识神。故修道藉后天而复先天，贵先天而不贵后天也。世人不知此旨，妄以后

---

[1] 必竟恁地歌 [M]// 道藏：第4册.北京：文物出版社，1988：783.
[2] 修真后辨 [M]// 胡道静.藏外道书：第8册.成都：巴蜀书社，1994：495.
[3] 修真后辨 [M]// 胡道静.藏外道书：第8册.成都：巴蜀书社，1994：495.
[4] 修真后辨 [M]// 胡道静.藏外道书：第8册.成都：巴蜀书社，1994：495.

天精气为至宝,且日孜孜于名利之场,七情六欲煽于内,声色货利诱于外,心无一刻之宁静。后天且难久固,又何论先天耶?"[1]

二、后天返先天的实质

根据古代道家的观点,道是整个世界的本原,而道性则是事物的最根本性质,如果事物能达到道性状态,则不仅是它最理想的存在状态,而且也可以使它与道合一,万古长存。所以对人来说,养生的根本目的就是要人恢复他原初的道性,达到与道合真、与天地同久的神仙状态。人的原初的道性状态也就是人的先天状态,而现实的人则又都处于其后天的衍生状态,所以修道的过程也是一个由后天返回先天的过程。这种后天返先天的实质就是由后天有形返于先天无形,由后天形气返于先天神性,由后天物性返于先天元性,由后天之物返于先天之道。谭峭《化书》云:"道之委也,虚化神,神化气,气化形,形生而万物所以塞也。道之用也,形化气,气化神,神化虚,虚明而万物所以通也。是以古圣人穷通塞之端,得造化之源,忘形以养气,忘气以养神,忘神以养虚。虚实相通,是谓大同。"[2]元·陈致虚在《金丹大要》中对这一点有更进一步的阐述:"是以三物相感,顺则成人,逆则成丹。何谓顺?一生二,二生三,三生万物。故虚化神,神化气,气化精,精化形,形乃成人。何谓逆?万物含三,三归二,二归一。知此道者,怡神守形,养形炼精,积精化气,炼气合神,炼神还虚,金丹乃成。"[3]《性命圭旨》亦说:"此处无他,不过是返我于虚,复我于无而已。返复者,回机也。故曰:一念回机,便同本得。究竟人之本初原自虚无中来,虚化之为神,神化之为气,气化之为形,顺则生人也。今则形复返之为气,气复返之为神,神

[1] 梅华问答[M]//道藏男女性命双修秘功.沈阳:辽宁古籍出版社,1994:483-484.
[2] 化书:道化[M]//道藏:第23册.北京:文物出版社,1988:589.
[3] 上阳子金丹大要:精气神说下[M]//道藏:第24册.北京:文物出版社,1988:16.

复返之为虚，逆则成仙也。"[1]清·汪昂《勿药元诠》则更明确地指出："积神生气，积气生精，此自无而之有也；炼精化气，炼气化神，炼神还虚，此自有而之无也。"[2]

同时，后天返先天的过程也是一种由后天之成人状态返为先天婴儿之未孩状态的过程。《玄宗直指万法同归》指出："婴儿者，未出胞胎也。出乎胞胎谓之孩也。婴儿在母腹中，惟抱一团和气，哀乐之情未发，见闻知觉之性未萌也。出母之胎，便有喜怒哀乐之情，见闻知觉之心，故不足以况以道也。古人曰温养子珠，保养太和；又曰圣胎、道胎、胎仙、胎息，未尝言出胞胎也。"[3]

在这里，道家所谓"顺则成人，逆则成丹"学说为我们揭示了这样一种基本的思想：人是由道按其衍生万物的顺序产生，而要修炼成丹则需要按照相反的次序进行。根据道家的宇宙创生演化及人体生成说，宇宙和人体生命的生成皆源于道。道自虚无状态中生出先天一气，又从先天一气产生阴阳二性，阴阳二性的矛盾运动则又分别产生出神、气、形三大元素，并由这三种元素的独自或不同组合分别构成天地万物，而人体则由这三种元素的有机组合而形成。至于人的具体产生过程则是，由道产生先天一气，由先天一气化生出先天神气精，先天神气精再化生出后天神气精，自此，人的形气神具备，一个现实的人也才出现在世界上。根据内丹理论，人要健康长寿，成仙成神，就必须反其道而行之，逆着人形成的方向修炼，从人体之形开始到后天精气神，再由后天精气神到先天精气神，进入先天以后，再由精到气，由气到神，由神到先天一气，最后由先天一气到道，从而达到与道合真、与

---

[1] 徐兆仁.东方修道文库：天元丹法：性命圭旨：本体虚空超出三界[M].北京：中国人民大学出版社，1990：239.

[2] 勿药元诠：精气神[M]//项长生.医学全书：汪昂.北京：中国中医药出版社，1999：309.

[3] 玄宗直指万法同归[M]//道藏：第23册.北京：文物出版社，1988：919.

第十四章 养生的基本原理

天地同在的神仙境界。

其实，养生学所谓"后天返先天"实质上是对人体本真自然状态的追求，而这种状态也是更符合人体本性更为健康的状态。由于人体的自然本真状态是未经后天学习自然呈现的状态，所以古人认为是一种先天状态；而人体通过后天学习或环境影响的状态则是后天状态，这种状态对人体健康的维持是不利的。所以古人强调要从后天的不利健康的状态，回归到原初更有利于健康的先天状态。而且先天遗传因素也确实在人体生命的维持和健康的维护上具有十分重要的作用。这也可以看作是古人在养生中更强调维护先天因素的一个合理的注脚。

三、后天返先天的基本程序和方法

关于养生中后天返先天的程序和方法，《养生秘录》曰："精气神之用有二，其体则一。以外药言之，交合之精，先要不漏；呼吸之气，更要细细至于无息；思虑之神，贵在乎安静。以内药言之，炼精炼元精，抽坎中之元阳也，元精固则交合之精自不泄矣；炼气炼元气，补离中之元阴也，元气住则呼吸之气自不出入；炼神炼元神也，坎离合体成乾也，元神凝则思虑之神泰定。"[1]《真诠》云："元神与思虑之神是一，是二？曰：心性神，一也，以其禀受于天，一点灵明，故谓之元神。后为情识所移，此个神汩没在情识中，遂成思虑之神。其实，虽思虑有情识，此个元神固常浑浑沦沦，不亏不欠。人能回光返照，去其情识，则凡此思虑者，莫非元神之妙用矣。"[2]《听心斋客问》谓："客问：元精与交感之精何以异？曰：非有二物。未交之时，身中五脏六腑之精，并无停泊

---

[1] 养生秘录 [M]// 道藏：第10册.北京：文物出版社，1988：716-717.
[2] 真诠卷上 [M]// 吕光荣.中国气功经典：金元朝部分下.北京：人民体育出版社，1990：404.

处，却在元炁中，未成形质，此为元精。及男女交媾，精自泥丸顺脊而下，至膀胱外肾施泄，遂成渣滓，则为交感之精矣。故炼精化气，养此元精，须从一阳初动处，逆行入丹田，不令至于成质也。"[1]《梅华问答编》说："其先天真一之炁，自人受生时，得无极之至真，由太极一判而来。天赋之一点，落入母之子宫，凝合父母之阴阳而成人。此天赋一点之命根，即先天真一之炁，又谓太乙含真之炁。太极又化而为阴阳，阴阳化生五行。其阴阳五行之精粹，凝集而为精气神，故此先天即隐寓于后天之中。然其立根处总在脐中气穴之内，是以脐中命蒂之处，谓之祖窍，犹花之根，果之蒂也。及至十五六岁时，后天气足，精窦自开，见色迷心，触根神荡，而真元遂破。自此先天之炁日渐亏损。然每至亥子之交，身中阴阳二气必然交合，一交由真一之炁自生生而化为后天之精气神，以资人用。故阴阳交合，真阳自生之时谓之活子时，所生之真阳即所谓先天一炁是也。即于斯时采取此炁，行之于火候，烹之炼之，不使其化后天，并可将身中之气以及精神魂魄意混合而为一家，俱化为先天，即补还从前之亏损。日采而日补，补至充足，与未破身时无二，是谓之还丹，乃还我本来之真元也。"[2]《性命圭旨》还结合内丹修炼的三个基本环节阐述了后天返先天的方法和程序。它指出："道生一，一生二，二生三，三生万物。此所谓顺去，生人生物。今则形化精，精化气，气化神，神化虚。此所谓逆来，成佛成仙。初关炼精化气者，要识天癸生时，急急采之。采时须以徘徊之意引火逼金，所谓'火逼金行颠倒转，自然鼎内大丹凝'。中关炼气化神者，乘此火力炽盛，驾动河车，自太玄关逆流自天谷穴，气与神合，然后下降黄房。所谓'乾坤交媾罢，一点落黄庭'。

---

[1] 李道纯，王沐.道教五派丹法精选：第四集.北京：中医古籍出版社，1989：527.
[2] 高雅峰，韩锡铎.道藏男女性命双修秘功[M].沈阳：辽宁古籍出版社，1994：486-487.

上关炼神还虚者，守一抱元，以神归于毗卢性海。盖三关自有为入无为者，渐法也。修上一关，兼下二关者，顿法也。若径做炼神还虚者，功夫到虚极静笃时，精自化气，气自化神，即关尹子'忘精神而超生'之旨也。"[1]

事实上，整个内丹修炼的过程也就是一个后天返先天的过程，在这个过程中所用的一切方法和程序都是围绕着如何使人由背离道性和元性的后天主事状态返回先天道性和元性的本真状态进行的。在这里，返于先天之道性和元性是目的，但它必须通过金丹修炼之术才能完成。因为如果按自然之道的发展，只能是一个"虚化神，神化气，气化血，血化形，形化婴，婴化童，童化少，少化壮，壮化老，老化死"[2]的过程。要改变这种人的自然命运，唯有采用金丹修炼之术，逆而运之，成就仙道，方可"跳出三界外，不在五行中"，摆脱人自然的生老病死。所以陈致虚说："深斯道者，则道为体，术为用。假术以成其道者，犹借良智以安其国。然吾所谓术者，非小技也，乃天地阴阳造化生生之道也。如顺则生物生人者，是后天地之道也；逆则成仙成佛者，是先天地金丹之道也。此所谓术也。"[3]

第十节　和顺自然

一、和顺自然是道法自然养生原则的基本要求

这里的"自然"不是"道法自然"的"自然"而是自然界的"自然"，所以"和顺自然"是养生中处理人天关系或人体与自然环境关系的基本要求。

---

[1] 尹真人传.性命圭旨[M].北京：教育科学出版社，1993：86.
[2] 化书：死生[M]//道藏：第23册.北京：文物出版社，1988：592.
[3] 紫阳真人悟真篇三注序[M]//道藏：第2册.北京：文物出版社，1988：971.

养生学

根据古人的认识，由天地万物构成的自然界是人产生存在的前提和基础，人的产生存在都是天地自然之道运行的结果。《周易》云："天地纲缊，万物化醇。男女构精，万物化生。"[1]"有天地然后有万物，有万物然后有男女，有男女然后有夫妇，有夫妇然后有父子，有父子然后有君臣，有君臣然后有上下，有上下然后礼义有所错。"[2]《庄子》云："天地与我并生，而万物与我为一。"[3]《黄帝内经》曰："天覆地载，万物悉备，莫贵于人。人以天地之气生，四时之法成。……夫人生于地，悬命于天，天地合气，命之曰人。"[4]

既然人的产生存在是顺应自然万物的结果，那么人要更好地生存和发展就更离不开对自然万物的顺应。由此，和顺自然也就成为养生修道的一个必然要求。事实上，和顺自然也就是与自然之道合一，使人的一切活动顺应自然之道，合乎自然之道，达到人与自然关系的和谐，从而避免自然之物对人体的伤害，也避免人对自然之物的戕害，让人在一个和睦的合乎道性的人体与自然环境的和谐状态下生活。

在这里，"和顺自然"也即是古人所谓的"天人合一"。应该说，在中国古代，天人合一的思想是儒释道三家的共同理念，儒道二家尤为强调，但各家对天人合一的理解却并不一致。对道家来说，天人合一主要是指人与自然的同一性和一致性，强调人处天地之间，禀自然之气而生，如不能顺应天道自然，则难以生存，所以人要实现健康长寿，成就神仙，就必须与自然之道相合，顺应天道，与道合真，方能与天地同在，与日月同辉。儒家则更强调天人之间的互动尤其是天对人的影响，注重天人相通、天人感应。至于佛家，所

---

[1] 周易 [M]// 黄侃．黄侃手批白文十三经．上海：上海古籍出版社，1983：47．
[2] 周易 [M]// 黄侃．黄侃手批白文十三经．上海：上海古籍出版社，1983：54．
[3] 庄子：齐物论 [M]// 缩印浙江书局汇刻本．二十二子．上海：上海古籍出版社，1986：18．
[4] 素问：宝命全形论篇 [M]// 道藏：第 21 册．北京：文物出版社，1988：108-109．

第十四章 养生的基本原理

强调的又是消融天人的分别,以实现天人一体、天人超越。

从现代的观点来看,和顺自然就是按照人体和自然界事物的客观规律办事,顺应人体和自然的本性和规律来安排生活,开展活动,不人为地、想当然地妄做妄为,不与大自然作对,不悖逆自然之道,避免违逆自然界的规律给人带来伤害。

二、和顺自然的基本原则

根据作者的研究,和顺自然的基本原则可以概括为法则自然、质朴节俭和无为顺道三个。

(一)法则自然

和顺自然就是按照自然之道行事,遵循自然事物的法则开展各种活动,安排自己的生活。在古人看来,天地万物都是以道为法则的,都服从道的规律。那么道的规律又是什么呢?老子说:"人法地,地法天,天法道,道法自然。"[1]可见,"道"的最根本的规律就是自然。法则自然就是要让自然事物按照本身的自然规律运行,不要人为地加以干涉,不要将人的主观目的和主观愿望强加于自然事物之上,人的生活则按照自然事物的本性和规律来安排,一切顺乎自然之物的天性。这正如《周易》所指出的:"是故天生神物,圣人则之;天地变化,圣人效之。""夫大人者,与天地合其德,与日月合其明,与四时合其序,与鬼神合其吉凶,先天而天弗违,后天而奉天时。"[2]庄子亦云:"道者,万物之所由也,庶物失之者死,得之者生,为事逆之则败,顺之则成。"[3]"圣人者,原天地之美而达万物之理。是故至人无为,大圣不作,观于天地之谓也。"[4]总之,法则自然就是

---

[1] 朱谦之.老子校释[M].北京:中华书局,1984:103.
[2] 周易[M]// 黄侃.黄侃手批白文十三经.上海:上海古籍出版社,1983:3,43.
[3] 陈鼓应.庄子今注今译[M].北京:中华书局,1983:824.
[4] 庄子:知北游[M]// 缩印浙江书局汇刻本.二十二子.上海:上海古籍出版社,1986:61.

以天地万物的自然规律为法则，向自然事物学习，按照天地万物的自然规律行事，不人为想当然地做事。

（二）质朴节俭

按照自然之道的要求来进行养生修行就必然要求质朴节俭。质朴节俭实际上就是要求在思想上保持宁静质朴的自然状态，涤除奢欲与杂念，保持物质生活上自然朴素，避免超出生活本身需求的奢靡铺张，达到与"道"同一的"玄同"境界。老子说："余食赘形，物或有恶之。""是以圣人去甚，去奢，去泰。""我有三宝，持而宝之，一曰慈，二曰俭，三曰不敢为天下先。"[1] 庄子云："夫至德之世，同与禽兽居，族与万物并，恶知乎君子小人哉！同乎无知，其德不离；同乎无欲，是谓素朴；素朴而民性得矣。……故纯朴不残，孰为牺樽！白玉不毁，孰为珪璋！道德不废，安取仁义！性情不离，安用礼乐！五色不乱，孰为文采！五声不乱，孰应六律！夫残朴以为器，工匠之罪也；毁道德以为仁义，圣人之过也。"[2]

当然，养生家强调养生修道应质朴节俭并不排斥人的合理需求，而是强调要避免超出自身自然需求的奢华和铺张。老子提倡"为腹不为目"[3]，即根据人的自然需求的标准生活，反对为了自身自然需求之外的目的将物质生活水准提高到不应该的高度；应杜绝穷奢极欲地贪图享乐，避免超过自然需求的花天酒地的糜烂生活，因为这样的生活对人是有百害而无一益的。这也正如老子指出的："五色令人目盲；五音令人耳聋；五味令人口爽；驰骋田猎，令人心发狂；难得之货，令人行妨。""罪莫大于可欲，祸莫大于不知足，咎莫大于欲得。"[4] 可见在老子看来，超过人自然需求的奢华生活不仅是违

---

[1] 朱谦之. 老子校释[M]. 北京：中华书局，1984：98-99，118，271.
[2] 陈鼓应. 庄子今注今译[M]. 北京：中华书局，1983：244-247.
[3] 朱谦之. 老子校释[M]. 北京：中华书局，1984：46.
[4] 朱谦之. 老子校释[M]. 北京：中华书局，1984：45-46，186.

背道法自然的要求的，而且对人本身也是有害的。正因为如此，所以老子提出了持"俭"守"朴"的修身治世之道，要求人们尚自然，莫铺张，莫浪费，倡节俭，应知足，去奢欲。他强调修道之人应始终坚持和顺自然的生活原则，遵从与自然合一的规律，与自然的质朴之道相和合，与自然和谐共处，达到生活上的天人合一。

（三）无为顺道

养生家所谓的"无为"，即顺应物之自然，无所作为，不进行人为主观的造作，更不强作妄为。古人之所以要强调自然无为，这是由古人对道的本质规律的认识所决定的。按照道即自然的规律，天地万物的理想状态就应该是顺其自然，让事物按照自身的必然性自由存在发展。对养生者来说，既然决定其养生成败的最重要因素是养生之道，而养生之道的基本规律是自然，所以要获得成就就必须顺应道之自然，按照自然之物本身的规律去养生，避免人为的妄作妄为。故老子说："道之尊，德之贵，夫莫之命而常自然。故道生之，德蓄之，长之育之，成之熟之，养之覆之。生而不有，为而不恃，长而不宰，是为玄德。""功成事遂，百姓皆谓我自然。""圣人处无为之事，行不言之教。""天下神器，不可为。为者败之，执者失之。""是以圣人无为故无败，无执故无失。"[1] 庄子也指出："道者，万物之所由也，庶物失之者死，得之者生，为事逆之则败，顺之则成。"[2] "圣人者，原天地之美而达万物之理。是故至人无为，大圣不作，观于天地之谓也。"[3] "圣人之生也天行，其死也物化；静而与阴同德，动而与阳同波；不为福先，不为祸始；感而后应，迫而后动，不得已而后起。去知与故，循天之理。故曰无天灾，无物累，无人非，无鬼责。不思虑，不豫谋。光矣

---

[1] 朱谦之. 老子校释 [M]. 北京：中华书局，1984：10，70，115，203-204，260.

[2] 陈鼓应. 庄子今注今译 [M]. 北京：中华书局，1983：824.

[3] 庄子：知北游 [M]// 缩印浙江书局汇刻本. 二十二子. 上海：上海古籍出版社，1986：61.

而不燿,信矣而不期。其寝不梦,其觉无忧。其生若浮,其死若休。其神纯粹,其魄不罢。虚无恬淡,乃合天德。故曰,悲乐者,德之邪;喜怒者,道之过;好恶者,德之失。故心不忧乐,德之至也;一而不变,静之至也;无所于忤,虚之至也;不与物交,淡之至也;无所于逆,粹之至也。"[1]《太平经》说:"天地之性,万物各自有宜,当任其所长。"[2] 成玄英谓:"夫物各自治,则天下埋矣;以己理物,则大乱矣。""所有施行之事、教令之言,咸任物自为,而不使物从己。如此,则宇内苍生自然从化。"[3]

总之,对自然界的各种事物来说,自然是其本性,但人则不同,因为人有意识,有主观的需要,有自主的能力,所以人们的行为常常超越自然的状态而表现为人为的追求,要做到自然无为反而是比较困难的,因此无为顺道必然是对人们养生的一个基本要求。做到无为顺道,就是要根据事物的自然规律本身的节律行事,不凌驾于事物的自然规律之上,不妄作,不妄为,不强求,保持与事物同一和一致的自然状态。从养生的具体内容来看,无为顺道既可以反映为养生者在生理活动和思想意识活动上顺其自然,按照自然的需要进行活动,不压抑自己的欲望,也不贪婪地去追求自然需要之外的欲望的满足;同时,无为顺道也反映为养生者顺应自然的规律,不人为地去改变自然的存在和运动状态,不强作强为,不强迫自然,更不对自然恣意妄为,一切按照自然之物本身的规律去做,顺应自然规律,遵循自然规律,在天地万物的自然秩序中进行生活。

---

[1] 陈鼓应. 庄子今注今译 [M]. 北京:中华书局,1983:396.

[2] 王明. 太平经合校 [M]. 北京:中华书局,1960:203.

[3] 庄子天地疏 [M]// 道藏:第16册. 北京:文物出版社,1988:436,438.

第十四章 养生的基本原理

第十一节 人我和同

一、人我和同是达到健康的社会生活的基本要求

在这里,"人"指他人或他人组成的社会组织,"我"则是自己,所以人我和同实际上是养生中处理好一个人与他人和社会组织关系的基本要求。

在古人看来,人不仅是自然之道的产物,而且也是社会之道的产物。对每个人来说,不仅他自己是由道化生的,而且他人和整个社会也是由道化生出来的。所以,人要在社会中正常生活,健康快乐幸福,就必须保持与他人的和谐关系;否则,他就难以正常生存下去,更不用说健康快乐幸福了。而要实现社会生活的与道合真,并最终有利于健康快乐幸福地生活,就必须做到人我和同。所谓"人我和同"实际上就是人的生活合于他人和社会之道、同于他人和社会之道,是人的社会生活的与道合一。人我和同在具体表现上应该是对社会的根本之道的遵循和对违背生活的自然之道的社会功利性的超越。一方面,只有遵循社会生活的根本之道,尊重作为社会之道产物的他人的存在,与他人和整个社会"和其光,同其尘"[1],才可能有社会的产生存在及人与人关系的和谐;但在另一方面,人的社会生活由于受许多外在因素的影响,人们往往倾向于追求违背人生活的自然之道的功利性目标,从而伤害到人的身心,所以又必须超越社会的功利性,才能真正实现人的社会生活的与道合真。

其实,今天人们已经很清楚地认识到,人是一种社会性存在,每个人都与其他人存在着密切的联系,而其他人的各种活动也时刻影响着一个人的生活。人要在社会中健康生活,就必须处理好与他人及社会组织的关系,只有建立起和谐的与他人和社会组织的关系,一个人才可能生活得平安、快乐、幸福、健康。而要建立起和谐的

---

[1] 朱谦之.老子校释[M].北京:中华书局,1984:19.

社会关系，与他人和睦相处，按照人我和同的原则和要求去做是非常重要的。

二、人我和同的基本原则

根据古代养生家的认识，要实现人我和同，需要遵循以下几个基本原则：

（一）柔顺不争

老子云："我有三宝，持而宝之，一曰慈，二曰俭，三曰不敢为天下先。"[1]《化书》曰："民之情也，让之则多，争之则少；就之则去，避之则来；与之则轻，惜之则夺。是故大义无状，大恩无象；大义成不知者荷之，大恩就不识者报之。"[2]可见对古代养生家来说，柔顺不争就是避免与他人直接的抗争，更多地认同和尊重他人的利益和愿望，顺应他人的需求和愿望以及社会生活总的要求，通过因势利导来寻求自己的生存空间，并与他人建立起亲密和谐的关系。其实，柔顺不争也是道的自然无为原则在社会生活中的体现，是自然无为思想在处理与他人关系的行为方式上的具体化。当然，古代养生家所主张的柔顺不争并非一种简单的消极遁世，而是一种处理人际关系的积极方式。事实上真正的柔顺不争并不反对建功立业，它只是强调要把处理人际关系的"做人"和建功立业的"做事"区别开来。"做人"要柔顺不争，"做事"则需要努力进取。事实上，做事必须合于"做事之道"，按照所做事情的社会之道和自然之道去做，即根据人和社会的本性及事物的本性来处理各种问题，特别是今天做事更需要强调其独特性、创造性、进取性，更需要突出争取、进取、创新；否则，不思进取，不求先进，追随众人，亦步亦趋，重复雷同，所做事情不可能成功，更不可能有利社会的事业，建功立业就是一句空话。总之，养生之人在人际关系的处理上应该谦让、低调，上善若水，

---

[1] 朱谦之. 老子校释 [M]. 北京：中华书局，1984：271.
[2] 化书：仁化 [M]// 道藏：第23册. 北京：文物出版社，1988：599.

柔顺不争，不要为了自身的私利而伤害他人，损害相互之间的关系；要在尊重他人的基础上，在不伤害他人利益、不伤害群体和社会利益的条件下，来进行各种社会活动，并实现与他人的和睦相处，从而促进自身的身心健康。

（二）尊重他人、慈爱和善

对古代养生家来说，天地万物和人都是由道化生的，既然都是道的产物，自然都应得到相互的尊重和爱护。所以人不仅对自然万物应尊重爱护，人与人之间更应该相互尊重、相互爱护，做到慈爱和善，这也才符合道的基本要求。老子说："圣人常善救人，故无弃人。"[1] "圣人无常心，以百姓心为心。善者吾善之；不善者吾亦善之，德善。"[2] 杜光庭谓："天道无亲，常与善人。善人谓行慈之人也。善以慈惠为本，慈以拯救为功，故行慈之人，物不能敌，以战则慈者胜，以守则慈者固，上合天道，旁感物心，物不能伤，是为天所救卫矣。"[3]

事实上，对养生之人来说，不仅要在人与人之间体现与人为善、尊重爱护，而且对各种自然事物也要尊重慈爱，因为世界上的各种事物尤其是人，都是道化生的，都是自然的产物。人们要服从道的规律就要维护道所化生的各种自然之物，而不能按人的主观意志随意摧残。这就要求每个人都要具备慈爱之心、同情之心，不仅要珍惜自己的一切，而且还要关心和爱护他人和整个社会。也正是在这一点上，养生之人首先就应该有"贵生"的观念，不仅要珍惜自己的生命，还要珍惜他人的生命，一个国家和民族内部的人不仅要相互珍重，不同国家和民族之间的人也要相互珍重。只有这样，一个人才能成为超越家庭、地域、民族、国家的具有普遍慈爱之心的得道之人，从而得到他人和社会的尊重，并与他人和社会组织建立起和谐的关系。

---

[1] 朱谦之. 老子校释 [M]. 北京：中华书局，1984：109.
[2] 朱谦之. 老子校释 [M]. 北京：中华书局，1984：194.
[3] 道德真经广圣义：卷四十五 [M]// 道藏：第14册. 北京：文物出版社，1988：542.

(三)安时处顺

按照养生学的认识,要做到人我和同,还要具备安时处顺的态度。关于这一点,《庄子》说:"圣人之生也天行,其死也物化;静而与阴同德,动而与阳同波;不为福先,不为祸始;感而后应,迫而后动,不得已而后起。去知与故,循天之理。故曰无天灾,无物累,无人非,无鬼责。不思虑,不豫谋。光矣而不燿,信矣而不期。其寝不梦,其觉无忧。其生若浮,其死若休。其神纯粹,其魂不罢。虚无恬淡,乃合天德。"[1]

安时处顺就是要让人体认到,人来到这个世上,从出生到死亡的整个过程都是一种自然的道化过程,人不应刻意去改变这个过程,而且也是改变不了的。人可以做的而且应该做的就是顺应生活的自然进程,安然地享受自然生活过程带给人的一切,克服各种无谓的对生活的执著和焦虑,让生活自然地来,自然地去。这正如庄子所说的:"适来,夫子时也;适去,夫子顺也。安时而处顺,哀乐不能入也。"[2] "死生,命也,其有夜旦之常,天也。……夫大块载我以形,劳我以生,佚我以老,息我以死。故善我生者,乃所以善我死也。"[3] "生之来不能却,其去不能止。"[4] 成玄英亦谓:"从无出有,变而为生,自有还无,变而为死。而生来死往,变化循环,亦犹春秋冬夏,四时代序,是以达人观察,何哀乐之有哉!"[5] 在这里,安时处顺尤其强调对待荣辱的一种平和自然的宠辱不惊心态。在获得荣誉、地位、权力时,不得意忘形、趾高气扬、狂妄自大、不可一世;在遭遇挫折、失败、耻辱时,不悲观厌世、痛不欲生、怨天尤人,做到庄子所说的"举世誉之而不加劝,举世非之而不加沮,定乎内外之分,辩乎荣辱之境,

---

[1] 陈鼓应.庄子今注今译[M].北京:中华书局,1983:396,718.

[2] 陈鼓应.庄子今注今译[M].北京:中华书局,1983:103.

[3] 陈鼓应.庄子今注今译[M].北京:中华书局,1983:177,189.

[4] 陈鼓应.庄子今注今译[M].北京:中华书局,1983:465.

[5] 庄子至乐疏[M]//道藏:第16册.北京:文物出版社,1988:505.

斯已矣。"[1]

（四）超然物外、逍遥忘我

在古代养生家看来，人作为道之产物，在现实中不仅因道以生，也因道以亡，所以人在生活中就应该顺应天道，因应道心，遵循天道人心的自身规律自然地生活，相信按自然的需求和规律生活是一种道之必然，人们无法与道对抗，违背道的人为作为也必然是徒劳的，因此人必须避免一切人为的造作，过一种能超越人为追求的真正体现自然的人道之性的逍遥生活，克服和超越自我的有为之心。这正如庄子所谓："若夫乘天地之正，而御六气之辩，以游无穷者，彼且恶乎待哉！故曰：至人无己，神人无功，圣人无名。"[2]"圣人不从事于务，不就利，不违害，不喜求，不缘道；无谓有谓，有谓无谓。而游乎尘垢之外。"[3]"有治在人，忘乎物，忘乎天，其名为忘己，忘己之人，是之谓入于天。"[4]成玄英则进一步指出："唯当顺万物之性，游变化之途，而能无所不成者，方尽逍遥之妙致者也。"[5]"体道圣人，忘怀冥物，虽涉事有而不以为务。混迹尘俗，泊尔无心，岂措意存情，从于事物！"[6]"夫至人无心，有感斯应，譬彼明镜，方兹虚谷，因循万物，影响苍生，不知所以然，不知所以应。"[7]克服和超越了有为的自我之心，人自然也就可以进入一种逍遥无我的境界。在这种境界中，人也就可以视世间名利如无物，进而忘掉人间的痛苦和烦恼，甚至超越生死之哀乐，过上一种逍遥自在的生活，而在这样一种快乐自在的生活中，人体自然也就更能达到健康快乐幸福。

---

[1] 陈鼓应. 庄子今注今译[M]. 北京：中华书局，1983：14.
[2] 陈鼓应. 庄子今注今译[M]. 北京：中华书局，1983：14.
[3] 陈鼓应. 庄子今注今译[M]. 北京：中华书局，1983：84.
[4] 陈鼓应. 庄子今注今译[M]. 北京：中华书局，1983：312.
[5] 庄子逍遥游疏[M]// 道藏：第16册. 北京：文物出版社，1988：280.
[6] 庄子齐物论疏[M]// 道藏：第16册. 北京：文物出版社，1988：309.
[7] 庄子齐物论疏[M]// 道藏：第16册. 北京：文物出版社，1988：299.

第十二节 平和中道

一、什么是平和中道

什么是平和中道？所谓"平和"，即平常、平正、平静、平衡、和平、和谐、和调、合适、协调、不过、不不及；所谓"中道"，即中庸路线、中间道路，做事不偏不倚，不走极端，不过，不不及。

对人体来说，平则正，和则安，平和就是各个部分、各种活动及其相互关系正常、平常、自然、适度、和谐、平衡、协调，没有异常、过度、偏激、极端、失度、失衡、失调。而中道则是维持人体平和的根本原则和方法。事实上，人的生活要保持健康，身心的平和及与环境关系的平和是基本的要求。人体身心平和，阴平阳秘，气血和畅、心平气和，全身和谐，则健康和悦；天人相和，人天交融，平衡制约，和谐相处，则生活自在；人我相和，平等相交，相互体谅，和颜悦色，则能和谐相处，社会生活愉悦自在。如果身心不能平和，状态失衡失调，则健康受损；如果天人不和，人天失衡，人对自然控制改造，为所欲为，则会人天失和，生活失调，身体受伤；如果人我不和，地位失衡，关系失调，则难免误解和冲突，社会生活必然异常、痛苦。可见，平和中道对于维持和提升人的健康生活水平是多么的重要。

二、平和中道的基本表现

对人来说，平和中道表现在许多方面，主要是以下一些：

（一）形体状态和作用的平和中道

形体状态的平和中道表现为人体的形体结构各方面正常、健康、适度，胖瘦适中，体质不偏，各种生理表现正常；形体作用表现上的平和中道反映为脏腑、气血、津液在人体内发挥的作用正常、自然，既不虚弱不足，也不亢盛过度。

（二）神情状态和作用的平和中道

神情状态的平和中道表现为性格的平稳、心态的平和、知识面的完整、情绪的自然等，没有性格怪异、心态浮躁、认知偏狭、喜怒无常等神情失和表现。而情感作用的平和中道则反映为能有效地控制精神情感活动，自然地表达思想感情，思想情感作用表现自然、平实、和谐，不过分，不淡漠，不冲动，不伪饰。

（三）身心关系的平和中道

身心关系的平和中道就是一个人的身体与心神呈现一种平衡、和谐、自然、统一的关系，身体为心身提供生活的基础支撑，心神能接受身体的现实存在，没有因身体的重大缺陷或心理对身体的排斥引起的身心关系的失衡失调表现。

（四）人天关系的平和中道

人天关系的平和中道反映为人与自然环境在联系和作用上达到一致、自然、正常、不过的状态，确立起了一种正常自然、相互适应、协调一致的关系。

（五）人我关系的平和中道

人我关系的平和中道反映为一个人与他人建立起了一种平常自然、相互包容、相互认同、和谐共生的关系，没有你争我夺、争强好胜、争名夺利、你死我活的人际关系失和表现。

三、平和中道的原则

（一）道法自然，避免人为

维持人体平和状态的最根本原则是道法自然，按照人体之道和事物之道处理有关的问题，尊重人体的身心之道，顺应人的身心的本性来处理形体与心神及其关系的各种问题，顺应人体需要和特性生活，不人为主观地决定和安排人的生理生活；尊重人天之道，顺应人体与自然事物的本性和规律来处理人与环境关系的各种问题，不人为主观地改造自然事物，也不人为主观地锻炼人体的环境承受能力；尊重人我之道，顺应个人与他人的本性来处理人我关系，既不人为主观地去适应他人的需要和喜好，也不人为主观地要求他人适应自己的需要和喜好，保持一种自然、平和、正常的关系。

（二）心态平和，不焦不躁

要使身体和生活保持平和中道，重要的是心态必须平和，不焦虑、不躁动，自然平静地对待自己的身体和生活中的各种问题，既平和自然地接受各种身体和生活的现实存在，也平和自然地去做身体和生活中需要做的各种事情。要认识到身体和生活的一切自有其道，不是人自身能够改变的，要顺应人生的自然进程，平和地接受人生现实，不管是成就荣耀，还是挫折失败，要宠辱不惊，不要因成就荣耀而得意忘形，也不要因挫折失败而痛不欲生，一切泰然处之。

（三）不走极端，适度不过

平和中道的根本方法就是不走极端，处理各种问题适度不过。对待身体，温凉护理寒热不过，饮食口味不过不偏，营养成分不多不少，药物性味不过不偏，心绪调整平和自然；对待生活，内容丰富多样，追求平常自然，过程不急不躁；对待他人，价值超越功利，心态平和自然，态度不卑不亢。总之，在人体和生活的各种问题处理上都要避免走极端，过犹不及；避免大惊小怪，大起大落，反复无常。

第十五章 养生方法概述

在养生学的历史发展中,其养生方法的探索和运用有一个发展演变的过程。早期主要体现一些神仙家、道家和医家等的养生修炼方法的实践探索,提出了一些针对人体不同部分或不同性质的方法,呈现为零碎状态,没有形成一套完整的方法体系。魏晋南北朝及隋唐时期,通过葛洪、陶弘景、孙思邈等人的总结梳理,加上佛家传入其修行的理论和方法在养生中的运用,养生方法开始逐步丰富、完善。唐宋以后,内丹兴起,并逐步成为内炼养生最重要的方法,其他各种方法也得到进一步的完善,由此形成完整的养生方法体系。本章将首先对养生方法的概念及养生方法的形成和发展做一个简要的阐述,然后讨论养生方法的分类和养生方法的特点,最后讨论养生方法运用的一些基本原则问题,意在使读者对整个养生学的养生方法有一个总体的认识和把握。至于各种养生方法的具体内容,则放在下篇各章分别讨论。

第一节 养生方法及其基本内容

一、养生方法的定义

所谓养生方法是在人体基础理论和养生原理理论指导下所形成和建立起来的具有一定的操作规范和操作程序的作用于人体并能起到养生保健效果的技术方法。从这个定义可以看出:首先,养生方法应是在人体基础理论和养生原理理论指导下形成和建立起来的,不能是其他理论如生物学理论,更不能是物理化学理论的产物,也不能是没有理论指导的纯粹实践摸索的东西;其次,养生方法一定是具备相应成熟的操作规范和操作程序的技术方法，不具备定型的操作规范和操作程序，想怎么做就怎么做的随意方法是不能作为养生方法的；再次，养生方法一定是作用于人体并能产生养生保健效果的技术方法，不能产生效果或无法检验其实际效果的技术方法是不能作为养生方法的。

二、养生方法与医疗方法的区别

在这里有必要将养生方法与医疗方法作出区别。就根本目的来说，养生方法与医疗方法是一致的，都是为了人体的健康，而且许多时候养生和医疗所使用的方法也是相同的。但就具体运用来说，养生方法和医疗方法则是有区别的。首先，就直接目的来说，养生方法是为了维护人体的健康，是促进人体的健康，使人生活得更加健康、快乐和幸福；而医疗方法则是为了消除人体的疾病，消除疾病因素，减缓乃至消除病痛。其次，养生方法重在增强体质，保障健康，预防疾病；医疗方法则重在治疗已发生的疾病，重在消除病因，缓解症状。再次，养生方法主要针对健康人体各个方面进行补养调理，丰富生活内容，提升健康生活品质；而医疗方法则主要针对患病人体的病因病症，意在消除各种致病因素，缓解和消除症状，治愈疾患。

养生方法与医疗方法的这种区别在养生学与中医学之间表现得并不是那么明确，许多时候甚至根本就无法在它们之间看出这种区别来，但在养生学与西医学之间则可以很清楚地看出这种区别来。

三、养生方法的基本内容

在几千年的养生理论和实践探索中，我们的祖先创造出了一系列的养生方法，这些养生方法主要包括：守一、内视、存思、存神、行气、胎息、导引、按摩、辟谷、服食、房中术、调摄、外丹术、内丹术、禅定、瑜伽、雅趣、养病等。其中，守一主要是道家早期的修炼方法，其主旨为以意念守持人之精、气、神使之不致耗散,以使人长生久视;内视又称内观,即以心内照,使不外驰,以达形神相守之目的;存思也叫存想,就是用意识在心中想念某一对象,其作用亦是使神存于内,与形相守;存神亦称思神,就是用意念存思或存想人体中和天地间的各种尊神,以期神仙显灵,祛病延年;行气也可称之为炼气、吐纳、食气、服气,是一种以意念控制呼吸吐纳为特点的修炼方法,其主要作用是疏理气机;胎息乃行气之一种,意谓炼气之深至者,可以不用鼻口呼吸,有如胎儿在母腹之中,内气自在体内运行;导引是用意念以自力引动肢体运动,以达锻炼的目的;按摩又名按跷、按蹻、推拿等,是用手捏摩皮肤肌肉,以促进气血流通;辟谷又叫却谷、断谷、绝谷等,即不食五谷杂粮,以消除肠中秽浊;服食也称服饵,就是服食药物和食物;房中术,又叫阴道、黄赤之道、混气之法、男女合气之术,为男女性生活的调养术;调摄也称摄养,为日常生活的一般调理;外丹术就是炼制和服食丹药,早期道家认为服食由丹砂和水银炼制的被称之为仙丹、金丹的丹药可以长生不死,飞升成仙;内丹术是与外丹术相对的,就是在体内炼丹的一种炼养术,它是一种以人体为炉鼎,以精、气、神为药物,并通过意识的作用以使精气神凝聚成丹的一种炼养术;禅定是佛家所修持的入定修行方法;瑜伽则是从印度随佛家传到中国的身心修炼方法;雅趣是通过高雅情趣的活动来促进身心健康,丰富生活内容,提升生活品质的生活调养术;养病则是针对疾病状态下的特殊情况的身心调养,以维持身心健康,促进疾病的治疗和康复。

第二节 养生方法的形成和发展

一、养生方法的产生和形成

严格地说,养生的各种方法是从老子和庄子那里开始出现的,其后道家和医家继承老庄养生思想,结合医学保健研究,并吸收先秦以来的神仙家思想及其修炼方术逐步形成系统的养生方法。其实,早在战国时代,像虚静无为的修行原则和导引、吐纳、服食、炼丹、房中等养生修炼方法就已经出现。如老子在《道德真经》中就提出了修行应遵循"道法自然""无为而无不为""致虚极,守静笃"的顺其自然、虚静无为原则,并提出了运用这一原则的某些修道方法。其后,庄子则更明确地提到了顺应自然、坐忘、心斋、行气、导引、服食、辟谷等各种修道方法。老庄的修道思想和方法也构成了道家养生修道思想和方法的最基本来源之一。此后,在《管子》《吕氏春秋》等子书中我们还看到了对老庄的思想和方法的进一步发展。到了汉初黄老学派出现,更是使老庄的道家思想得到进一步的发展,其方法也在社会的各个领域得到运用。西汉中叶汉武帝实行"罢黜百家,独尊儒术",道家失去其至尊地位而走向边缘化,但其思想和方法则开始转向对身心修炼的关注,从而促进了由道家修行向修炼的发展。与此同时,出现于战国时代神仙家的炼丹术也开始被更多的人所了解和实践。而产生于更古老时代的医学也因《黄帝内经》等医学经典的完成而走向成熟,其理论和方法得到了越来越普遍的运用。东汉时期,《太平经》第一次对道家信仰的基本思想进行了阐述,并提出了一系列的养生修道成仙方法,包括守一、服食、胎息、房中等,其中守一方法被认为是养生修道的最根本方法。尤其是这一时期随着医学的发展,为了更好地预防和治疗疾病,提出了一系列的养生保健方法,包括食物调养、药物调养、针灸、按摩等,从而大大促进了养生方法的形成。

二、养生方法的成熟和发展

在东汉时期,养生的理论和方法都还显得粗糙,也不成系统。到了东晋时期葛洪著《抱朴子内篇》等书,提出了比较完整的神仙道家理论,在修道原则上主张众术合修、外丹为本,并对服食、行气、导引、房中、外金丹等具体的养生修道方法进行了说明,特别是对外金丹的成分构成、修炼服食和作用机制进行了大量的分析和阐释,从而形成了一套相对完整的养生修道的思想和方法,标志着养生修道的思想和方法开始走向成熟。此后,在魏晋南北朝时期,道家上清派产生并获得较大的发展,其提倡的存思修道法在《黄庭经》等经典中得到较系统的阐释,并在其修道实践中得到普遍的运用。而随着佛家的广泛传播,佛家修行的禅定、瑜伽等方法的养生作用也受到人们的重视,并将其作为重要的养生方法。与此同时,南北朝时期陶弘景著《养性延命录》一书,对各种养生修道方法进行了系统的总结,全面论述了包括服食、服气、导引、按摩、房中等在内的各种养生修道方法,使养生修道方法更为完善和系统。到了唐代,孙思邈又进一步系统阐述了各种养生修道方法,使之更加完善、具体。

自晋以后到唐代,养生修道的各种方法虽然都得到了不同程度的发展,但在道家,外丹的修炼和服食始终是最重要的养生修道方法,尤其是以葛洪为代表的神仙道家基本上是把服食外丹作为养生修道的最根本途径。但到了唐末,由于普遍的外丹修炼和服食,使其服食的不良反应日益被人们所意识,加之外丹在理论上的缺陷和不完备性也日益暴露出来,道徒们也随之在其养生修道探索中将养生修道方法的研究重点逐渐转向了内修,并开始在理论和方法上形成内丹派。与此同时,佛家禅宗兴起,其禅定顿悟方法得到广泛的传播,并成为人们养生之修性的常用方法。入宋以后,内修一派在理论上则得到进一步的发展,在道家,以张伯端为代表的内丹学派开始崛起,逐步形成一套完整的内丹修炼理论,并取代外丹成为道家养生修炼的主流。从此,道家开始视内丹修炼为根本途径,外丹修炼也由此走向衰落。自此以后,道家养生修道的理论和方法才真正走上与其人学思想相一致的轨道,也使它的修道理论和方法得到进一步的系统化发展和完善。此后,内丹学派在以张伯端为代表的南宗的基础上,于金元时期产生出以王重阳、丘处机为代表的全真派北宗,以李道纯为代表的中派。到了明清,又产生出了陆西星等为代表的东派,以伍守阳、柳华阳为代表的伍柳派,以李西月为代表的西派等。而且,民间还结合道家养生与武术修炼,创制出了太极拳等养生功法,并得到广泛传播。与此同时，不少养生家还结合医学对日常生活的养生方法进行了更为深入系统的阐述，提出了大量涉及衣食住行、一年四季等各个方面的养生方法。到此，也就形成了一个以不同的内丹修炼为核心，并辅以其他各种方法的独特的养生方法体系，并完成养生方法的发展历程。

三、养生方法的现代充实和未来演变

进入近代尤其是20世纪以后，随着西方科学技术尤其是医学技术的大规模传入，国人开始从现代科学技术的角度来重新认识和评价传统的养生方法，并接受西方医学技术的理论和方法，将其预防保健的各种方法纳入养生的方法之中。到了今天，人们更加看重现代营养学、卫生保健学、预防医学、运动保健学、健康心理学等现代科学技术所涉及的与养生保健相关的理论和方法，并力图将传统的养生方法赋予现代科学技术的内涵。可以预期，未来的养生方法不可能是纯粹传统的方法，但现代科学技术发展上存在的局限也决定了不可能是完全现代的和西方的，而必然是以传统为基础和主干，吸收和充实现代科学技术和学术文化的成分，并具有传统的现代转化特性的各种方法。

第三节　养生方法的分类

养生方法丰富多彩，样式众多，到底应该如何来认识和运用呢？这首先就涉及分类的问题。只有明确了养生方法的类型，才能够对它们进行分门别类的深入研究。所以本节就对养生方法的分类进行简要的讨论，以便我们能更好地把握养生的各种方法。

一、按方法内容分类

分为饮食调养方法、药物调养方法、精神情志调养方法、睡眠

调养方法、居处调养方法、四季调养方法、房中调养方法、运动调养方法、导引调养方法、按摩调养方法、针灸调养方法、内炼调养方法、雅趣调养方法、疾病调养方法等。

二、按调养对象分类

分为调养形气神或性命的方法、调养脏腑的方法和调养经络的方法。

（一）调养形气神或调养性命的方法

调养形气神的方法又进一步分为调养形的方法、调养气的方法和调养神的方法。

1. 调养形的方法

在传统养生方法中，多种方法都具有调养形体的作用，其中最常用的包括以下几种：①饮食：饮食调养之所以对形体具有养生作用是因为食物能提供各种营养成分，从而能滋养形体，补充不足，同时通过食物的性味作用还可以调整形体的品质构成和活动性质，从而达到保养身体的作用。②药物：药物调养能作用于形体是由于药物成分能改变形体的构成，同时，药物的性味特性还可以调整和改变形体的特性和存在状态，从而使其更趋向健康。③运动、按摩与导引：运动、按摩与导引可以使形体得到锻炼，更为强健，也可以使血液和水液流通顺畅，不致瘀滞致病。④起居：健康的起居可以使形体得到更好的养护，同时也使其减少各种有害的环境因素的伤害。⑤睡眠：良好的睡眠可以促使机体成分的新陈代谢，促进机体的健康。

2. 调养气的方法

调养气机方法主要包括：①饮食：通过食物中具有补气和理气作用的成分发挥养气作用。②药物：通过药物中具有补气、理气、行气作用的成分可以达到调理气机的作用。③导引：通过全身形气神的协调运动特别是形体运动达到调气、行气的作用。④按摩：通过外力或自力对身体按压、摩擦从而达到调气、行气的作用。⑤针灸：通过针灸对人体经络之气的补泻行调等作用达到调理气机的效果。⑥内炼：通过吐纳、行气、调气、炼气等方法达到调养气机作用。

3. 调养神的方法

调养神的方法包括：①药物：通过具有安神作用的药物对精神情绪进行调养。②睡眠：睡眠调整人的精神状态的最重要手段，良好的睡眠有助于精神情绪的调整，而睡眠不足则会损害精神的健康。③房中：通过和谐的性生活可以使人心情愉快，放松。④导引：通过意识对身体的引导运动，达到身心和谐的境界。从而也有效地调整人的精神状态。⑤内炼：可以调整精神意识的状态，增进形气神的和谐，达到对精神意识的调养。⑥雅趣：通过各种雅趣活动达到增长学养、怡养性情、调节情绪的作用。⑦运动：通过身体的运动可以带动思想情感的运动和发泄释放，从而起到情绪调整的作用。

4. 形气神兼养方法

形气神兼养方法即能达到对形气神各方面的调养，这些方法包括饮食、药物、导引、房中、内炼、雅趣等。

值得注意的是，调养形气神的方法也就是调养命与性的方法，二者是一体的，一般来说，具有调养形气作用的方法也是调养命的方法，而调养神的方法也就是调养性的方法，所以在这里对调养性命的方法就不再专门讨论了。在上述调养形气神的方法中，调养形的方法和调养气的方法都可以归入调养命的方法的范畴之中；调养神的方法与调养性的方法是相同的；形气兼养的方法属于调养命的方法的范畴，而形气神兼养的方法则与性命兼养的方法是一致的。

（二）调养脏腑的方法

调养脏腑的方法主要有：①食物：通过各种食物对各脏腑的补益和气机疏通调理达到调养效果。②药物：通过各种药物对各脏腑的补泻和气机疏通调理达到调养效果。③运动、按摩、导引、针灸：通过对各脏腑经络的疏通调理作用达到调养效果。④内炼：通过对各种脏腑经络的疏通调理达到调养效果。

（三）调养经络的方法

调养经络的方法主要包括：①药物：通过不同药物走不同的经络脏腑，从而达到对经络的疏通调理效果。②按摩、导引、针灸：通过按摩、导引、针灸的疏通经气和调理经气的作用达到经络调养效果。③内炼：通过吐纳、行气等方法以疏通经气、调理经气从而达到调养经络的效果。

三、按调养方法的有形与无形性质分类

可以分为有形实物调养方法和无形精神调养方法。其中，有形实物调养方法包括食物、药物、按摩、导引等各种方法，其特点是方法借助有形器物，作用对象是人体的有形形体和有形流动的气血，效果可用客观的经验方法验证；无形精神调养方法包括调神、内炼、雅趣等各种精神调养方法，其特点是方法不借助有形器物，完全依赖思想意识的作用，其效果许多时候无法用客观的经验方法验证。在今天来看，传统养生与现代卫生保健方法比较，不仅其有形调养方法特色鲜明，作用效果确实，而且其无形的精神调养方法更具特色、更具合理性和有效性，也更具有优越性。

第四节　养生方法的特点

一、科学合理性

在这里，养生方法的科学合理性是指这些方法包含大量的科学合理的内容，符合人体养生的科学原理。与其他保健方法比较起来，养生学的养生方法不仅具有现实的可操作性，而且还具有坚实的理论基础，它们都是在一系列的人体基本理论和养生原理理论指导下创制出来的。尤其是它的各种精神调养方法，不仅远比现代科学和其他保健体系的方法系统全面，而且包含了非常科学的养生原理。当然，养生方法的科学性是基于其对人体认识的科学性的，事实上，

养生学通过借用医学等对人的研究成果并结合自己的研究,构建起了一套包含大量科学内容的人体科学理论。其中,有关人体形气神的理论、有关人体性命的理论、有关脏腑和经络的理论、有关养生原理和养生方法的理论等,从现代的观点来看,它们都是具有很强的科学性和合理性内容的理论。也正是因为有了这些理论,才使得养生学能够创立各种科学合理的养生方法。

二、丰富多样性

我们的祖先进行了大量的有关养生的理论与实践探讨,不仅在理论上而且在实践方法上都获得了大量的成果。在具体方法上,养生家们通过长期的实践,创立了各种各样的养生方法,这些方法涉及人体形气神、性命、脏腑、经络等各个方面的调养。也正是因为涉及人体的各个不同的对象,其养生方法在内容和形式上也各有不同,表现出多种多样的性质。就具体内容来说,传统的养生方法包括了食物、药物、行气、吐纳、胎息、禅定、守一、坐忘、导引、按摩、存思、调摄、房中、外丹、内丹等各种方法;从形式来看,既有服用食物和药物的,又有形体锻炼的,还有意念修炼的等各种形式。可以说没有一种保健方法体系像中华传统养生方法体系这样具有内容和形式的多样性。

三、完整系统性

在迄今为止的各种保健方法体系中,也许没有任何一种保健方法体系像养生学方法体系这样既多种多样又全面完整。说其全面完整,是指养生学的养生方法包括了对人体的各个方面进行调养的方法,这些方法不仅涉及人体纵向的形气神的各个层次的调养,而且涉及横向功能系统的各个脏腑的调养,同时还涉及作为人体纵横联系系统的经络系统的调养。在这一点上,西方医学、营养学等根本无法相比。事实上,由于西方科学对人体的认识是基于物质世界观和结构主导的还原论方法建立起来的，对人体的把握主要体现在物质层面和结构基础，所以其保健方法也多半只能从物质和结构的角度提出，这就难免失之片面，甚至会将人体最重要的精神养生和功能调理养生有意无意地忽视掉。这样的养生有时恐怕连到底是保健还是失健都搞不清楚。

养生学的养生方法不仅完整，而且系统。说养生学的养生方法具有系统性，是说其养生方法并非只是各种方法的零乱堆积，而是有一个完整的体系。在这个体系中，既存在各种方法在理论上的内在联系，同时也存在方法上的层次次第，各种养生方法之间具有内在的逻辑联系，它们有机地组合成了一个完整的方法体系。所以养生的各种方法之间，并非毫无联系的，也不是可有可无的，它们是一个完整方法体系的不同组成部分，每个部分都有它自身的地位，缺少了其中的任何一个部分，其方法的完整性都会受到影响。事实上，也正是通过其各种养生方法的有机组合，构成了完整而系统的养生方法体系。

四、自然无害性

传统养生方法的一个突出特点就是它遵循"道法自然"的原则，强调运用自然的方法进行养生。考察养生所运用的各种方法，要么是借助天然的食物和药物，要么是运用自然界能提供的各种物品和材料，更有不少方法就是运用人体自身的形态结构和功能能力，尤其是食物调养和药物调养基本上是使用天然的植物、动物成分，总之都是自然存在的东西。运用这些自然物品和自身的东西，最大的优点是它的无害性或低害性，因为人类长期生活于自然界，人体都能适应自然界的各种东西，都能够承受自然事物的作用，所以绝大部分的方法一般都不会对身体产生不良反应，更不会有毒害作用。

反观现代科学、西医学，它们多是运用人造的物品来进行卫生保健，人体对它们缺乏适应能力，加之其作用偏颇、迅猛，很容易出现对人体的伤害。事实上，现代卫生保健学和营养学在应用上越来越倾向人工的技术方法，越来越依赖人工合成与提纯的东西或人工制造的物品，其人为的单一性、专一性和偏颇性决定了在操作上稍有差池即会对人体造成伤害，甚至严重伤害。

五、功能调理性

与西方医学技术着眼于有形结构的修补不同，养生的方法主要作用于人体的各种功能机制，它是通过对人体的各种功能机制的调理来实现养生保健的作用的。事实上，不管是食物调养、药物调养，还是按摩、导引、精神情志调养、睡眠调养、房中、内炼，它们所关注的都是人体功能的调整，而不是结构的修补。在养生保健中，功能调理必然优越于结构修补，其理由有以下几点：第一，功能调理是基于通过发挥人体自身的能力和潜力来保障人体健康的，而结构修补则更可能是依赖外在的力量，很显然，依赖自身内因的作用必然优越于依赖外因的作用；第二，功能调理本身就包含了协调各功能系统之间关系的内容，它也必然能达到对人体各种功能系统间关系的协调作用，而结构修补则往往是基于某一结构的缺陷部分，本身无法达到协调各部分关系的作用，即使通过对结构的修补完善能对各功能系统间的关系有所影响，这种影响也是间接的，较小的；第三，功能调理更容易产生效果，也更具有现实性，只要运用各种方法直接或间接地对人体的功能系统活动进行调整，总会产生多多少少的效果，不会完全没有效果，而结构修补则更可能遇到困难，尤其是某些先天性和生理性的结构缺陷许多都是难以修补的。很显然，与现代科学技术的方法比较而言，养生方法的功能调理性更能够保证养生保健的实际效果。

六、操作简便性

养生的各种方法除了少数比较复杂外，大多数方法都比较简便，一般人也不需要复杂的条件就可以进行。如饮食调养就是针对人们的日常饮食，对食物进行选择搭配和适当的烹饪，这是每个人都可以做，也是很容易做的；药物调养虽然有其专业性，但人们只需通过咨询养生家和医家就可选择适当的药物进行调养；其他如睡眠和日常生活调养则完全可以根据养生的一般要求自己进行；导引如太极拳虽然有些复杂，但人们跟随老师或其他的练习者也比较容易掌握。总之，养生的大多数方法都不需要专门的技术指导，更不需要严格复杂的操作规程和禁忌要求，可以根据情况进行操作运用。正是因为操作简便，所以不管什么人都很容易掌握并加以运用，而且也不管在什么场合都可以运用。

七、切实有效性

养生的各种方法不仅符合人体科学的原理，具有可行性和合理性，而且是具有确实效果的方法。养生方法的有效性可以从以下几个方面看出来：首先，它们是古人经过长期的探索创造出来的方法，而且得到长期的运用，很难想象人们会这么长时间运用那些没有效果的方法；其次，养生方法也在当今社会受到人们的普遍欢迎，大量的人群运用它们，如果不是感受到了它们确实的效果，在当今科学昌盛的时代，要让人们运用没有效果的方法是难以想象的；第三，当今中国，与其他相当经济发展程度的国家相比，我们以较少的医疗保健投入，却获得了较高的人均寿命，这其中无疑是传统养生方法和传统医疗方法的功劳，这也从一个侧面说明了养生方法的有效性；第四，近年来国内和国外的许多研究也从现代科学的角度证明了许多传统养生保健和医疗方法具有确实明显的效果。

当然，我们说养生学的各种养生方法有切实的效果，并不能理解为一种绝对的、百分之百的、包解决各种问题的神奇的效果，而是一种相对的、能够达到一定成效、解决一定问题的效果。而且对不同的人来说，其效果也是不一样的，有的人好些，有的人差些，甚至有的人没有效果。事实上，任何现实社会中人的技术都是有限的，其解决问题的效果也是一定限度的，将养生方法说成灵丹妙药，包医百病，神奇无比，法到患除，必然是骗人的勾当。

第五节　养生方法运用应坚持的几个原则

一、坚持以道为本、以法为依、以术为用的原则

养生方法众多，路径选择也多种多样，那么到底应该怎样进行呢？《道法会元》指出修道养生应坚持道体法用的原则："道体法用，道无法有，道微法显。故用不出于所用而出于体，有不出于有而生于无，显不兆于所用而出于道。"[1] 在这里，首要的一条原则就是要坚持以道为本、以法为依、以术为用的原则。近年来各种养生热潮此起彼伏，但在这过程中，人们往往被某些技术性的东西所迷惑，一会儿某个功法时兴流行被说得神乎其神灵验异常，一会儿某种药物被吹捧得天花乱坠药到病除，一会儿又是某种食物被说成包防百病包管健康。其实，这种神化某个技术方法或某种药物食物的养生潮流，都是违背养生的根本规律的，是对养生的舍本逐末，本末颠倒。它们都是犯了重术不重道的毛病，错误地将重点放到了次要枝末的养生之术上，而忘了重要根本的养生之道。事实上，任何养生要产生良好的效果，就必须处理好本和末的关系，必须坚持以道为本、以法为依、以术为用的原则。所谓"以道为本"，就是在养生中始终要把养生的道和理看作最根本的行为准则，一切方法和技术操作都必须遵循真正的养生之道、养生之理进行，不能违背真正的养生之道、养生之理。在这里，真正的养生之道、养生之理是那种具有完整的理论和方法论体系的体现人体科学原理的养生理论，而不是那种基于某些个别例证的、对人体阐述零碎甚至混乱的理论和说法。所谓"以法为依"，就是养生要讲究方法，依据完整的养生方法论来从事养生，以基于养生之道的方法论为指引，明确养生的行为准则和行为规范，符合养生行为准则的才做，有悖养生行为准则的坚决不做。事实上，如果不是在完整的方法论指导下来进行具体养生方法的运用，很可

---

[1] 道法会元：卷一：道法枢纽 [M]// 道藏：第 28 册．北京：文物出版社，1988：678.

第十五章　养生方法概述

能出现养生方法运用的不当和错误，从而导致身体的伤害。所谓"以术为用"，就是以具体的养生技术方法作为养生的手段，通过将养生技术方法运用在具体生活中来达到养生的目的。在这里，以术为用强调的是在养生技术方法的运用中，具体特殊的技术方法只能是手段而不能是目的，它必须合乎养生之道，遵从整体的养生方法论，而不能将具体特殊的技术方法置于道和法之上，一味地强调某种特殊的技术方法，甚至将其神化，这不仅达不到养生的效果，而且还可能导致对人体的伤害。总之，养生首先必须明确养生之道、养生之理，将养生之道、养生之理化作思想意识的基本内容，把养生之道、养生之理提供的思想原则和思路方法作为生活的行为准则和行为规范，然后在基于养生之道的完整方法论指导下，运用适当的具体技术操作方法进行养生调养。尤其要注意，养生不能一味追求某种特殊的养生技术方法的一时功效，更不能执着于被宣称有所谓神奇效果的功法、药物和食物。

二、坚持养生知识学习与养生方法实践一体进行原则

养生理论知识学习与技术方法实践一体进行就是强调在养生中不仅要注重养生之术的修习，而且还要注意从思想和理论上对养生学理有所把握，在理解和领会养生机制的基础上促进养生技术的掌握和提高，这样才能达到真正的养生效果。实际上，人体养生是一个综合性的系统工程，它涉及人体的形、气、神和脏腑、经络各个方面，而且人体是一个有机的整体，各方面是相互影响、相互作用的，虽然从术的方面也可以达到某种程度的养生效果，但如果没有义理的支撑，这种效果也是十分有限的。况且人体作为精神意识主导下的存在，所以很显然，人体养生在很大程度上是一个思想观念由不健康转变为健康，并在健康的思想观念指导下进行生活的过程。如果没有在学理上、在思想观念上对养生的认识和领悟，不仅术的掌握会受到影响，术的效果难以充分发挥，甚至由于不利于养生的思

想观念的影响，术的效果会被抵消，乃至术的运用不当产生负效果。相反，如果能首先确立有利养生的思想观念，并在这种思想观念的指导下生活，即使在术上有所欠缺，也可以达到某种程度上的养生效果，即所谓"不养之养"的效果。所以按照养生学的认识，养生不仅要习练运用各种养生之术，更要明白养生之理，二者不可偏废。

三、坚持养生生活化，生活养生化原则

人的健康是需要全方位维护的，而且需要时时维护、长期维护，所以养生不能停留于某一方面、某一时间，必须深入到生活的方方面面并长期坚持。这就需要将养生落实于生活之中，贯彻到生活的各个方面，一言一行、一举一动、行住坐卧都涉及养生，都要养生；每一天、每一月、每一年，春夏秋冬，每个生活环节都有养生，都要养生。当然，这里并不是让人们随时随地都要提醒自己养生，都要按照所谓养生的规范去做，而是要将养生的理念融化在人的头脑中，将养生的方法论原则和各种具体方法自然地落实在生活的各个方面，在自然生活中养生，在生活中自然养生。要注意不能将养生与生活截然分割开来，将养生看作是只能在某个时候、某个场合才能进行的事情。

事实上，长期以来，人们往往有一个错误的观念，就是将养生看作是特别严肃专业的特殊活动，认为养生与生活完全是两回事，生活、工作不是养生，养生就得放下生活、工作。其实，养生生活化、生活养生化，就是要将养生自然地融合在生活之中，在生活中自然地达到养生的效果，在养生中获得更健康、更自在、更愉快的生活。

四、坚持各种养生方法兼顾并用原则

养生之所以强调各种方法兼顾并用，是因为人体是一个复杂的包含多种因素、多个方面的体系，养生必然需要包含各个方面的整体调养，这就需要从各个方面全面推进，而不能只依靠某一种方法，

而是要多种方法并用,方能取得理想的养生效果。这是因为养生的各种方法都各有其特点,都是针对各种特殊的对象和特殊的情况确立的,在养生效果上都有所偏重;如果养生只依赖某一种方法,必然有所偏颇,不能使人体的各个方面都得到调养。例如,饮食调养和药物调养多是调养形和气或命的方面,吐纳偏重气的调理,存思的作用又主要是神的调养,导引的作用也会偏向形体的调养等,如果能将这些方法结合起来,就可以起到综合性的效果,从而使人体的各个方面都得到调养。

五、坚持安全、无害、不伤原则

所谓安全、无害、不伤,就是对人体健康没有安全隐患,没有危害,没有伤害。这个原则又包括对人的身心两个方面:对身体而言,安全、无害、不伤就是没有机械的、物理的、化学的、生物的等各方面的伤害和不良反应,或不良反应轻微;对心理而言,安全、无害、不伤就是没有言语、情感、思想、性格或人格的明显伤害,或明显的负面影响。在养生方法的选择和使用上,凡是对人的身心有伤害,有不良反应和负面影响的方法坚决不用,尤其是今天从科学上已经明确认定对人的身体存在毒副作用和明显伤害的那些物品和方法,在养生方法中要坚决杜绝不用。对是否对人的身心具有伤害和不良反应无法判断的方法,或可能对人体有负面影响的那些方法,最好不用,或保守、谨慎运用。

六、坚持科学规范原则

所谓坚持科学规范原则就是在养生方法的运用中要坚持科学的基本规则和科学的程序步骤。在养生实践中,科学规则强调所要运用的养生方法都应该是符合养生的科学原理,有科学的根据,能说出科学道理的方法;对于不符合养生的科学原理,没有科学的根据,不能说出科学道理的养生方法,坚决不用;对于那些道听途说的、神奇玄妙的所谓奇方妙法，更要敬而远之，谨慎对待。而科学的程序步骤则强调所运用的养生方法应有明确合理的操作程序和步骤，第一步做什么，第二步做什么，第三步做什么，各个操作环节都应该有清楚明白的说明，而且其方法在程序上一定是不能超越，不能省略，不能颠倒的。从科学的角度来说，其方法在程序和步骤上可以超越、省略和颠倒的养生方法，其科学性、合理性和有效性是值得怀疑的。所以，在养生实践中，不要使用那些没有清楚明确的操作程序和步骤的养生方法，更不要轻信那些江湖的没有明确程序步骤的神秘和神奇的养生方法。

七、坚持中和中道原则

中和中道原则就是不走极端，不偏、不过、不不及。对人体来说，影响健康的基本因素就是那些破坏人体阴阳平衡协调的因素，而这些因素的一个基本特性就是其偏颇性。用于养生和治疗的各种方法，许多都是通过其偏性来纠正人体不健康的偏向，所以也可能引起新的健康问题，因此养生最重要的是不要因为方法运用的不当而导致身体出现偏颇，影响健康，故养生中坚持中和中道就非常重要。所谓坚持中和中道，是指在运用各种养生方法时要走中间路线，不用偏颇过激的方法，如药物不用大补、大热、大寒、大辛、大苦、大酸、大咸药物，运动不用有激烈动作、过耗气血的运动方式，居处选择气候、温度、湿度等温和适度的自然环境等。同时，运用养生方法时强调度的把握，选择中道，不过、不不及，如饮食多样，不过、不不及，忌偏食，忌饥饱失度；情绪保持平和，忌喜怒无常，大悲大喜，等等。总之，不管是养生方法的选择，还是养生方法的使用，都要求中和中道，平和自然，不偏激，不极端，不过分，不不及，不亏欠，适度不伤，补益不多，疏泄不过，以维持和促进人体中正不偏、自然健全的健康状态。

八、坚持循序渐进、顺其自然原则

所谓"循序渐进、顺其自然"是指养生在方法上应从易到难，进程上应顺其自然，按照进程自身的阶梯一步一步地推进，避免急功近利，不能人为地超越自然进程，克服一步登天的错误想法，脚踏实地、循序渐进地开展养生活动。事实上，养生方法众多，各种方法有易有难，即使一种方法也有初级、中级和高级的不同阶梯和进程，所以对一个人来说，开始一定要选择简单易行的方法进行，然后慢慢地由易到难选择较复杂较困难的方法，最后才是复杂困难的方法。尤其是像内丹这样复杂困难的养生方法，一定要在其他方法有了一定程度修习的基础上再来练习，而且它还要求在理论上有较深入的把握，并有老师的指导，方能修习。内丹修炼中更强调从低到高的循序渐进和导引行气的循序渐进，否则很容易出现气机逆乱甚至走火入魔的严重后果，这时恐怕不仅不能养生，反而是害生了。

九、坚持因法、因人、因地、因时制宜原则

所谓"因法、因人、因地、因时制宜"就是要根据不同养生方法的特性，不同人的特点，不同的环境时空条件来选择适宜的养生方法。养生方法较多，而且各有其特点，对每个人来说，必须根据自身的特殊情况选择适宜的方法进行修习，以达到好的养生效果。对方法的选择首先是考虑每一种方法的特定功效，如药物和食物的特定效用、特定行气方法对经络和脏腑的特殊作用、特定导引方法对身体特殊部位的特殊效果等等。同时，每个人的情况也是不同的，其养生的需要和侧重点也会有所不同，所以在养生时必须考虑每个人的特殊情况，比如个人身体的体质特点、养生的特殊需要等等。再者，每个现实的人又都生活于特殊的环境之中，并受到各种现实条件的限制和制约，所以在选择养生方法时，还必须考虑各种环境条件因素的影响，看是否具备实行的时空条件。总之，在现实中，一个人必须综合以上几个方面的因素，以确定一种或多种适宜的养生方法进行养生。